苏州医学

2021

药学专题研究

谭秋生　茅晓风　编

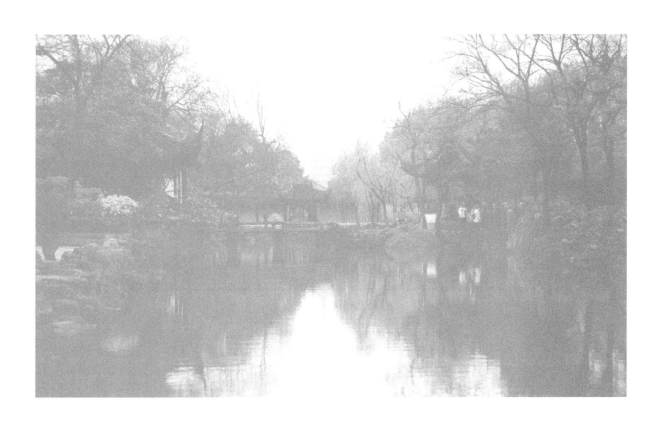

苏州大学出版社
Soochow University Press

图书在版编目(CIP)数据

苏州医学. 2021：药学专题研究/谭秋生，茅晓风
编. —苏州：苏州大学出版社，2022.4
ISBN 978-7-5672-3853-4

Ⅰ.①苏… Ⅱ.①谭… ②茅… Ⅲ.①医学－文集②药物学－文集 Ⅳ.①R-53

中国版本图书馆CIP数据核字(2022)第002370号

苏州医学·2021：药学专题研究

谭秋生　茅晓风　编

责任编辑　倪　青

助理编辑　郭　佼

苏州大学出版社出版发行
(地址：苏州市十梓街1号　邮编：215006)
苏州工业园区美柯乐制版印务有限责任公司印装
(地址：苏州工业园区双马街97号　邮编：215121)

开本 889 mm×1 194 mm　1/16　印张 15.25　字数 450 千
2022年4月第1版　2022年4月第1次印刷
ISBN 978-7-5672-3853-4　定价：80元

图书若有印装错误，本社负责调换
苏州大学出版社营销部　电话：0512-67481020
苏州大学出版社网址　http://www.sudapress.com
苏州大学出版社邮箱　sdcbs@suda.edu.cn

《苏州医学·2021：药学专题研究》编写组

主　　审　蔡国强　昆山市第二人民医院
　　　　　田　霞　常熟市第一人民医院药学部
　　　　　黄　吉　太仓市第一人民医院药学部
　　　　　沈明丰　苏州市第九人民医院药学部
　　　　　严佳栋　张家港市第一人民医院药学部
　　　　　周晨霞　常熟市第二人民医院药学部
　　　　　唐　莲　苏州市立医院药学部
　　　　　王文娟　苏州大学附属儿童医院
主　　编　谭秋生　茅晓风
副 主 编　孙坚彤　　钱　军　　周　琴
　　　　　虞燕霞　　黄立峰　　丁信园
执行主编　石冬敏
统　　稿　谢林俊　　夏　婷　　车　丹

目 录

述评 ...... （1）

NTRK 融合阳性癌症和 TRK 抑制剂的研究进展 ...... （1）

DPP-4 抑制剂和 SGLT-2 抑制剂联合治疗 2 型糖尿病的临床应用进展 ...... （7）

论著 ...... （12）

去泛素化酶 UCHL1 介导非小细胞肺癌培美曲塞耐药的作用 ...... （12）

ICU 患者多重耐药鲍曼不动杆菌感染危险因素及耐药性分析 ...... （20）

泌尿外科尿路感染患者大肠埃希菌产超广谱 β-内酰胺酶的检出率与抗菌药物
使用的相关性分析 ...... （27）

泌尿外科患者尿路感染产 ESBLs-EC 的危险因素及耐药性分析 ...... （32）

2015—2019 年碳青霉烯类使用强度与四种革兰阴性杆菌耐药率相关性 ...... （40）

某地区慢病管理人员 2 型糖尿病合理用药认知性调研 ...... （45）

ABCB1 基因分型与紫杉醇化疗效果相关性研究 ...... （51）

妊娠期高血压疾病患者的硫酸镁浓度监测及分析 ...... （56）

药学干预对慢性心衰患者再住院及费用的影响 ...... （64）

我院门诊降糖药物使用横断面调查分析 ...... （68）

我院静脉用药调配中心干预有特殊时间要求成品输液使用的研究 ...... （73）

基于医联体平台的脑卒中患者长期安全用药管理模式探索 ...... （79）

重症患者碳青霉烯类药物血药浓度监测分析 ...... （85）

2 种口服抗病毒药中、英文说明书内容的对比分析 ...... （92）

临床药师通过合理用药有效干预对药品不良反应发生率的影响 ...... （99）

抗菌药物临床应用专项整治后某院骨科围手术期抗菌药物使用情况 ...... （103）

紫杉醇脂质体联合氟尿嘧啶衍生物治疗进展期胃癌的疗效及安全性研究 ...... （108）

2018 年糖尿病合并感染患者抗生素使用情况的统计分析 ...... （113）

红景天苷通过 bFGF、VEGF 抵抗成骨细胞凋亡的研究 ...... （117）

品管圈在缩短中心药房出院带药发放时间中的应用 ...... （123）

门诊癌痛患者麻醉药品用药回访分析 ...... （127）

356 例住院患者小牛脾提取物注射液应用分析 ...... （131）

2020 年住院患者人血白蛋白使用的合理性分析 ...... （137）

基于问题导向的慢性病干预行为对慢性阻塞性肺疾病老年患者的影响 ...... （141）

静脉药物配置中心审核的不合理用药医嘱分析 (147)
专科医院"4+7"集中采购后奥氮平和利培酮使用状况 (151)
2020 年度苏州单中心血液透析质控调查 (155)
医院备用药品管理体系的建立与优化 (159)
门急诊处方点评模式的探索与效果分析 (163)
2 807 例门诊退药情况分析及探讨 (167)

病例研究 (170)

一例腹腔镜下卵巢囊肿剥除术后患者使用小剂量垂体后叶素导致低钠血症案例的分析 (170)
一例阿司匹林、替格瑞洛均不耐受反复心梗患者的药学监护 (175)
一例脑室-腹腔分流术后颅内感染患者的监测用药 (178)
一例产后出血治疗中重组人凝血因子Ⅶa 的循证药学应用及文献复习 (183)
一例 ADEM 患儿的治疗方案分析及用药监护 (188)
莫西沙星注射液致药物热一例 (192)

中医药研究 (195)

中医药在新型冠状病毒肺炎妊娠期患者治疗中的安全性分析 (195)
基于数据挖掘对吴门医派治疗消渴病的用药规律研究 (202)

综述 (206)

白细胞介素 33 与胃癌关系的研究进展 (206)
TIGIT 及其抗体在肿瘤中的研究进展 (213)
老年人多重用药下潜在药物相互作用的安全性 (218)
氟比洛芬酯的非镇痛作用 (222)

护理园地 (227)

智能麻醉药房的建设与管理 (227)

药学科普 (231)

孕妈妈,您的用药安全吗? (231)
服用优甲乐的注意事项 (233)
自行停服降压药后果很严重 (235)
好吃又进补的药食同源秋季养生食谱 (237)

NTRK融合阳性癌症和TRK抑制剂的研究进展

【摘　要】　涉及NTRK1、NTRK2或NTRK3（分别编码神经营养因子受体TRKA、TRKB和TRKC）的基因融合是各种类型的成人和儿童肿瘤类型的致癌驱动因素。使用第一代TRK抑制剂（如拉罗替尼或恩曲替尼）治疗NTRK融合阳性癌症患者均具有高应答率（>75%）。大多数患者对第一代TRK抑制剂具有良好的耐受性，尽管很多患者的疾病得到了持久的控制，但晚期NTRK融合阳性癌症最终会对TRK抑制产生耐药性。耐药可以通过获得NTRK激酶结构域突变来介导，针对某些耐药突变，可通过第二代TRK抑制剂来克服，包括正在临床试验中探索的Selitrectinib（LOXO-195）和Repotrectinib（TPX-0005）。本文对NTRK融合的生物学特点、肿瘤分布类型、耐药机制和TRK抑制剂的研究进展进行了综述。

【关键词】　NTRK；TRK；耐药；抑制剂

Advances in NTRK fusion-positive cancers and TRK inhibitors

【Abstract】　Gene fusions involving NTRK1, NTRK2 or NTRK3 (encoding neurotrophin receptors TRKA, TRKB and TRKC, respectively) are oncogenic drivers in various adult and pediatric tumor types. Patients with NTRK fusion-positive cancers have high response rates (>75%) with first-generation TRK inhibitors such as Larotrectinib or Entrectinib. First-generation TRK inhibitors are well tolerated by most patients, and although many patients have durable disease control, advanced NTRK fusion-positive cancers eventually become resistant to TRK inhibition. Resistance can be mediated by acquisition of NTRK kinase domain mutations, and for some resistance mutations, it can be overcome by second-generation TRK inhibitors, These include Selitrectinib (LOXO-195) and Repotrectinib (TPX-0005), which are being explored in clinical trials. This article reviews the biological characteristics of NTRK fusions, tumor distribution types, drug resistance mechanisms and research progress on TRK inhibitors.

【Key words】　NTRK; TRK; drug resistance; inhibitor

随着临床测序技术的发展，在各类癌症中不断发现肿瘤的驱动因素，包括KRAS、EGFR、HER2、BRAF突变，RET、ROS1融合以及MET扩增等。通过靶向抑制肿瘤中的驱动基因，为肿瘤治疗提供新的手段。NTRK基因融合为泛癌种的驱动因素，最初是在结直肠癌和乳头状甲状腺癌患者中发现的，后来在成人和儿童患者的多种肿瘤类型中都发现了NTRK融合[1]。如今，NTRK融合已在多种癌症中被报道，包括乳腺癌、肺癌、神经母细胞瘤等，通过对NTRK基因融合的诊断，为肿瘤患者提供新的治疗手段。

一、NTRK融合

NTRK1于1982年由Mariano Barbacid（马里亚诺·巴巴西德）及其同事在鉴定人类肿瘤标本（结肠癌）时发现，在转移测定中首次被鉴定为有转化能力的致癌基因[2]。1989年，同一小组分离出NTRK1原癌基因的cDNA，并将基因产物TRKA描述为一种具有790个氨基酸的蛋白质，细胞表面具有酪氨酸激酶受体的特征[3]。1991年，两个独立小组提供了令人信服的证据，表明TRKA可在神经系统中表达,并在神经营养因子神经生长因子(NGF)的刺激下磷酸化[4,5]。

研究表明,原肌球蛋白受体激酶(TRK)家族包括 TRKA、TRKB 和 TRKC 三种蛋白激酶受体,位于染色体 1q22、9q21、15q25 不同区段,分别由 NTRK1、NTRK2 和 NTRK3 三个基因编码[6]。NTRK 基因与配体神经营养因子结合,将信号传递到细胞中,这有助于中枢和外周区域的神经细胞生长、分化和存活。每个 TRK 受体被不同的神经营养因子激活,神经生长因子(nerve growth factor, NGF)激活 TRKA,脑源性神经营养因子(brain-derived neurotrophic factor,BDNF)及神经营养因子-4(neurotrophic-4,NT4)激活 TRKB,神经营养素-3(neurotrophin-3,NT3)激活 TRKC。TRKA、TRKB 和 TRKC 与各自的配体结合后,构象发生变化,触发受体二聚体化和磷酸化,介导不同下游通路的激活,包括 Ras-Raf-MAPK、PI3K-Akt-mTOR 和 PLCγ-PKC,促进细胞增殖和存活[7,8](图1)。

基因融合、蛋白过表达、单核苷酸突变的 TRK 通路异常已被证明可以驱动肿瘤的发生发展,其中 NTRK 的基因融合是迄今为止最明确的致癌事件[9]。通常,TRK 融合蛋白来自染色体重排,涉及 5′区域的伴侣基因和 3′区域的 NTRK 基因,构成的 mRNA 翻译成融合蛋白。功能性 TRK 融合蛋白含有完整的酪氨酸激酶结构域,伴侣基因以同二聚体表达,诱导酪氨酸激酶结构域配体的激活,上调下游癌症相关通路[7,8](图2)。

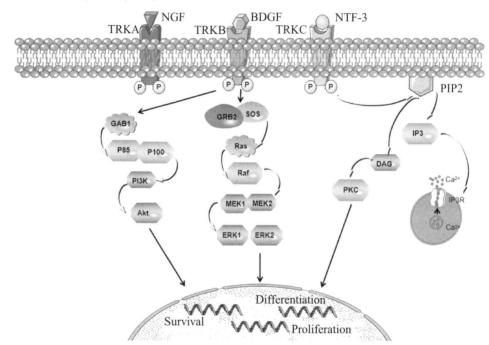

图 1　TRK 信号传导路径示意图

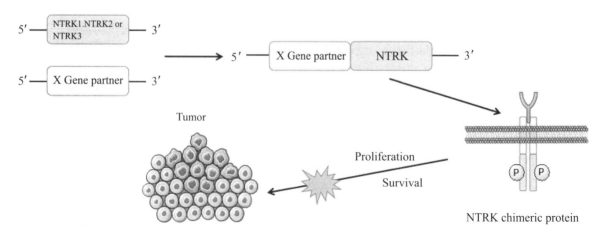

图 2　NTRK 融合的机制

二、NTRK 融合的肿瘤分布

NTRK1、NTRK2、NTRK3 基因与其他基因发生融合突变，表达的蛋白激酶区域被激活，导致肿瘤的发生[10]。据估计，美国每年有 1 500 到 5 000 例 NTRK 融合阳性癌症病例。国内的检测机构数据显示，中国的实体瘤患者中 NTRK 阳性患者的比例约为 0.4%，在纤维肉瘤（11%）中较高，目前有报道 NTRK 融合突变可发生在肺癌、甲状腺癌、黑色素瘤、胃癌、结肠癌、软组织肉瘤、唾液腺癌、婴儿纤维肉瘤、阑尾癌、乳腺癌、胆管癌、胰腺癌等肿瘤中。其在常见瘤种中发病率较低，远低于 5%，如肺癌（0.5%~3%）、结肠癌（1.5%）、肝内胆管癌（3%），但在许多罕见瘤种中高发，如分泌型乳腺癌（92%）、唾液腺乳腺样分泌型癌（100%）、先天性婴儿纤维肉瘤（>25%）等[6]。

根据检测肿瘤的融合频率，这些癌症可以分为两大类。第一类为 NTRK 融合高度丰富的罕见癌症类型，例如，ETV6-NTRK3 融合的分泌性乳腺癌、婴儿纤维肉瘤，基因融合发生率高达 90%[11]；第二类中，在其他常见的肿瘤（如乳腺癌、肺癌及黑色素瘤）中发现 NTRK 融合的频率要低很多（<25%）。NTRK 基因的融合激活下游癌症的相关通路，常见融合基因与肿瘤类型见表 1。

表 1 NTRK 基因融合与肿瘤类型[12]

NTRK 基因	融合基因	融合位点	肿瘤类型
NTRK1（1q21~q22）	ARHGEF2	1q21~q22	胶质母细胞瘤
	CHTOP	1q21.3	胶质母细胞瘤
	CD74	5q32	非小细胞肺癌
	MPRIP	17p11.2	非小细胞肺癌
	SQSTM1	5q35	非小细胞肺癌
	LMNA	1q22	Spitzoid 肿瘤、结直肠癌、软组织肉瘤
	TP53	17p13.1	Spitzoid 肿瘤
	TPM3	1q21.2	结直肠癌、乳头状甲状腺癌
	TPR	1q25	乳头状甲状腺癌、结直肠癌
	NFASC	1q32.1	多形性成胶质细胞瘤
NTRK2（9q22.1）	AFAP1	4p16	低级别神经胶质瘤
	NACC2	9q34.3	毛细胞性星形细胞瘤
	QKI	6q26	毛细胞性星形细胞瘤
	TRIM24	7q32~q34	非小细胞肺癌
NTRK3（15q25）	ETV6	12p13	先天性纤维肉瘤、先天性中胚层肾瘤、分泌型乳腺癌、急性髓细胞样白血病、类似乳腺分泌性癌

三、TRK 抑制剂

随着拉罗替尼（Larotrectinib）和恩曲替尼（Entrectinib）相继被 FDA 批准上市，NTRK 抑制与人类癌症的临床相关性得到了进一步的验证。随着基因测序技术的不断发展，越来越多的人认识到 NTRK 融合的致癌性和在肿瘤中的普遍性，开发有效的 TRK 抑制剂引起药物研究者的极大兴趣。

拉罗替尼是首个批准上市的 NTRK 突变治疗药物，于 2018 年 11 月由 FDA 批准于美国上市。拉罗替尼治疗作用具有"广谱"特征，其为第一个通过"一篮子（basket trial）"临床试验批准上市的小分子抗肿瘤药物，药效显著。拉罗替尼在三项临床试验中进行了探索：成人 I 期试验（NCT02122913）、儿科 I/II 期试验（NCT02637687）、成人和青少年的 II 期试验（NCT02576431），临床整体应答率（ORR）高达 75%（95% CI 61%~85%），20% 的患者肿瘤完全应答[1]，且不良反应低,是目前同类中的最佳药物。

多激酶靶点 NTRK 突变治疗药物恩曲替尼(ALK/ROS/TRK)于 2019 年 8 月获批上市。恩曲替尼是一种可口服的泛 TRK 抑制剂,对 ROS1 和 ALK 都有活性。该药的总体应答率(ORR)为 57.4%,中位缓解持续时间(DOR)10.4 个月,疗效较拉罗替尼弱。但该药具有脑透性特点,对脑转移肿瘤同样有效,不过相应地也有一定的靶点相关脑部副作用,如味觉障碍(32%)、头晕(21%)等。

此外,以下对 TRK 具有不同程度抑制活性的多靶点 TKI 已被批准用于治疗 NTRK 融合患者以外的适应证:克唑替尼(ALK 重排和 ROS1 重排非小细胞肺癌)、卡博替尼(肾细胞癌和甲状腺髓质癌)、ponatinib(慢性粒细胞白血病)和 nintedanib(特发性肺纤维化)。克唑替尼被确定为 MET、ALK、ROS1 和 TRK 抑制剂,但对 TRK 的亲和力显著低于对 MET、ALK 和 ROS1 的亲和力。卡博替尼靶向多种受体酪氨酸激酶,包括 MET、RET、AXL、TRKA 和 TRKB。Ponatinib 最初是作为 BCR-ABL1 抑制剂开发的,在临床前模型中也被发现可以抑制 NTRK 融合阳性肿瘤的生长。尼达尼布是一种抗血管生成药物(VEGFR TKI),也能抑制 PDGFR、FGFR 和 TRK 激酶[6]。

四、TRK 抑制剂的获得性耐药

耐药问题为实体瘤经分子靶向治疗后的一种普遍发展趋势。第一例 TRK 抑制获得性耐药的病例是 2016 年由 Russo 报告的,为一例 LMNA-NTRK1 重排的结直肠癌患者,其在接受恩曲替尼治疗 4 个月后肿瘤复发,cfDNA 测序结果显示出现了两个突变,导致 TRKA 激酶结构域的替代:G595R 和 G667C。G595R 替代位于 TRK 激酶结构域的溶剂前沿区域,在 TRKA 激酶结构域高度保守的激活片段中,G667C 取代 xDFG 基序 x 位置[13]。

TRK 融合阳性癌症患者对 TRK 抑制剂治疗的获得性耐药可以通过靶向和非靶向机制来介导。

与 ALK 和 ROS1 融合阳性的癌症相似,TRK 融合阳性癌症在 TKI 治疗下产生非靶向耐药,包括 MET 扩增、BRAFV600E 突变或 KRAS 突变。这些非靶向耐药不仅在 TRK 抑制剂耐药性模型中得到了证实,同时在使用 TRK 抑制剂出现进展的融合阳性癌症患者的肿瘤、血浆样本中被验证。因此,联合治疗已被证明可以在非靶向耐药的情况下控制肿瘤的进程,例如,对于 MET 扩增驱动的第一代 TRK 抑制剂获得性耐药的患者,使用 TRK 和 MET 抑制剂的组合可在治疗中获益[14]。Emiliano 等[15]在接受各种 TRK 抑制剂治疗的患者中收集肿瘤活检和循环游离 DNA(cfDNA),进行配对测序。在 6 例患者中发现了涉及上游受体酪氨酸激酶或下游 MAPK 通路节点的获得性改变,MAPK 通路的大量激活使拉罗替尼和 Selitrectinib 发生了获得性耐药,这些耐药机制提示可以通过同时抑制 TRK 和 MEK 来控制肿瘤的发展,预先组合可能进一步推迟 MEK 敏感的获得性耐药的出现。

部分靶向耐药机制以 NTRK 激酶结构域突变的形式存在,这些激酶结构域突变导致氨基酸替换,涉及三个主要区域:溶剂前沿、门控位点或 xDFG 结构序列。NTRK 激酶结构域的突变通过空间干扰抑制剂的结合、改变激酶结构域构象或改变 ATP 结合亲和力而引起对 TRK 抑制剂的抗性。溶剂前沿替换包括 TRKA G595R、TRKB G639R 和 TRKC G623R,门控位点的替换包括 TRKA F589L、TRKB F633L 和 TRKC F617L,xDFG 替换包括 TRKA G667C、TRKB G709C 和 TRKC G696A[14]。临床发生的激酶结构域突变大多数涉及 NTRK1 或 NTRK3,因为 NTRK2 基因融合的患者数量有限。第二代 TRK 抑制剂目前针对 NTRK 耐药病例的治疗均处于临床研究阶段,第二代抑制剂 Selitrectinib(LOXO-195)可以克服这种耐药突变,相关临床研究正在进行中(NCT03215511,NCT03206931)[16]。Selitrectinib,一种类似于拉罗替尼的新型大环化合物,是通过结构建模专门设计的,以克服溶剂前沿突变,对获得性耐药患者产生疗效。前期披露数据呈现出明确的治疗效果,对拉罗替尼耐药的病人有效,显著缩小肿瘤体积。以 Selitrectinib 为代表的第二代 NTRK 抑制剂有望克服第一代抑制剂耐药,成为抗耐药二线治疗药物,同时也可能成为不易耐药的一线治疗药物。

在 31 例患者使用拉罗替尼复发后接受了 Selitrectinib 治疗的报告中,29 例可评价的患者,ORR

达 34%；20 例患者中发现继发性耐药突变（主要是溶剂前沿突变），其中 ORR 为 45%[8]。Matthew 等[17]报道一位 47 岁胃肠间质瘤的女患者，局部复发伴肝、肺转移，术后进行下一代测序（NGS）鉴定，显示 TPM3-NTRK1 融合。在使用拉罗替尼治疗的 6 个月后，病情进展，NGS 鉴定显示 NTRK1 G595R 溶剂前沿突变。随后改用 Selitrectinib 治疗，肿瘤继续缓慢生长，三个月后切除，继续 Selitrectinib 治疗，患者在一年内没有疾病进展。可见，Selirectinib 有望克服对第一代 TRK 抑制剂的耐药。

Repotrectinib（TPX-0005）是新一代 ALK/ROS1/TRK 抑制剂，对 ALK、ROS1 和 NTRK 具有较强的活性和较高的选择性。根据临床前数据，Repotrectinib 在体内外对每个具有溶剂前沿突变（ALKG1202R、ROS1G2032R、ROS1D2033N、TRKAG595R、TRKCG623R）的融合基因具有较高的敏感性。Repotrectinib 是下一代 ROS1/TRK/ALK 酪氨酸激酶抑制剂，一项针对 ALK、ROS1 和 NTRK 融合基因阳性患者的 Repotrectinib Ⅰ/Ⅱ阶段研究也正在进行中（NCT03093116）[8]。它克服了 NTRK1-3、ROS1 和 ALK 获得的溶剂前沿突变引起的耐药性，可有效地与激酶构象结合，避免耐药突变的空间干扰[18]。Repotrectinib 被开发成改善中枢神经系统（CNS）渗透性的 TKI，CNS 转移性 NTRK 融合的患者可考虑采用 Repotrectinib 治疗[19]。

Selitrectinib 和 Repotrectinib 在低纳米摩尔浓度范围内均对 TRK 突变体有活性[20]，各特征见表 2。

表 2 Selitrectinib 和 Repotrectinib 的特征[8,21]

	靶点	TRK IC50 nmol/L	CNS 穿透率	对 NTRK 继发性突变的敏感性	溶剂前沿突变 IC50, nmol/L	门控位点突变 IC50, nmol/L	xDFG 突变 IC50, nmol/L
Selitrectinib	TRK A/B/C	<5	0.017~0.025	是	2.0~2.3	2.0~2.3	2.0~2.3
Repotrectinib	TRK A/B/C, ROS1, ALK	<0.2	0.028~0.057	是	2.7~4.5	<0.2	9.2

五、总结与展望

NTRK 融合是多种成人和儿童癌症的驱动基因，罕见癌症中 NTRK 融合高度丰富，而在其他常见的肿瘤中 NTRK 融合的频率较低。第一代 TRK 抑制剂拉罗替尼和恩曲替尼在 NTRK 融合的多种癌症中的患者中呈现出较好的治疗效果，但对于 TRK 抑制剂的耐药仍然是一个持续的挑战。目前，可以通过使用第二代 TRK 抑制剂，如 Selitrectinib 和 Repotrectinib 来克服部分 NTRK 激酶结构域突变介导的靶向突变。

高度敏感的测序方法明确了不同肿瘤类型 NTRK 基因融合的诊断。无论年龄、癌症类型和融合伴侣，都可将 NTRK 基因检测纳入所有肿瘤类型的诊断工作流程中，包括那些尚未描述 NTRK 融合的肿瘤。此外，旨在克服对第一代 TRK 抑制剂耐药性的新型药物进行临床研究遇到的困难，有望进一步改善 NTRK 获得性耐药患者的治疗效果。

参考文献

[1] DRILON A, LAETSCH T W, KUMMAR S, et al. Efficacy of Larotrectinib in TRK Fusion-Positive Cancers in Adults and Children [J]. N Engl J Med, 2018, 378(8): 731-739.

[2] ROCHLITZ C F, BENZ C C. Oncogenes in human solid tumors [J]. Cancer Treat Res, 1989, 47: 199-240.

[3] MARTIN-ZANCA D, OSKAM R, MITRA G, et al. Molecular and biochemical characterization of the human trk proto-oncogene [J]. Mol Cell Biol, 1989, 9(1): 24-33.

[4] KLEIN R, JING S Q, NANDURI V, et al. The trk proto-oncogene encodes a receptor for nerve growth factor [J]. Cell, 1991, 65(1): 189-197.

[5] KAPLAN D R, HEMPSTEAD B L, MARTIN-ZANCA D, et al. The trk proto-oncogene product: a signal transducing receptor for nerve growth factor [J]. Science, 1991, 252(5005): 554-558.

[6] COCCO E, SCALTRITI M, DRILON A. NTRK fusion-positive cancers and TRK inhibitor therapy [J]. Nat Rev Clin Oncol, 2018, 15(12): 731-747.

[7] WANG Y K, LONG P P, WANG Y, et al. NTRK Fusions and TRK Inhibitors: Potential Targeted Therapies for Adult Glioblastoma [J]. Front Oncol, 2020, 30(10):593578.

[8] HARATAKE N, SETO T. NTRK Fusion-positive Non-small-cell Lung Cancer: The Diagnosis and Targeted Therapy [J]. Clin Lung Cancer, 2021, 22(1): 1-5.

[9] GRECO A, MIRANDA C, PIEROTTI M A. Rearrangements of NTRK1 gene in papillary thyroid carcinoma [J]. Mol Cell Endocrinol, 2010, 321(1): 44-49.

[10] AMATU A, SARTORE-BIANCHI A, SIENA S. NTRK gene fusions as novel targets of cancer therapy across multiple tumour types [J]. ESMO Open, 2016, 1(2): e000023.

[11] DRILON A, LI G, DOGAN S, et al. What hides behind the MASC: clinical response and acquired resistance to entrectinib after ETV6-NTRK3 identification in a mammary analogue secretory carcinoma (MASC) [J]. Ann Oncol, 2016, 27(5): 920-926.

[12] KHOTSKAYA Y B, HOLLA V R, FARAGO A F, et al. Targeting TRK family proteins in cancer [J]. Pharmacol Ther, 2017, 173:58-66.

[13] RUSSO M, MISALE S, WEI G, et al. Acquired Resistance to the TRK Inhibitor Entrectinib in Colorectal Cancer [J]. Cancer Discov, 2016, 6(1): 36-44.

[14] DRILON A. TRK inhibitors in TRK fusion-positive cancers [J]. Ann Oncol, 2019, 30(Suppl_8): ⅷ23-ⅷ30.

[15] COCCO E, SCHRAM A M, KULICK A, et al. Resistance to TRK inhibition mediated by convergent MAPK pathway activation [J]. Nat Med, 2019, 25(9): 1422-1427.

[16] DRILON A, NAGASUBRAMANIAN R, BLAKE J F, et al. A Next-Generation TRK Kinase Inhibitor Overcomes Acquired Resistance to Prior TRK Kinase Inhibition in Patients with TRK Fusion-Positive Solid Tumors [J]. Cancer Discov, 2017, 7(9): 963-972.

[17] HEMMING M L, NATHENSON M J, LIN J R, et al. Response and mechanisms of resistance to larotrectinib and selitrectinib in metastatic undifferentiated sarcoma harboring oncogenic fusion of NTRK1 [J]. JCO Precis Oncol, 2020, 4:79-90.

[18] LI W L, PERPINIOTI N, SCHINKEL A H, et al. Bioanalytical assay for the new-generation ROS1/TRK/ALK inhibitor repotrectinib in mouse plasma and tissue homogenate using liquid chromatography-tandem mass spectrometry [J]. J Chromatogr B Analyt Technol Biomed Life Sci, 2020, 1144:122098.

[19] SHULMAN D S, DUBOIS S G. The Evolving Diagnostic and Treatment Landscape of NTRK-Fusion-Driven Pediatric Cancers [J]. Paediatr Drugs, 2020, 22(2): 189-197.

[20] GOH X N, SENG M S, LOH A H P, et al. Larotrectinib followed by selitrectinib in a novel DCTN1-NTRK1 fusion undifferentiated pleomorphic sarcoma [J]. J Oncol Pharm Pract, 2021, 27(2): 485-489.

[21] HSIAO S J, ZEHIR A, SIRECI A N, et al. Detection of Tumor NTRK Gene Fusions to Identify Patients Who May Benefit from Tyrosine Kinase (TRK) Inhibitor Therapy [J]. J Mol Diagn, 2019, 21(4): 553-571.

(孙　程　谭喜莹　谢林俊　孙坚彤　著，钱　军　审)
(南京中医药大学附属医院 江苏省中医院，南京医科大学附属苏州医院 苏州市立医院)
[基金项目：国家自然科学基金(项目编号82003961)，江苏省中医药科技项目(项目编号YB201921)]

·述评·

DPP-4抑制剂和SGLT-2抑制剂联合治疗2型糖尿病的临床应用进展

【摘 要】 DPP-4抑制剂和SGLT-2抑制剂联合治疗,可在减轻副作用的基础上更为有效地降低2型糖尿病(T2DM)患者的血糖,但对于不同剂量的组合,仍需大量临床试验评估其疗效和安全性。

【关键词】 DPP-4抑制剂;SGLT-2抑制剂;联合治疗;临床应用

Progress in clinical application of DPP-4 inhibitor and SGLT-2 inhibitor in the treatment of type 2 diabetes mellitus

【Abstract】 DPP-4 inhibitors combined with SGLT-2 inhibitors could reduce blood glucose more effectively in patients with type 2 diabetes mellitus on the basis of lighter side effects, but a large number of clinical trials were still needed to evaluate clinical efficacy and safety for different dose combinations.

【Key words】 DPP-4 inhibitor;SGLT-2 inhibitor;combination therapy;clinical application

2型糖尿病(type 2 diabetes mellitus,T2DM)是一种具有多种病理生理改变的疾病,导致各种各样大血管和微血管并发症如心血管疾病和神经病变,使患者的生活质量显著恶化[1]。二甲双胍(metformin hydrochloride tablets,Metformin)作为一线降血糖药物,随着时间的推移,已经不能达到或满足稳定糖化血红蛋白(HbA1c)浓度的要求。因此,临床研究人员采用多种药理学药物如二肽基肽酶4(DPP-4)抑制剂和/或钠-葡萄糖转运蛋白2(SGLT-2)抑制剂[2]与二甲双胍进行双重或者三重联合治疗以达到更好的治疗效果。针对这两类药物的固定剂量组合已有商业化产品如Qtern和Glyxambi分别在欧洲和美国获批,可更好地改善T2DM患者的依从性[3,4]。本文主要就不同的DPP-4抑制剂和SGLT-2抑制剂组合治疗T2DM的临床疗效以及毒副作用进行综述。

一、沙格列汀-达格列净组合

(一)临床试验的疗效

在一双盲试验中将二甲双胍疗效较差的T2DM成年患者随机分为三组:5 mg/d DPP-4抑制剂沙格列汀(Saxagliptin)+10 mg/d SGLT-2抑制剂达格列净(Dapagliflozin);5 mg/d沙格列汀+安慰剂;10 mg/d达格列净+安慰剂[5]。在第24周时,将三联治疗与双重治疗组HbA1c和基线HbA1c的变化作为主要观察目标,进行比较。相比单独使用沙格列汀或达格列净,三联治疗可以更好地控制血糖。其正面效应包括降低HbA1c、空腹血浆葡萄糖(FPG)和餐后血浆葡萄糖(PPG)。另外两项随机双盲3期临床试验评估了不同方案的二甲双胍+沙格列汀+达格列净三联治疗的疗效。其中一项研究测试了在二甲双胍联合沙格列汀治疗的基础上,加入10 mg/d达格列净或者安慰剂的临床疗效[6],而另一项研究调查了达格列净联合二甲双胍治疗的基础上,服用5 mg沙格列汀或者安慰剂的临床疗效。结果显示,在第一组实验中,添加达格列净后明显降低平均HbA1c值(-0.82% vs. -0.10%,P<0.0001)[6],而在第二组中,添加沙格列汀后,虽然HbA1c降低幅度没有前者明显(-0.51%,安慰剂组为-0.16%),但仍具有统计学意义(P<0.0001)[6]。因此,三联疗法治疗与双重疗法联合安慰剂治疗相比,可促使更多T2DM患者达到HbA1c<7%目标[6]。

(二)临床试验的安全性

二甲双胍疗效较差的T2DM患者中,三重疗法(沙格列汀和达格列净联合使用)与双重疗法

（沙格列汀和达格列净单独使用）相比，两种疗法的副作用相似，但均致 HbA1c 大幅度下降，且低血糖发生率较低（约1%），在各治疗组均无严重低血糖发生[5]。而在另两项评估二甲双胍+沙格列汀+达格列净三联治疗的安全性的研究中，发现有发生低血糖的风险[6]。

与双重治疗的患者相比，三联治疗的患者尿频和生殖器感染发生率较低[5]。与单独使用SGLT-2抑制剂相比，沙格列汀+达格列净联合使用可降低生殖器感染率[6]。然而与沙格列汀+二甲双胍+安慰剂组相比，其女性患者生殖器感染率较高（5%）。较沙格列汀+达格列净联合治疗组，沙格列汀+达格列净+二甲双胍三重联合治疗组生殖器感染率明显下降，约为0.6%；然而，两者尿路感染的发生率相似（分别为5%和6.3%）[6]。在为期24周的二甲双胍+沙格列汀+达格列净三联治疗临床试验中，无肾盂肾炎、急性胰腺炎或卵巢疾病以及心衰等严重不良反应发生[5,6]。在动物实验中，达格列净可以减轻T2DM小鼠模型心肌纤维化，改善左室射血分数（LVEF），但是抗纤维化作用可能与SGLT-2和降糖作用无关。当加入沙格列汀时，对心肌重塑影响增大，但对心肌纤维化与胶原水平却无影响[7]。

阿斯利康公司生产的Qtern（沙格列汀-达格列净组合）复方降糖药物分别在2016年和2017年终于获得了欧盟和FDA的批准上市。

二、利格列汀-恩格列净组合

（一）临床试验的疗效

两个持续时间长达52周的研究（第24周为评估主要终点）评估了利格列汀（Linagliptin）/恩格列净（empagliflozin）在饮食和运动或二甲双胍单一疗法[8]治疗T2DM患者中的疗效。两项研究中，利格列汀和恩格列净的单药片组合有效控制了血糖，且效果优于单独用药。

将未接受糖尿病治疗至少12周的患者随机分为以下5组：A组为25 mg/d 恩格列净+5 mg/d 利格列汀；B组为10 mg/d 恩格列净+5 mg/d 利格列汀；C组为25 mg/d 恩格列净；D组为10 mg/d 恩格列净；E组为5 mg/d 利格列汀，观察周期为52周[8]。与E组相比，A组患者在第24周HbA1c显著降低（$P<0.001$）。且较D组或E组，联合用药组治疗24周可显著降低HbA1c（两者均$P<0.001$）。基线HbA1c≥7%经治疗后可下降至7%以下，空腹血浆葡萄糖水平变化类似，且效果可维持至第52周[8]。

为了评估恩格列净+利格列汀组合作为二线治疗的疗效，将二甲双胍疗效不明显的T2DM患者随机分为以下五组：在二甲双胍治疗基础上，A组为25 mg/d 恩格列净+5 mg/d 利格列汀，B组为10 mg/d 恩格列净+5 mg/d 利格列汀，C组为25 mg/d 恩格列净，D组为10 mg/d 恩格列净，E组为5 mg/d 利格列汀，共计观察52周[9]。在第24周时发现恩格列净+利格列汀联合组降低HbA1c的效果要优于单独使用恩格列净或利格列汀的患者。通过为期24周的三联治疗，越来越多的患者HbA1c可降到7%以下，空腹血浆葡萄糖水平变化一致。且降血糖的效果可维持至52周。因此，作为二线治疗药物的恩格列净+利格列汀组合在为期52周的治疗中，显著降低了HbA1c[9]。

（二）临床试验的安全性

恩格列净+利格列汀的总体安全性与单独用药安全性相似。在未经治疗的T2DM患者中，副作用与单独使用恩格列净或利格列汀相似。与单用利格列汀相比，恩格列净+利格列汀或单独使用恩格列净的患者严重的不良反应发生率稍高[8]。但是，总的来说，这三种治疗方案耐受性良好。恩格列净和利格列汀单独使用时，低血糖发生率较低，联合使用时，无确诊的低血糖发生[8]。在二甲双胍治疗的T2DM患者中，恩格列净、利格列汀单独或联合治疗时，副作用发生率相似[9]。A组3.6%的患者确诊低血糖发作（但无需治疗）；B组2.2%的患者确诊低血糖发作；C组3.5%的患者确诊低血糖发作；D组1.4%的患者确诊低血糖发作；E组2.3%的患者确诊低血糖发作。有趣的是，恩格列净和利格列汀联合使用，其尿路或者生殖器感染发病率低于单独使用SGLT-2抑制剂[9]。在这两组试验中，无论哪种治疗方案，均未发生酮症酸中毒，只有1例发生胰腺炎（该患者为在本试验中接受 A 组治疗方案)。

2015 年美国 FDA 批准新型复方降糖药物 Glyxambi(恩格列净/利格列汀)的上市申请,但该药在欧盟还未获批。作为第一款复方药物,Glyxambi 治疗最常见的不良反应是尿路感染、鼻咽炎和上呼吸道感染。

三、DPP-4 抑制剂+卡格列净

除了达格列净 (Dapagliflozin) 和恩格列净外,另一种 SGLT-2 抑制剂——卡格列净 (Canagliflozin) 在美国和欧洲均已有商业化制剂[10]。但是,尚无有关卡格列净与 DPP-4 抑制剂组合的功效和安全性的研究,并且没有可用的固定剂量复合剂。

在大型前瞻性心血管试验 CANVAS 的 4 330 例 T2DM 患者中,316 例服用 DPP-4 抑制剂以及卡格列净或安慰剂。在 18 周时较服用安慰剂患者,卡格列净显著降低了服用 DPP-4 抑制剂患者的 HbA1c 水平:服用 100 mg/d 卡格列净使得 HbA1c 降低了 0.56%(95%CI 为 -0.77,-0.35),而服用 300 mg/d 卡格列净降低了 0.75%(95%CI 为 -0.95,-0.54)[11]。已接受 DPP-4 抑制剂治疗的患者,患者体重(服用卡格列净 100 mg/d 降低 2.0 kg,服用 300 mg/d 时降低 2.7 kg)和收缩压(两种剂量均使得收缩压下降 4.7 mmHg)明显降低。与服用安慰剂相比,服用卡格列净的患者其生殖器真菌感染以及渗透性利尿等副作用发生率较高。低血糖发生率有所上升,但均发生在使用胰岛素或者胰岛素促分泌素(磺酰脲类)患者中[11]。在已服用 DPP-4 抑制剂的患者中,卡格列净可以改善患者的 HbA1c、体重和收缩压,但是与 SGLT-2 抑制剂相关的已知的副作用的发生率也增加。

日本学者进行了一次为期 52 周的实验,观察不同降糖方案的安全性和疗效,包括预先使用 DPP-4 抑制剂[西格列汀、维格列汀或阿格列汀(Alogliptin)],评估服用 100 mg/d 或者 200 mg/d 卡格列净(日本使用的剂量)的疗效[12]。在已经服用 DPP-4 抑制剂的 T2DM 患者中,使用 100 mg/d 卡格列净($N=71$)的患者 HbA1c 终点较基线变化为 -1.04%,使用 200 mg/d 卡格列净($N=74$)的患者变化为 -1.26%。这些变化较未服用 DPP-4 抑制剂的患者相近或者略高。同时给予卡格列净和 DPP-4 抑制剂,显著降低了空腹血浆葡萄糖、体重和收缩压。用 DPP-4 抑制剂治疗的患者的低血糖发生率低于用磺酰脲治疗的患者[12]。

四、SGLT-2 抑制剂+西格列汀

这一组合虽已研究了多种类型,但是可用数据却十分有限,主要原因可能是受药物之间的药代动力学关系所限制。西格列汀作为使用最为广泛的 DPP-4 抑制剂[13],已被用作药物相互作用关系的研究或者 SGLT-2 抑制剂临床试验的参考。

一些研究探讨了 SGLT-2 抑制剂和西格列汀之间潜在的药代动力学相互作用,发现达格列净、依格列净、托格列净和埃格列净[14-17]与西格列汀之间无显著的和临床相关的药代动力学相互作用。

2013 年的一项随机试验,研究了血糖控制较差的 T2DM 患者使用 100 mg 西格列汀联合或者不联合使用二甲双胍,再给予 10 mg 达格列净($N=225$)或者安慰剂($N=226$)的疗效和安全性[18]。在 24 周时发现较安慰剂组,使用达格列净的患者 HbA1c 下降了 -0.5%,体重下降了 1.8 kg。西格列汀联合使用达格列净或者安慰剂,达格列净显著降低了 HbA1c(-0.6%);如若联合西格列汀+二甲双胍使用,达格列净也可显著降低 HbA1c(-0.4%,两者 $P<0.0001$)。受试患者在第 24 周发现血糖和体重均有下降,多数患者达到血糖目标值。遗憾的是,联合治疗耐受性虽然较好,但是生殖器感染概率增加[18]。

五、新型药物组合

在 T2DM 患者中,双重 SGLT-1/SGLT-2 抑制剂 LX4211 与西格列汀联合用药较西格列汀单独用

药,显著增加了活性 GLP-1、总 GLP-1 和总 YY 肽（Peptide YY）。另外 GIP 显著降低,血糖水平显著改善,胰岛素水平也下降。双重 SGLT-1/SGLT-2 抑制剂的单独应用与总 GLP-1 和 YY 肽的显著增加以及总 GIP 降低相关,这可能是由于 SGLT-1 介导的肠葡萄糖吸收减少,而西格列汀可以抑制三种多肽水平。上述所有治疗均耐受性良好。LX4211 治疗也无与腹泻相关的副作用发生[19]。尽管双重 SGLT-1/SGLT-2 抑制剂联合 DPP-4 抑制剂组合有可能成为 T2DM 患者新的治疗选择,但是仍需要进一步在临床检验和确认其相关优点。

六、总结

T2DM 患者通常需要几种降糖药物联合使用以避免其副作用,并且最大可能使患者达到目标 HbAlc 值。DPP-4 抑制剂和 SGLT-2 抑制剂的组合在机制方面具有互补作用,从而有助于改善 T2DM 患者的血糖浓度,而不会降低每种化合物的安全性和耐受性,且副作用较低。达格列净+沙格列汀以及恩格列净+利拉利汀的固定剂量复合剂已有商业化产品,其他可行性的药物组合也正在研究中。

DPP-4 和 SGLT-2 抑制剂较传统降血糖药物如二甲双胍和磺酰脲的成本更为昂贵。为了确保患者在可用医保预算范围内获得最佳的治疗,每种治疗方案的临床效果必须与经济负担相平衡。在用二甲双胍治疗的 T2DM 患者中,作为辅助治疗的 DPP-4 抑制剂与磺脲类药物相比成本较高[20]。SGLT-2 抑制剂的医药经济学评估不仅应该考虑到降糖的效果[21],而且还应考虑减少糖尿病并发症（包括心血管疾病）等优点。DPP-4 抑制剂+SGLT-2 抑制剂组合在 T2DM 治疗中的成本效益和成本效用尚需进一步深入研究,以便临床医师可针对 T2DM 患者的具体情况更好地选择治疗药物的组合。

参考文献

[1] DEFRONZO R A, BANTING L. From the triumvirate to the ominous octet: a new paradigm for the treatment of type 2 diabetes mellitus[J]. Diabetes, 2009, 58(4): 773-795.

[2] BARNETT A H, CHARBONNEL B, MOSES R G, et al. dipeptidyl peptidase-4 inhibitors in triple oral therapy regimens in patients with type 2 diabetes mellitus[J]. Curr Med Res OPin, 2015, 31(10): 1919-1931.

[3] ARONSON R. Single-pill combination therapy for type 2 diabetes mellitus: linagliptin plus empagliflozin[J]. Curr Med Res OPin, 2015, 31(5): 901-911.

[4] WOO V. empagliflozin/linagliptin single-tablet combination: first-in-class treatment option[J]. Int J Clin Pract, 2015, 69(12):1427-1437.

[5] ROSENSTOCK J, HANSEN L, ZEE P, et al. Dual add-on therapy in type 2 diabetes poorly controlled with metformin monotherapy: a randomized double-blind trial of saxagliptin plus dapagliflozin addition versus single addition of saxagliptin or dapagliflozin to metformin[J]. Diabetes Care, 2015, 38(3): 376-383.

[6] MATHIEU C, RANETTI A E, LI D, et al. Randomized, Double-Blind, Phase 3 Trial of TriPle Therapy With Dapagliflozin Add-on to Saxagliptin Plus Metformin in Type 2 Diabetes[J]. Diabetes Care, 2015,38(1):2009-2017.

[7] YE Y M, BAJAJ M, YANG H C, et al. SGLT-2 Inhibition with Dapagliflozin Reduces the Activation of the Nlrp3/ASC Inflammasome and Attenuates the Development of Diabetic Cardiomyopathy in Mice with Type 2 Diabetes. Further Augmentation of the Effects with Saxagliptin, a DPP-4 Inhibitor[J]. Cardiovasc Drugs Ther, 2017, 31(2): 119-132.

[8] DEFRONZO R A, LEWIN A, PATEL S, et al. Combination of empagliflozin and linagliptin as second-line therapy in subjects with type 2 diabetes inadequately controlled on metformin[J]. Diabetes Care, 2015, 38(3): 384-393.

[9] TAHARA A, TAKASU T, YOKONO M, et al. Characterization and comparison of SGLT-2 inhibitors: part 3. Effects on diabetic complications in type 2 diabetic mice[J]. Eur J Pharmacol, 2017,809:163-171.

[10] FULCHER G, MATTHEWS D R, PERKOVIC V, et al. Efficacy and safety of canagliflozin when used in conjunction with incretin-mimetic therapy in patients with type 2 diabetes[J]. Diabetes Obes Metab, 2016, 18(1): 82-91.

[11] INAGAKI N, KONDO K, YOSHINARI T, et al. Efficacy and safety of canagliflozin alone or as add-on to other oral antihyperglycemic drugs in japanese patients with type 2 diabetes: a 52-week open-label study[J]. J Diabetes Investig,

2015, 6(2): 210-218.

[12] PLOSKER G L. SitagliPtin: a review of its use in patients with type 2 diabetes mellitus[J]. Drugs, 2014, 74(2): 223-242.

[13] KASICHAYANULA S, LIU X, SHYU W C, et al. Lack of pharmacokinetic interaction between dapagliflozin, a novel sodium-glucose transporter 2 inhibitor, and metformin, pioglitazone, glimepiride or sitagliptin in healthy subjects[J]. Diabetes Obes Metab, 2011, 13(1): 47-54.

[14] SMULDERS R A, ZHANG W, VELTKAMP S A, et al. No pharmacokinetic interaction between ipragliflozin and sitagliptin, pioglitazone, or glimepiride in healthy subjects[J]. Diabetes Obes Metab, 2012, 14(10): 937-943.

[15] KASAHARA N, FUKASE H, OHBA Y, et al. A Pharmacokinetic/Pharmacodynamic Drug-Drug Interaction Study of Tofogliflozin (a New SGLT-2 Inhibitor) and Selected Anti-Type 2 Diabetes Mellitus Drugs[J]. Drug Res (Stuttg), 2016,66(2):74-81.

[16] AMIN N B, WANG X, JAIN S M, et al. Dose-ranging efficacy and safety study of ertugliflozin, a sodium-glucose co-transpor2 inhibitor, in patients with type 2 diabetes on a background of metformin[J]. Diabetes Obes Metab, 2015, 17(6): 591-598.

[17] JABBOUR S A, HARDY E, SUGG J, et al. Dapagliflozin is effective as add-on therapy to sitagliptin with or without metformin: a 24-week, multicenter, randomized, double-blind, double-blind, placebo-controlled study[J]. Diabetes Care, 2014, 37(3): 740-750.

[18] ZAMBROWICZ B, DING Z M, OGBAA I, et al. Effects of LX4211, a dual SGLT1/SGLT-2 inhibitor, plus sitagliptin on postprandial active GLP-1 and glycemic control in type 2 diabetes[J]. Clin Ther, 2013, 35(3): 273-285. e277.

[19] CHAROKOPOU M, MCEWAN P, LISTER S, et al. Cost-effectiveness of dapagliflozin versus DPP-4 inhibitors as an add-on to Metformin in the Treatment of type 2 Diabetes Mellitus from a UK Healthcare System Perspective[J]. BMC Health Serv Res, 2015, 15: 496.

[20] GENG J, YU H, MAO Y, et al. Cost Effectiveness of Dipeptidyl Peptidase-4 Inhibitors for Type 2 Diabetes[J]. Pharmacoeconomics, 2015,336(6):581-597.

[21] LOPEZ J M, MACOMSON B, EKTARE V, et al. Evaluating Drug Cost Per Response with SGLT-2 Inhibitors in Patients with Type 2 Diabetes Mellitus[J]. Am Health Drug Benefits, 2015, 8(6): 309-318.

(洪　蕾　乔世刚　王　琛　著，安建中　审)
(苏州科技城医院)
[基金项目：苏州市科技计划发展项目（项目编号 SS201756）]

去泛素化酶UCHL1介导非小细胞肺癌培美曲塞耐药的作用

【摘　要】　目的：培美曲塞（PEM）作为非小细胞肺癌（NSCLC）的一线治疗药物，耐药现象频繁发生。本研究旨在探讨去泛素化酶（DUBs）UCHL1在NSCLC中PEM耐药的作用。方法：收集63例NSCLC患者的肿瘤组织标本，采用免疫组织化学检测UCHL1蛋白的表达情况，分析表达水平与NSCLC病理特征、患者预后和PEM化疗效果的关系。体外采用高浓度间歇诱导法以PEM诱导和建立NSCLC耐药细胞株，蛋白印迹及免疫荧光检测耐药细胞中UCHL1蛋白的变化；利用抑制剂抑制UCHL1活性后，检测耐药细胞对化疗药物敏感性的变化。结果：UCHL1的表达与患者化疗耐药呈正相关；UCHL1表达越高，患者生存时间越短。体外成功诱导出NSCLC肺腺癌PEM耐药细胞株，在耐药细胞株中检测到UCHL1表达明显增高，而抑制UCHL1活性后，耐药细胞株对PEM的敏感性提高。结论：本研究揭示了NSCLC中UCHL1的表达水平与PEM耐药存在正相关的规律，为逆转NSCLC中PEM耐药开拓了新思路，提供了新靶点。

【关键词】　非小细胞肺癌；化疗耐药；培美曲塞；去泛素化酶；UCHL1

Role of the deubiquitnating enzyme UCHL1 in mediating pemetrexed resistance in non-small cell lung cancer

【Abstract】　Objective：Pemetrexed（PEM）is a first-line treatment for non-small cell lung cancer（NSCLC），and its drug resistance frequently occurs. The purpose of this study was to investigate the role of the deubiquitnating enzyme UCHL1 in PEM resistance in NSCLC. Methods：Tumor tissue samples from 63 patients with NSCLC were collected, and the expression of UCHL1 protein was detected by immunohistochemistry, and the relationship between UCHL1 protein expression level and pathological characteristics of NSCLC, prognosis of patients and the effect of PEM chemotherapy was analyzed. High-concentration intermittent induction method was used to induce and establish NSCLC drug-resistant cell linesin vitro, and western blot and immunofluorescence were used to detect the changes of UCHL1 protein in drug-resistant cells；After using inhibitors to inhibit the activity of UCHL1, the changes in the sensitivity of drug-resistant cells to chemotherapeutic drugs were detected. Results：In tumor tissue samples, the expression of UCHL1 was only positively correlated with chemotherapy resistance. Meanwhile, the higher the expression of UCHL1, the shorter the survival time of patients. PEM drug-resistant cell lines of NSCLC lung adenocarcinoma were successfully induced in vitro, and the expression of UCHL1 was significantly increased in the drug-resistant cell lines. However, the sensitivity of the drug-resistant cell lines to PEM increased after inhibiting the activity of UCHL1. Conclusion：This study reveals that there is a positive correlation between the expression level of UCHL1 and PEM resistance in NSCLC, which opens up new ideas and provides new targets for reversing PEM resistance in NSCLC.

【Key words】　non-small cell lung cancer; chemotherapy resistance; pemetrexed; deubiquitnating enzyme; UCHL1

非小细胞肺癌（non-small cell lung cancer，NSCLC）约占肺癌的85%，其发病率在全球范围内逐年上升，肺腺癌是NSCLC的主要病理类型[1]。化疗（包括新辅助化疗和维持化疗）是治疗NSCLC的主要手段。其中，培美曲塞（pemetrexed，PEM）联合顺铂是治疗NSCLC中肺腺癌的临床一线化疗方案。然而，长期用药易促进肿瘤耐药及耐药后肿瘤转移，是NSCLC患者治疗失败和死亡的主要原因之一[2]。所以，探讨PEM的耐药相关基因对于NSCLC的临床诊断与治疗均有着重要的临床意义。

泛素-蛋白酶体系统是细胞内一个重要的蛋白质降解调节系统，标记待降解蛋白质的过程称为泛素修饰[3]，其中去泛素化酶（deubiquitinases，DUBs）的存在可导致泛素修饰反应的可逆性，从而影响蛋白质的功能。因此，DUBs可以影响或调节肿瘤细胞的生长发育和信号转导等许多生理和病理过程[4]，并且与肿瘤化疗耐药密切相关[5]。但是，关于DUBs在NSCLC中调控PEM耐药的作用尚未有相关报道。

为了探讨DUBs在NSCLC中调控培美曲塞耐药的作用，我们研究了DUBs在NSCLC患者组织和细胞中的表达情况，同时通过构建耐药株进一步研究DUBs对NSCLC中PEM耐药的作用。本研究旨在为临床克服NSCLC患者PEM耐药提供一个潜在的治疗靶点。

一、材料与方法

（一）材料

1. 细胞人NSCLC细胞系A549和H1299（购自中国科学院细胞库）

2. NSCLC患者组织收集

2013年5月至2014年4月，江苏大学附属人民医院胸外科手术切除NSCLC组织标本63例。患者术前接受辅助化疗或新辅助化疗，所有样本在获取前均已得到患者本人知情同意，同时经江苏大学附属医院伦理委员会批准。其中，男性38例，女性25例；年龄<60岁者29例，≥60岁者34例；鳞癌25例，腺癌38例；高分化25例，低中分化38例；对化疗敏感者32例，对化疗耐药者31例；TNM分期Ⅰ期25例，Ⅱ期13例，Ⅲ~Ⅳ期25例。

（二）方法

1. 石蜡切片制备及免疫组织化学（IHC）染色

石蜡切片通过组织固定、脱水、透明、浸蜡、包埋、切片、展片、捞片、烘片一系列操作制备得到。使用标准免疫过氧化物酶染色程序进行IHC染色以检测石蜡包埋的NSCLC标本中UCHL1的表达。基于染色强度和UCHL1阳性肿瘤细胞的百分比，使用H评分系统对IHC染色进行评分。染色强度分为阴性（0）、弱（1+）、中等（2+）和强（3+）。染色后评分（H-score）采用公式H-score=1×弱阳性百分比+2×中度阳性百分比+3×强阳性百分比，总评分范围为0至300。为了根据化疗反应将队列分为2个亚组，使用"生存ROC"包通过R统计环境评估NSCLC患者的UCHL1表达，以确定定义高或低UCHL1表达的最佳临界值。

2. 诱导耐药细胞株根据细胞实时IC50以及细胞受到药物作用后的形态学改变

选取合适终浓度的PEM，采用高浓度间歇诱导法冲击对数生长期的A549细胞和H1299细胞，培养3 d后，弃去含药完全培养基，PBS洗去死细胞，胰酶消化，以适当细胞浓度接种于培养皿中，待其融合至70%~80%时再次冲击，如此反复冲击，并同时进行抗药性检测，约需6个月可成功诱导出耐药细胞株。然后，将耐药细胞株在无药完全培养基中稳定传代数代后，即可用于实验。

3. CCK-8法测定细胞存活率

将细胞消化后接种于96孔培养板中，每孔的细胞数为8×10^3个，每组设6个复孔，接种后置于37 ℃、5%CO_2培养箱中。待细胞贴壁状态良好后，弃上清，更换为含有不同浓度梯度药物的完全培养基。药物处理48 h或72 h后，每孔加入10 μL CCK-8溶液，接着在细胞培养箱中继续孵育2 h；通过酶标仪（450 nm）测定吸光度值。利用GraphPad Prism 6.0软件计算半数抑制浓度IC50。耐药指数（RI）= $\dfrac{\text{耐药细胞株 IC50}}{\text{亲本细胞株 IC50}}$。

4. 克隆形成实验

按照每孔 200 个细胞将细胞接种于 6 孔板中；待细胞贴壁后，加入不同浓度的药物；10 d 后，弃去完全培养基，PBS 清洗后用 4%PFA 固定细胞 15 min；每孔加入 1 mL 结晶紫溶液，染色 5 min；弃去结晶紫溶液，加入 PBS 清洗 3~4 次；观察拍照，计数有效克隆（≥30 个）数目。

5. 蛋白质印迹

用 RIPA（含蛋白酶抑制剂和磷酸酶抑制剂）提取细胞总蛋白质，BCA 液测定总蛋白质浓度，取等量的各组蛋白上样，使用 SDS-PAGE 凝胶，在 80 V 电压下电泳 30 min，至溴酚蓝进入分离胶后改为 120 V 电压，继续电泳 1.5 h 左右，250 mA 恒流转膜，5%脱脂奶粉或 5% BSA 封闭 1 h，使用 5%BSA 稀释一抗至合适浓度，覆盖膜表面，4 ℃孵育过夜，二抗孵育 1 h，ECL 化学发光试剂盒显色。利用 Image J 软件对蛋白条带灰度值进行定量并统计分析。

6. real time-PCR

用 TRIzol 试剂提取总 RNA；用逆转录试剂盒将 0.5 μg 的总 RNA 逆转录成 cDNA；取 10 μL cDNA 和 SYBR Green 以及引物的复合物于 ViiA 7 real-time PCR 仪进行 real time-PCR。反应条件：50 ℃ 2 min；95 ℃ 10 min；95 ℃ 15 s；60 ℃ 60 s，以此进行 40 次循环。

7. 免疫荧光染色细胞

细胞在玻璃盖玻片上生长，用 4%多聚甲醛将其固定。PBS 洗涤后，用 0.2%Triton X-100 使细胞膜通透；用 2%BSA 室温封闭；在盖玻片上滴加 UCHL1 抗体（用 1%BSA 配置），4 ℃过夜；隔天在 PBS 洗涤后滴加山羊抗兔 IgG（H+L）Alexa Fluor 488 标记抗体（用 1%BSA 稀释），常温并避光孵育；使用 DAPI（0.5 μg/mL）染细胞核，室温孵育；用 PBS 洗涤后将盖玻片安装到带有荧光安装介质的载玻片上，并立即通过激光共聚焦显微镜进行观察。

（三）公用数据库分析及统计学方法

NSCLC 患者的临床数据来源于 Kaplan Meier-plotter 数据库。应用 GraphPad Prism 6.0 进行数据处理并绘图。计量资料表述形式为平均值±标准差（Mean±SEM）。结合 SPSS 20.0 软件进行统计学分析。采用方差分析（ANOVA）或 Mann-Whitney 对数据进行处理。UHCL1 表达和临床病理特征之间的相关性采用 χ^2 检验或 Fisher 精确检验。生存分析采用 Log-rank 分析。$P<0.05$ 表示有统计学意义。

二、结果

（一）DUBs UCHL1 在 NSCLC 肿瘤穿刺病理组织中的表达及其与 NSCLC 患者临床病理特征的相关性

IHC 染色检测患者样本，63 例病理标本中，H-score（0~50）2 例，H-score（50~100）31 例，H-score（100~200）27 例，H-score（200~300）3 例（图 1）。经过统计分析，界定患者是否耐药的 UCHL1 表达水平所对应的 H-Score（最佳 Cutoff 值）是 122.5。为了进一步研究 UCHL1 表达水平与 NSCLC 临床病理特征的关系，将患者病例资料按照性别、年龄、组织学类型、分化程度以及 TNM 分期进行分组，使用 χ^2 检验方法，比较 UCHL1 在不同组别之间的表达差异（表 1）。结果表明：UCHL1 的表达与患者性别、年龄，以及肿瘤分化程度、组织学分型、TNM 分期均无明显相关性。

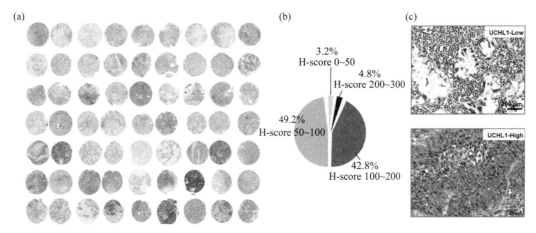

(a) NSCLC 肿瘤病理切片中 UCHL1 的表达水平；(b) 染色后评分（H-Score）高低所占比例；(c) 组织中低表达和高表达 UCHL1 的典型的 IHC 图片，放大倍数为 40×。

图 1　IHC 染色检测 UCHL1 在 NSCLC 肿瘤组织中的表达

表 1　NSCLC 中 UCHL1 表达与临床病理参数的关系

临床病理特征		总计	UCHL1 表达		P
			低	高	
例数		63	33	30	
性别	男	38	17	21	0.134 2
	女	25	16	9	
年龄（岁）	<60	29	12	17	0.106 4
	≥60	34	21	13	
肿瘤组织学类型	SCC	25	11	14	0.280 0
	ADC	38	22	16	
肿瘤分化程度	高	9	2	7	
	中等	47	28	19	0.104 8
	差	7	3	4	
TNM 分期	Ⅰ	25	14	11	
	Ⅱ	13	6	7	0.845 9
	Ⅲ～Ⅳ	25	13	12	
化疗效果	有效	32	21	11	0.032 5*
	无效	31	12	19	

注：* 为 $P<0.05$。

（二）UCHL1 的表达水平与患者新辅助化疗效果及预后的相关性分析

为了探索 UCHL1 在 NSCLC 进展中的作用，63 例 NSCLC 患者中，治疗有效有 32 例，治疗无效有 31 例（见表 1，$P<0.05$），而 UCHL1 高表达的患者主要表现为治疗无效（$P<0.05$）［图 2（a）］。通过 Kaplan-Meier 分析，发现 UCHL1 表达越高的患者 5 年总生存时间（overall survival，OS）越短（$P<0.05$）［图 2（b）］。

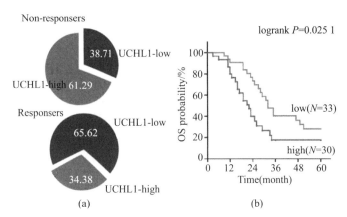

（a）UCHL1 表达与 63 例 NSCLC 患者新辅助化疗疗效的相关性；（b）Kaplan-Meier 数据库分析 UCHL1 的表达与患者 5 年 OS 的相关性。

图 2　UCHL1 的表达水平与 NSCLC 患者的新辅助化疗疗效和预后的相关性

（三）NSCLC 耐药细胞株的建立

经过 6 个月的高浓度间歇诱导法反复使用 PEM 冲击，最终成功建立 H1299 和 A549 细胞 PEM 耐药模型，分别命名为 H1299/PEM 和 A549/PEM。诱导成功的耐药细胞株形态不规则且具有很高的 PEM 耐药性［图 3（a）］，H1299/PEM 和 A549/PEM 耐药指数分别为 23.99 和 23.51［图 3（b）］。同时检测细胞的克隆形成能力的变化，发现 H1299/PEM 在高浓度 PEM（1.2 nmol/L）下仍有明显的克隆形成能力，进一步证明其获得了良好的耐药能力。

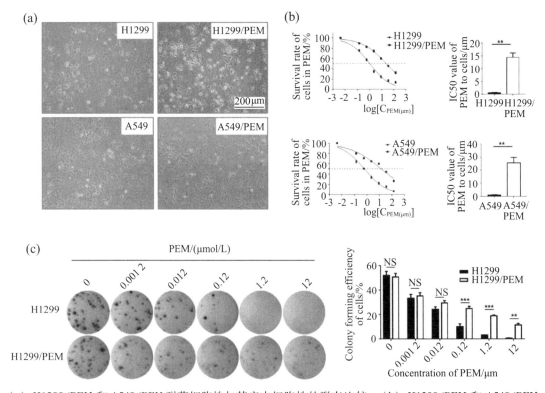

（a）H1299/PEM 和 A549/PEM 耐药细胞株与其亲本细胞株的形态比较；（b）H1299/PEM 和 A549/PEM 耐药细胞株与其亲本细胞株在不同 PEM 浓度下的存活率及 IC_{50} 比较；（c）H1299/PEM 和 H1299 细胞在不同 PEM 浓度下的克隆形成能力比较。$N=5$，NS = 无统计学意义，* 为 $P<0.05$，** 为 $P<0.01$，*** 为 $P<0.001$。

图 3　建立 NSCLC 耐药细胞株

(四)耐药细胞株中 UCHL1 的表达水平

为了重现肿瘤组织中的发现,笔者检测了两株耐药细胞中 UCHL1 的表达水平。Westernblot 结果显示,相比于亲本株细胞,耐药细胞中 UCHL1 蛋白的表达显著升高[图 4(a)];而 real-time PCR 检测 UCHL1 的 mRNA 水平,可发现在耐药细胞中 UCHL1 的 mRNA 水平亦显著升高[图 4(b)]。免疫荧光结果进一步证实耐药细胞中 UCHL1 蛋白显著增多[图 4(c)]。以上结果表明,UCHL1 或是 NSCLC 培美曲塞耐药细胞对药物 PEM 产生耐药的关键所在。

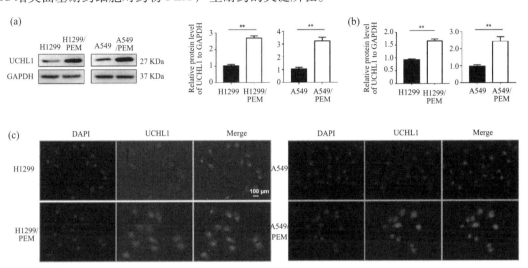

(a) 蛋白质印迹检测两种耐药细胞及亲本株细胞中 UCHL1 蛋白表达水平;(b) Real-time PCR 检测两种耐药细胞及亲本株细胞中 UCHL1 的 mRNA 水平;(c) 免疫荧光检测两种耐药细胞及亲本株细胞中 UCHL1 的蛋白表达水平,bar=100 nmol/L。$N=5$,** 为 $P<0.01$。

图 4　UCHL1 在 NSCLC 细胞中的表达

(五)UCHL1 介导耐药细胞株 PEM 耐药的作用

选择 UCHL1 的特异性抑制剂 LDN 5 μM 来抑制 UCHL1 的活性[6],观察 H1299/PEM 和 A549/PEM 细胞对药物敏感性的变化,发现 LDN 联合 PEM 作用于耐药细胞株,可提高耐药细胞对药物的敏感性[图 5(a) 和 5(b)]。

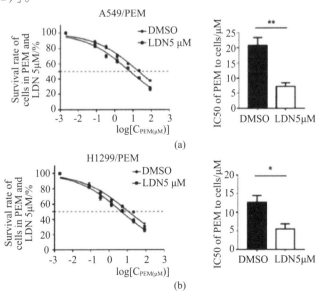

使用 LDN 特异性抑制 UCHL1 后,检测 A549 和 A549/PEM 细胞(a)、H1299 和 H1299/PEM 细胞(b)对 PEM 的敏感性变化。$N=3$,* 为 $P<0.05$,** 为 $P<0.01$。

图 5　干预 UCHL1 后 NSCLC 耐药细胞株对 PEM 敏感性变化

三、讨论

肺癌是全球新发病例和死亡病例均居首位的恶性肿瘤，而 NSCLC 是其中最常见的病理分型，其化疗耐药是导致临床患者治疗失败和死亡的主要原因之一。PEM 作为 NSCLC 临床治疗的一线用药，常出现耐药现象[7]。因此，需要寻找新的临床治疗靶点来克服 NSCLC 患者 PEM 耐药。本研究发现 NSCLC 患者肿瘤组织中 DUBs UCHL1 表达水平与患者生存时间存在显著负相关性，而 UCHL1 表达越高的患者对新辅助化疗的有效率越低。在建立的 NSCLC 的 PEM 耐药细胞株中，UCHL1 呈现高表达；使用抑制剂抑制 UCHL1 活性后，NSCLC 耐药细胞对 PEM 的敏感性提高。

DUBs 在癌症的治疗中发挥着重要作用，特别是可影响癌症治疗的有效性[8]。有研究报道，DUBs UCHL1 的异常高表达促进了肺转移小鼠模型中肿瘤的远处转移，UCHL1 可作为癌症的预后标志物和治疗靶点[9]。我们之前的研究进一步表明，UCHL1 的表达与肿瘤进展及临床预后存在显著的相关性[10]。然而，UCHL1 在 NSCLC 化疗耐药及抗叶酸药物耐药过程中所起的作用目前均无文献报道。本研究发现 UCHL1 与 NSCLC 患者的生存时间和化疗敏感性均呈显著负相关性，并证实 UCHL1 有介导 NSCLC 细胞 PEM 耐药的作用。

在乳腺癌中，DUBs UCHL1 表达水平与患者生存时间呈现负相关性[11]；在 NSCLC 中，Orr 等[12]研究显示 UCHL1 表达水平与 NSCLC 患者的生存时间无显著相关性。本研究发现 UCHL1 表达水平与 NSCLC 患者的生存时间呈现显著负相关性。分析存在此差异的原因：（1）Orr K S 等研究统计的数据库有三个（GSE13213，GSE3141 和 GSE8894），而这三个数据库的样本量均较少，且三者含有的数据量未整合在一起进行统计。本研究同时选取了公用数据库的大样本，更能准确地显示两者的相关性。（2）Orr K S 等研究统计的 NSCLC 患者中肺鳞癌占多数，本研究统计的 NSCLC 患者中肺腺癌占半数以上。通过本研究发现，UCHL1 可以介导肺腺癌中 PEM 耐药，从而影响 NSCLC 的预后，而 UCHL1 在肺鳞癌化疗耐药中的作用有待进一步研究。

总之，我们首次在 NSCLC 治疗中将 DUBs 调控疾病进展的理念引入到 PEM 耐药的治疗研究中，阐明了 DUBs UCHL1 与 NSCLC 患者含 PEM 新辅助化疗的治疗疗效和预后的负相关性，通过构建 NSCLC 耐药株来证明 DUBs UCHL1 介导 NSCLC 中 PEM 耐药的作用，为临床治疗 NSCLC 患者 PEM 耐药开拓了新的靶点。

参考文献

[1] FRIEDLAENDER A, ADDEO A, RUSSO A, et al. Targeted Therapies in Early Stage NSCLC: Hype or Hope? [J]. Int J Mol Sci, 2020, 21(17): 6329.

[2] XU S, WARE K E, DING Y, et al. An integrative systems biology and experimental approach identifies convergence of epithelial plasticity, metabolism, and autophagy to promote chemoresistance[J]. J Clin Med, 2019, 8(2): E205.

[3] PARK J, CHO J, SONG E J. Ubiquitin-proteasome system (UPS) as a target for anticancer treatment[J]. Arch Pharm Res, 2020, 43(11): 1144-1161.

[4] HARRIGAN J A, JACQ X, MARTIN N M, et al. Deubiquitylating enzymes and drug discovery: Emerging opportunities [J]. Nat Rev Drug Discov, 2018, 17(1): 57-78.

[5] TANGUTURI P, KIM K S, RAMAKRISHNA S. The role of deubiquitinating enzymes in cancer drug resistance[J]. Cancer Chemother Pharmacol, 2020, 85(4): 627-639.

[6] BI H L, ZHANG X L, ZHANG Y L, et al. The deubiquitinase UCHL1 regulates cardiac hypertrophy by stabilizing epidermal growth factor receptor[J]. Sci Adv, 2020, 6(16): 4826.

[7] TANINO R, TSUBATA Y, HARASHIMA N, et al. Novel drug-resistance mechanisms of pemetrexed-treated non-small cell lung cancer[J]. Oncotarget, 2018, 9(24): 16807-16821.

[8] LIU Y, DENG J. Ubiquitination-deubiquitination in the Hippo signaling pathway (Review)[J]. Oncol Rep, 2019, 41(3): 1455-1475.

[9] GOTO Y, ZENG L, YEOM C J, et al. UCHL1 provides diagnostic and antimetastatic strategies due to its

deubiquitinating effect on HIF-1alpha[J]. Nature Commun,2015,6: 6153.

[10] GU Y, DING X, HUANG J,et al. The deubiquitinating enzyme UCHL1 negatively regulates the immunosuppressive capacity and survival of multipotent mesenchymal stromal cells[J]. Cell Death Dis,2018,9(5): 459.

[11] SCHRODER C, MILDE-LANGOSCH K, GEBAUER F,et al. Prognostic relevance of ubiquitin C-terminal hydrolase L1 (UCH-L1) mRNA and protein expression in breast cancer patients[J].J Cancer Res Clin Oncol,2013,139(10): 1745-1755.

[12] ORR K S, SHI Z, BROWN W M, et al. Potential prognostic marker ubiquitin carboxyl-terminal hydrolase-L1 does not predict patient survival in non-small cell lung carcinoma[J]. J Exp Clin Cancer Res,2011, 30: 79.

（丁乐韵　谢林俊　孙坚彤　著，丁信园　审）
（南京医科大学附属苏州医院 苏州市立医院）
［基金项目：苏州市科技局-民生科技项目（项目编号SYSD2020188）］

ICU 患者多重耐药鲍曼不动杆菌感染危险因素及耐药性分析

【摘要】 目的：分析苏州大学附属太仓医院太仓市第一人民医院重症监护室（Intensive care unit，ICU）多重耐药鲍曼不动杆菌（Multi-Drug Resistant Acinetobacter Baumannii，MDRAB）感染的危险因素及耐药性，为临床合理使用抗生素及减少多重耐药菌的发生提供依据。方法：采用病历对照研究，调查 2014 年 1 月~2017 年 12 月我院 ICU 检出鲍曼不动杆菌（Acinetobacter baumannii，AB）的 91 例患者的临床资料，应用单因素分析（t 检验和 χ^2 检验）和多因素 Logistic 回归分析 MDRAB 的危险因素，回顾性分析 AB 的药敏结果。结果：Logistic 分析提示使用碳青霉烯类药物（$OR=5.261$，$95\%CI=1.431~19.343$）、长期卧床（$OR=4.418$，$95\%CI=1.465~13.324$）是检出 MDRAB 的独立危险因素（$P<0.05$）；91 例患者中，MDRAB 的检出率为 48.4%；AB 感染患者除多黏菌素（3.8%）、替加环素（23.3%）、米诺环素（38.1%）和头孢哌酮舒巴坦（38.6%）较为敏感外，对其他药物耐药率均在 50% 左右。结论：加强对多重耐药菌感染患者的管理，合理使用抗菌药物，对减少 MDRAB 感染具有重要意义。

【关键词】 鲍曼不动杆菌；多重耐药性；危险因素；耐药性

Risk factors and drug resistance analysis for multidrug-resistant Acinetobacter baumannii infection in ICU patients

【Abstract】 Objective：To evaluate risk factors for multidrug-resistant Acinetobacter baumannii（MDRAB）infection and drug resistance of intensive care unit（ICU）in Taicang First People's Hospital Taicang Hospital Affiliated to Soochow university, so as to provide scientific basis for rational use of antibiotics in clinic and better prevention and control of such infections. Methods：By a case-control study, the data of 91 cases of infection caused by Acinetobacter baumannii（AB）from January 2014 to December 2017 in our ICU were analyzed. Univariate and multivariate logistic analysis were used to examine the risk factors of MDRAB infection, and the drug resistance of the patients infected with AB was analyzed. Results：Multivariate Logistic regression analysis revealed that use of carbapenem agents（$OR=5.261$, $95\% CI=1.431~19.343$）, long stay in bed（$OR=4.418$, $95\% CI=1.465~13.324$）were independent risk factors for MDRAB infection. Of the 91 patients infection of AB, 48.4% were MDRAB. AB infected patients were more sensitive to polymyxin（3.8%）、tigecycline（23.3%）、minocycline（38.1%）、cefoperazone/sulbactam（38.6%）, and the drug resistance rate of other drugs was about 50%. Conclusion：Strengthen management of hospital on multi-drug resistant organism and rational use of antibiotics in clinic are significant to reducing MDRAB infection.

【Key words】 Acinetobacter baumannii; multidrug-resistant; risk factor; drug resistance

多重耐药鲍曼不动杆菌（Multi-Drug Resistant Acinetobacter Baumannii，MDRAB）是临床最常检出的多重耐药细菌之一。2015 年 CHINET 细菌耐药性监测数据显示：该菌对亚胺培南和美罗培南的耐药率分别为 62.0% 和 70.5%；对头孢哌酮-舒巴坦、阿米卡星和米诺环素的耐药率分别为 38.1%、45.8% 和 42.8%，对多黏菌素 B 的耐药率极低（0.2%），对其他测试药的耐药率多在 50% 以上[1]。目前世界许多国家均有关于耐碳青霉烯的鲍曼不动杆菌的相关报道，对于不同耐药情况的细菌，采用的治疗方案及预后明显不同[2,3]。因此，分析我院 MDRAB 检出的危险因素，对于指导临床治疗和降低 MDRAB 的检出率有重要意义。

一、资料与方法

（一）资料来源

选取苏州大学附属太仓医院太仓市第一人民医院2014年1月~2017年12月重症监护室（Intensive care unit，ICU）所有检出鲍曼不动杆菌（Acinetobacter baumannii，AB）的病例，剔除重复及反复住院（选取第一次检出时的住院病例）患者，共91例作为研究对象。根据检出AB的耐药情况，分为：检出MDRAB的患者作为观察组，检出的AB不为多重耐药菌的患者作为对照组进行比较。MDRAB是指对下列5类抗菌药物中至少3类耐药的菌株，包括：头孢菌素类、碳青霉烯类、含有β-内酰胺酶抑制剂的复合制剂、氟喹诺酮类、氨基糖苷类[4]。

（二）细菌的鉴定及药敏试验

细菌的培养与药敏试验根据《全国临床检验操作规程》进行。采用梅里埃vitek-2 compact仪器法，头孢唑啉、头孢呋辛、米诺环素、哌拉西林、头孢哌酮采用纸片扩散法结果，参照CLSI推荐的方法进行折点判断。质控菌株为大肠埃希菌ATCC25922，铜绿假单胞菌ATCC27853，金黄色葡萄球菌ATCC25923、ATCC29213。

（三）资料收集

回顾性统计入组病例的临床资料：（1）患者一般情况，包括性别、年龄、进食方式、呼吸方式、入住ICU病史、手术或有创操作史、糖皮质激素或免疫抑制剂使用史、质子泵抑制剂使用史，进食和呼吸方式为细菌培养48 h前的方式，各类病史为细菌培养前3月内的病史；（2）实验室检查及评分，包括降钙素原、C-反应蛋白、血清白蛋白、APACHE Ⅱ评分（距细菌培养最近的数据）；（3）细菌培养前15 d内抗菌药物使用情况，包括是否使用抗菌药物、糖肽类、氨基糖苷类、碳青霉烯类、氟喹诺酮类、三代头孢菌素、含有β-内酰胺酶抑制剂的复方制剂类；（4）患者基础疾病，包括高血压、糖尿病、脑血管疾病、心功能不全、肝硬化、肾功能不全、慢性肺部疾病、肿瘤史、长期卧床；（5）所检出菌株对各种抗菌药物的耐药情况。

（四）数据统计

数据采用SPSS 22.0进行分析。单因素分析：对计量资料采用T检验，对计数资料采用X^2检验，$P<0.05$为差异有统计学意义，筛选出MDRAB的危险因素。多因素分析：将单因素分析中有统计学差异的变量纳入多因素Logistic回归分析，计算P值、OR值及$95\%CI$，筛选出检出MDRAB的独立危险因素（$P<0.05$）。

二、结果

（一）一般情况

本次调查中检出AB的病例总计91例，痰培养83例（91.2%），检出MDRAB的病例44例（48.4%）。与非MDRAB组相比，两组性别（男）分别为31/44（70.4%）和40/47（85.1%），$P=0.092$；年龄分别为（69.59±15.14）岁和（67.17±17.86）岁，$P=0.489$；均无统计学差异（$P>0.05$）。

（二）危险因素分析

1. 单因素分析

将检出的AB是否为多重耐药作为应变量，其他各种因素作为自变量，单因素分析结果提示：通过胃管鼻饲、近3月内有糖皮质激素或免疫抑制剂使用史、细菌培养前15 d内使用碳青霉烯类药物、β-内酰胺酶抑制剂类的抗菌药物、慢性肺部疾病、长期卧床具有统计学差异（$P<0.05$），见表1。

2. 多因素logistic回归分析

将单因素分析中有统计学差异的变量纳入多因素Logistic回归分析，结果提示：细菌培养前15 d内使用碳青霉烯类药物（$OR=5.261$，$95\% CI=1.431~19.343$）、长期卧床（$OR=4.418$，

95%*CI*=1.465~13.324）是检出 MDRAB 的独立危险因素（*P*<0.05），见表2。

表1 ICU 患者检出 MDRAB 相关因素的单因素分析

危险因素	非多重耐药组（$N=47$）	多重耐药组（$N=44$）	χ^2	P
一般情况				
性别（男）	40	31	2.845	0.092
年龄	67.17±17.86	69.59±15.14	—	0.489
胃管鼻饲	30	38	6.110	0.013
有创机械通气	21	24	0.885	0.347
入住 ICU 病史	36	38	1.427	0.232
手术或有创操作病史	35	31	0.184	0.668
糖皮质激素或免疫抑制剂使用史	5	12	4.139	0.042
PPI 使用史	33	28	0.445	0.505
实验室检查及评分				
降钙素原	2.66±4.98	5.89±17.99	—	0.330
C 反应蛋白	104.09±98.46	102.920±90.215	—	0.955
血清白蛋白	30.12±5.32	28.76±5.60	—	0.239
APACHE Ⅱ 评分	25.88±5.81	24.96±8.02	—	0.612
抗菌药物使用情况				
使用抗菌药物	36	38	1.427	0.232
糖肽类	3	5	0.219	0.640
氨基糖苷类	0	3	1.520	0.218
碳青霉烯类	4	19	14.464	<0.001
氟喹诺酮类	2	8	3.195	0.074
三代头孢	17	10	1.968	0.161
β-内酰胺酶抑制剂类	15	25	5.721	0.017
基础疾病				
高血压	26	23	0.085	0.771
糖尿病	7	9	0.485	0.486
脑血管疾病	24	18	0.943	0.332
心功能不全	11	13	0.441	0.506
肝硬化	1	0	0	1
肾功能不全	7	5	0.247	0.619
慢性肺部疾病	6	13	3.873	0.049
肿瘤史	6	6	0.015	0.902
长期卧床	9	20	7.243	0.007

表2 ICU患者检出MDRAB相关因素的多因素分析

危险因素	B	S.E.	Wald (χ^2)	P	OR	95%CI
胃管鼻饲	0.952	0.665	2.048	0.152	2.591	0.703~9.547
糖皮质激素或免疫抑制剂使用史	1.188	0.773	2.364	0.124	3.282	0.721~14.931
碳青霉烯类	1.660	0.664	6.247	0.012	5.261	1.431~19.343
β-内酰胺酶抑制剂类	0.440	0.532	0.684	0.408	1.552	0.548~4.400
慢性肺部疾病	0.951	0.685	1.923	0.165	2.587	0.675~9.914
长期卧床	1.486	0.563	6.958	0.008	4.418	1.465~13.324

（三）细菌耐药性分析

1. 总体耐药情况分析

对我院ICU检出的91例AB的耐药性分析提示：共检出MDRAB 44例（48.4%），其中泛耐药鲍曼不动杆菌（XDRAB）13例（14.3%），未检出全耐药菌株。进行药敏试验的17种药物中，多黏菌素的敏感性最高，为96.2%，其次为SMZ（57.1%）、妥布霉素（51.7%）、米诺环素（50.0%）；其他药物敏感率均小于50%，其中呋喃妥因为0%、氨曲南为2.4%、头孢曲松为8.0%，其他药物的敏感率均为40%左右。目前常用于治疗MDRAB的药物中，亚胺培南的耐药率为54.9%，头孢哌酮舒巴坦为38.6%，氨苄西林舒巴坦为56.5%，替加环素为23.3%，但替加环素的中介率为53.5%，见表3。

表3 ICU患者鲍曼不动杆菌的耐药性分析

抗菌药物	2014—2016年（91例）		
	耐药率/%	中介率/%	敏感率/%
头孢曲松	67.0	25.0	8.0
头孢他啶	52.7	8.8	38.5
头孢吡肟	53.8	2.2	44.0
氨曲南	81.0	16.7	2.4
亚胺培南	54.9	0.0	45.1
头孢哌酮舒巴坦	38.6	15.9	45.5
哌拉西林他唑巴坦	46.2	7.7	46.2
氨苄西林舒巴坦	56.5	3.5	40.0
左氧氟沙星	42.0	13.6	44.3
环丙沙星	54.4	0.0	45.6
庆大霉素	49.4	3.4	47.2
妥布霉素	47.2	1.1	51.7
SMZ	42.9	0.0	57.1
米诺环素	38.1	11.9	50.0
多黏菌素	3.80	0.0	96.2
替加环素	23.3	53.5	23.3
呋喃妥因	100.0	0.0	0.0

2. MDRAB 耐药情况分析

对 44 例 MDRAB 的耐药性分析提示：敏感率排名为多黏菌素（95.7%）、SMZ（22.7%）、米诺环素（11.9%，中介 19.0%）、替加环素（11.8%，中介 58.8%），对其余抗菌药物敏感率均小于10%。其中，对亚胺培南耐药率为 100%，头孢哌酮舒巴坦为 75.0%，见表 4。

表 4 ICU 患者 MDRAB 的耐药性分析

抗菌药物	MDRAB（N=44）		
	耐药率/%	中介率/%	敏感率/%
多重耐药	100.0		
头孢曲松	100.0	0.0	0.0
头孢他啶	97.7	2.3	0.0
头孢吡肟	100.0	0.0	0.0
氨曲南	95.7	0.0	4.3
亚胺培南	100.0	0.0	0.0
头孢哌酮舒巴坦	75.0	22.7	2.3
哌拉西林他唑巴坦	88.6	11.4	0.0
氨苄西林舒巴坦	92.7	7.3	0.0
左氧氟沙星	83.7	16.3	0.0
环丙沙星	100.0	0.0	0.0
庆大霉素	95.3	0.0	4.7
妥布霉素	93.0	0.0	7.0
SMZ	77.3	0.0	22.7
米诺环素	69.0	19.0	11.9
多黏菌素	4.3	0.0	95.7
替加环素	29.4	58.8	11.8
呋喃妥因	100.0	0.0	0.0

3. 耐药性趋势分析

通过对我院 AB 耐药情况进行逐年观察，可发现 AB 对部分抗菌药物如头孢曲松、亚胺培南、氨苄西林舒巴坦、庆大霉素等药物耐药情况呈下降趋势；而对头孢哌酮舒巴坦、替加环素等药物则呈现上升趋势，如图 1 所示。

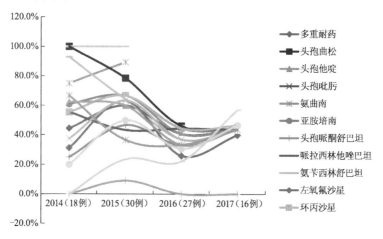

图 1 ICU 患者鲍曼不动杆菌的耐药性历年趋势分析

三、讨论

（一）危险因素分析

ICU 是 AB 感染的高危科室，在我院 AB 检出量的排名中，ICU 长期保持第一位置。2011 年全国 49 所三级甲等综合性医院 ICU 的耐药性监测数据显示，AB 在 ICU 内检出率居所有科室中的首位[5]。因此，本文对我院 2014 年 1 月~2017 年 12 月 ICU 检出 MDRAB 患者的危险因素进行了回顾性分析，结果提示：胃管鼻饲、近 3 月内有糖皮质激素或免疫抑制剂使用史、细菌培养前 15 d 内使用碳青霉烯类药物、β-内酰胺酶抑制剂类的抗菌药物、慢性肺部疾病、长期卧床是检出 MDRAB 感染的危险因素，其中痰培养前 15 d 内碳青霉烯类药物的使用及长期卧床为检出 MDRAB 的独立危险因素。

AB 是目前临床常见的多重耐药致病菌之一，其对湿热、紫外线、化学消毒剂均有较强的抵抗力，从而可在医院环境中长期存在[6]。作为一种条件致病菌，其可广泛分布于人体皮肤、胃肠道、呼吸道及泌尿生殖道中。ICU 患者多为危重患者，常伴多脏器功能不全，尤其是长期卧床（$OR=4.418$）及通过胃管鼻饲的患者，营养状况差，机体抵抗力低下，且常伴有昏迷、吞咽困难和误吸的风险。而近期糖皮质激素或免疫抑制剂的使用，更可使机体免疫力进一步下降，从而易使 AB 由定植部位发生迁移，引起感染症状。

本次调查中分离标本主要来自呼吸道，痰培养占标本总数的 91.2%，同时单因素分析也提示慢性肺部疾病患者为检出 MDRAB 的危险因素。这可能与慢性肺部疾病患者常有反复长期住院史及抗菌药物使用史，易出现耐药菌感染和细菌定植；并且与 ICU 患者长期使用呼吸机，导致细菌易以气溶胶形式播散，进而导致交叉感染有关。并且本次统计时也多次发现在相近时间段内出现多名患者感染细菌耐药情况相似的情况，但具体是否来源于同一菌株，因回顾性研究的局限未能进行进一步探究。

碳青霉烯类药物（$OR=5.261$）及含有舒巴坦的复方制剂是目前治疗 AB 感染最为常用的药物。国内外有多项研究证实使用广谱抗菌药物是引起细菌产生多重耐药的重要原因[7,8]。随着这类广谱药物的使用，AB 对亚胺培南、美罗培南和头孢哌酮舒巴坦的总体耐药水平也由 2005 年的 32.9%、43.3%[9] 和 28.8% 升至 2015 年的 62.0%、70.5% 和 38.1%[1]。目前，对碳青霉烯类及舒巴坦类药物耐药的 AB 感染的形势日趋严峻。虽然近年来如替加环素、多黏菌素、多西环素等药物用于治疗 MDRAB 感染仍能取得较好的疗效，且应用也已逐渐普及，但泛耐药、全耐药鲍曼不动杆菌的出现，仍提示我们应该加强对碳青霉烯类及 β-内酰胺酶抑制剂类等广谱抗菌药物的合理、规范使用。

（二）耐药性分析

ICU 所检出的 AB 耐药情况较为严重，尤其对常用于治疗 AB 感染的药物如头孢菌素、半合成青霉素联合酶抑制剂类、喹诺酮类、氨基糖苷类、碳青霉烯类等[4]的耐药率均已在 50% 左右，该药敏情况与国内大数据研究结论基本相近[1]。这提示细菌对各类药物的反应性已显著降低，除多黏菌素（3.8%）、替加环素（23.3%）、米诺环素（38.1%）及头孢哌酮舒巴坦（38.6%）尚可直接用于经验性治疗外，其他药物均须慎用经验性选用或参照药敏结果进行选择的方法。值得注意的是，对于部分药物，近年 AB 对它们的耐药性有下降的趋势，这可能与治疗 AB 感染时该类药物使用量的减少、近年我院对多重耐药菌感染患者的管理的重视、严格环境消毒和加强对交叉感染的预防工作有一定关系。

本次调查 MDRAB 的检出率为 48.4%，其除对多黏菌素（4.3%）、替加环素（29.4%）耐药率尚可，对米诺环素耐药率为 69.0% 外，对其余抗菌药物耐药率均在 75.0% 以上，对碳青霉烯类则为 100%。同时本次对耐碳青霉烯类菌株检出率为 56.0%，提示非多重耐药菌株亦有对碳青霉烯类耐药的可能，结合碳青霉烯类的总体耐药率为 54.9%，用药时更需慎重考虑。对于 MDRAB 的高耐药情况，一般药物的单药或联合治疗已难以取得较好疗效，因购买渠道问题，我院近年对于其他治疗方案效果不佳的患者主要应用替加环素治疗，替加环素使用量的增加与近年来 AB 对替加环素耐药率的逐步上升可能存在一定的相关性。另外，本次调查中，AB对替加环素的敏感率为23.3%，中介率为53.5%。对于过高的中介率，有人认为折点判断的相关标准可能存在问题，导致中介判定过高，而菌株实际对其是敏感的，这与用药患者治疗后的反应相符合[10]，说明替加环素为目前国内用于治疗MDRAB较好的药物之一，但须警惕菌株对其出现快速耐药的可能。综上所述，碳青霉烯类药物的使用及长期卧床为检出MDRAB的独立危险因素，而患者通过胃管鼻饲、有糖皮质激素或免疫抑制剂使用史、β-内酰胺酶抑制剂类的抗菌药物、慢性肺部疾病也是重要因素。同时我院AB的耐药情况亦较为严峻，除多黏菌素、替加环素、米诺环素及头孢哌酮舒巴坦尚可直接用于经验性治疗外，对其他药物须慎用经验性选用或参照药敏结果进行选择的方法；一般药物对MDRAB的治疗较为棘手，仅多黏菌素和替加环素还有较高的敏感率。因此，规范医院对多重耐药菌感染患者的管理，严格遵循无菌操作规程，实行对感染患者的接触隔离和手卫生制度，加强并完善对细菌耐药性和药物使用情况的监测，指导并促进抗菌药物的合理使用，这些都对减少MDRAB感染、改善患者预后具有重要意义。

参考文献

[1] 胡付品，朱德妹，汪复，等. 2015年CHINET细菌耐药性监测[J]. 中国感染与化疗杂志，2016，16(6)：685-694.

[2] HSU L Y, APISARNTHANARAK A, KHAN E, et al. Carbapenem-Resistant Acinetobacter baumannii and Enterobacteriaceae in South and Southeast Asia[J]. Clinical Microbiology Reviews, 2017, 30(1): 1.

[3] KEMPF M, ROLAIN J M. Emergence of resistance to carbapenems in Acinetobacter baumannii in Europe: clinical impact and therapeutic options[J]. International Journal of Antimicrobial Agents, 2012, 39(2): 105-114.

[4] 陈佰义，何礼贤，胡必杰，等. 中国鲍曼不动杆菌感染诊治与防控专家共识[J]. 中华医药科学，2012，2(8)：3-8.

[5] CHAOUCH C, HASSAIRI A, RIBA M, et al. Association between bacterial resistance and antimicrobial consumption[J]. Ann Biol Clin, 2014, 72(5): 555-560.

[6] 胡旻昊，黄吉. 泌尿外科患者尿路感染产ESBLs大肠埃希菌的危险因素及其耐药性分析[J]. 药学与临床研究，2020，28(3)：193-197.

[7] 胡付品，郭燕，朱德妹，等. 2018年CHINET中国细菌耐药性监测[J]. 中国感染与化疗杂志，2020，20(1)：1-10.

[8] 吕建平，周红辉，肖建宁. 我院2006—2010年抗菌药物用量与大肠埃希菌耐药的相关性分析[J]. 中国药房，2011，22(26)：2456-2458.

[9] 范利红，苗彩云，邵淑容，等. 2010—2014年医院大肠埃希菌耐药性变迁与抗菌药物使用频度相关性分析[J]. 中华医院感染学杂志，2017，27(1)：20-23.

[10] 孟祥磊. 抗菌药物应用与细菌耐药相关性调研分析[D]. 济南：山东大学，2011.

（胡旻昊　钱妙瑾　著，杨忠慧　审）
（苏州大学附属太仓医院　太仓市第一人民医院）
［基金项目：苏州市药学会-恒瑞医药临床药学科研基金项目（项目编号Syhky201707）］

泌尿外科尿路感染患者大肠埃希菌产超广谱β-内酰胺酶的检出率与抗菌药物使用的相关性分析

【摘要】 目的：探究医院泌尿外科患者尿培养中大肠埃希菌产超广谱β-内酰胺酶（extended-spectrum β-lactamase，ESBLs）检出率与抗菌药物使用的相关性，为减少 ESBLs 的检出及临床合理使用抗菌药物提供参考。方法：抽取苏州大学附属太仓医院太仓市第一人民医院泌尿外科 2016—2018 年间收治的尿路感染患者尿培养为大肠埃希菌（EC）的 321 例临床资料，统计 EC 产 ESBLs 检出率及该科同期抗菌药物使用的使用频度 DDDs 数据，分析 ESBLs 检出率与抗菌药 DDDs 的相关性。结果：共检出 EC 321 株，其中 ESBLs 检出 170 株占 52.96%；耐碳青霉烯类菌株 4 株占 1.25%；检出的 EC 对大部分抗菌药物的耐药情况基本无明显波动，但部分抗菌药物受 ESBLs 影响，敏感率与 ESBLs 检出率的改变具有一致性；相关性分析提示 ESBLs 检出率与拉氧头孢 DDDs 呈显著负相关（$r=-0.92$，$P<0.01$），而与其他抗菌药物 DDDs 间呈无明显相关性。结论：重视对抗菌药物使用的监督与管理，严格管控临床抗菌药物的合理使用，以确保患者用药的有效性，延缓或遏制细菌的耐药。

【关键词】 大肠埃希菌；产超广谱β-内酰胺酶；抗菌药物使用频度；相关性分析

Analysis of correlation between detection rate of ESBLs-producing E. coli and usage of antibacterials in patients with urinary tract infection in urology surgery

【Abstract】 Objective：To investigate the correlation between the detection rate of ESBLs-producing E. coli in urine culture and the use of antibiotics in urological surgery patients in Taicang First People's Hospital Taicang Hospital Affiliated to Soochow university, to provide a basis for reducing the detection of ESBLs and the rational use of antibiotics in clinical practice. Methods：A retrospective analysis of the ESBLs detection rate of E.coli detected in urine culture in our hospital's Department of Urology from 2016 to 2018 and the DDDs of antibacterial drugs in the department during the same period were analyzed, and the correlation between the detection rate of ESBLs and DDDs was analyzed. Results：A total of 321 strains of E.coli were detected in the Department of Urology in our hospital from 2016 to 2018, and the detection rate of ESBLs was 52.96%. The resistance of most antimicrobial drugs did not fluctuate significantly, but the susceptibility of some β-lactam antimicrobials that were greatly affected by ESBLs was consistent with the change in the detection rate of ESBLs. The results of correlation analysis showed that the detection rate of ESBLs was significantly negatively correlated with DDDs of moxalactam ($r=-0.92$, $P<0.01$), but there was no significant correlation with DDDs of other drugs. Conclusion：Paying attention to the supervision of the use of antibacterial drugs and strictly controlling the rational use of antibacterial drugs are of great significance to delaying the development of bacterial resistance.

【Key words】 Escherichia coli；ESBLs；DDDs；correlation analysis

尿路感染是泌尿外科最常见的感染性疾病，而大肠埃希菌（Escherichia coli，EC）又为尿路感染最为常见的致病菌[1]。EC 主要的耐药机制为产超广谱β-内酰胺酶（Extended-Spectrum β-lactamase，ESBLs），近年来我国 ESBLs-EC 的检出率总体呈上升趋势[2]。抗菌药物是治疗细菌感染的重要手段之一，但目前已有多项研究提示抗菌药物的使用量与细菌耐药间存在相关性[3-5]，由于产 ESBLs 可使 EC 对多种β-内酰胺类抗生素产生广泛耐药，所以了解抗菌药物的使用量与 ESBLs-EC 检出率之间的相关性，可以为临床合理选择抗菌药物提供依据，促进抗菌药物的合理使用。

一、资料与方法

（一）资料来源

太仓市第一人民医院泌尿外科2016年1月~2018年12月所有尿培养检出EC的菌株，并剔除重复菌株。抗菌药物使用数据来源于HIS系统提取的2016年1月~2018年12月太仓市第一人民医院泌尿外科全部抗菌药物使用的相关数据。

（二）细菌的鉴定及药敏试验

根据《全国临床检验操作规程》的要求进行。检测采用生物梅里埃vitek-2 compact仪器法，哌拉西林、头孢唑啉、头孢呋辛、头孢哌酮舒巴坦、米诺环素药敏试验采用纸片扩散法结果，参照细菌检出时CLSI所推荐的方法进行折点判断。质控菌株为大肠埃希菌ATCC 25922。

（三）抗菌药物使用频度

将通过HIS系统提取的抗菌药物使用数据，按其化学名分别统计用量、规定日剂量（defined daily dose，DDD）和使用频度（DDDs），并进行分类汇总，采用2011年卫生部抗菌药物临床应用监测网抗菌药物分类及DDD值，某抗菌药物DDD值=抗菌药物消耗量（g）/DDD。

（四）统计学方法

采用SPSS 22.0统计软件，分析2016—2018年每半年大肠埃希菌ESBLs检出率变迁与抗菌药物DDDs的相关性，采用Pearson双尾检验，$P<0.05$为差异有统计学意义。

二、结果

（一）病原菌检出情况

我院泌尿外科2016—2018年收治所有患者的尿培养共检出EC 321株，其中ESBLs-EC 170株（52.96%），耐碳青霉烯类菌株4株（1.25%）。敏感率最高的为碳青霉烯类药物如厄他培南和亚胺培南，均为98.44%；其后为阿米卡星、头孢替坦、哌拉西林他唑巴坦和呋喃妥因，敏感率均在90%以上；仅有氨苄西林的耐药率超过75%[6]。

（二）耐药性趋势分析

对检出的EC耐药情况和ESBLs检出率按每半年进行分析提示：2016—2018年大部分抗菌药物耐药情况无明显波动，但部分β-内酰胺类抗菌药物因受ESBLs影响较大，其药敏与ESBLs检出率的改变具有一致性，详见表1。我院ESBLs-EC的检出率总体呈下降趋势，但2018年下半年出现了明显升高。相关数据见表2。

（三）抗菌药物使用频度分析

我院泌尿外科抗菌药物总使用量按DDDs排序依次为大环内酯类、喹诺酮类、第三代头孢菌素、第二代头孢菌素、含酶抑制剂复方制剂等，详见表3。按每半年进行分析可见，喹诺酮类、第二及三代头孢菌素类、四环素类、氧头孢菌素类、碳青霉烯类使用量呈上升趋势；而大环内酯类、含酶抑制剂复方制剂、头霉素类、氨基糖苷类的使用量则呈下降趋势。

（四）ESBLs-EC检出率与各类抗菌药物DDDs相关性分析

将2016—2018每半年ESBLs-EC检出率与我院泌尿外科同期各类抗菌药物DDDs进行相关性分析，结果提示：ESBLs检出率与氧头孢类药物即拉氧头孢DDDs呈显著负相关（$r=-0.92$，$P<0.01$）；与大环内酯类药物DDDs有负相关趋势，但无统计学意义；与其他几类药物DDDs间无明显相关性。见表4。

表1 泌尿外科患者尿培养检出大肠埃希菌的耐药性趋势分析

抗菌药物	耐药率/%					
	2016年上	2016年下	2017年上	2017年下	2018年上	2018年下
头孢唑啉	72.13	68.42	61.02	50.82	41.94	68.75
头孢呋辛	56.67	61.64	52.54	49.18	41.94	68.75
头孢曲松	59.02	60.53	49.15	46.77	41.94	68.75
头孢他啶	21.31	42.11	23.73	22.58	22.58	40.63
头孢替坦	0	2.63	0	4.84	3.23	6.25
头孢哌酮舒巴坦	3.28	5.56	0	3.39	9.68	0
头孢吡肟	18.03	27.63	20.34	16.13	19.35	21.88
氨曲南	39.34	43.42	33.90	33.87	38.71	65.63
厄他培南	0	1.32	0	1.61	6.45	0
亚胺培南	0	1.32	0	1.61	3.23	0
氨苄西林	81.67	84.21	88.14	70.97	67.74	81.25
哌拉西林他唑巴坦	0	1.32	0	4.84	6.45	0
氨苄西林舒巴坦	49.18	55.26	55.93	54.84	45.16	62.50
左氧氟沙星	37.70	48.68	47.46	41.94	51.61	53.13
环丙沙星	42.62	56.58	50.85	43.55	58.06	53.13
庆大霉素	37.70	43.42	40.68	43.55	58.06	46.88
妥布霉素	8.20	21.05	15.25	16.13	22.58	21.88
阿米卡星	3.28	3.95	1.69	3.23	6.45	0
复方新诺明	49.18	48.68	52.54	43.55	61.29	43.75
米诺环素	14.75	11.84	13.79	14.52	9.68	12.50
呋喃妥因	3.28	2.63	0	1.61	3.23	12.50

表2 泌尿外科患者ESBLs-EC检出率

ESBLs-EC检出率/%					
2016年上	2016年下	2017年上	2017年下	2018年上	2018年下
59.02	55.26	49.15	45.16	41.94	68.75

表3 2016—2018年各类抗菌药物累计使用频度（DDDs）

抗菌药物	DDDs					
	2016年上	2016年下	2017年上	2017年下	2018年上	2018年下
大环内酯类	12 765.86	14 668.01	12 635.23	15 502.67	10 950.92	6 216.58
喹诺酮类	5 455.56	5 592.39	4 892.74	6 464.37	6 906.27	7 026.89
三代头孢	3 057.19	4 597.58	3 553.66	4 237.20	4 067.75	4 799.21
二代头孢	2 797.46	3 695.37	3 449.72	4 316.44	3 900.43	4 532.83
含酶复方制剂	952.42	876.88	823.80	697.26	536.60	442.61

续表

抗菌药物	DDDs					
	2016年上	2016年下	2017年上	2017年下	2018年上	2018年下
头霉素	586.75	729.25	387.50	460.41	391.25	183.25
氨基糖苷类	693.34	567.67	283.49	428.50	320.50	254.17
四环素类	287.50	479	502	450	657.50	527
青霉素	110.60	101.07	107.33	104.60	168.80	106.06
氧头孢类	61.75	61.25	73.75	178.75	180	0
硝基咪唑类	65.23	63.08	16.11	100.42	78.23	51.16
碳青霉烯	21	13.25	15	38	43.75	54.25
一代头孢	6.33	2.83	3.67	4.16	5.17	5.16

表4 产ESBLs-EC检出率与各类抗菌药物DDDs相关性分析

	青霉素	含酶抑制剂	一代头孢	二代头孢	三代头孢	碳青霉烯	头霉素	氧头孢类	大环内酯类	喹诺酮类	氨基糖苷类	四环素类	硝基咪唑类
ESBLs-EC r	−0.54	−0.08	0.26	0.05	0.23	0.16	−0.21	−0.92	−0.60	0.06	0.11	−0.38	−0.33
检出率 P	0.27	0.88	0.62	0.93	0.66	0.77	0.69	0.01	0.20	0.91	0.84	0.46	0.53

三、讨论

（一）耐药性分析

我院泌尿外科2016—2018年尿培养共检出EC 321株，敏感性较高的抗菌药物为碳青霉烯类、阿米卡星、头霉素类、哌拉西林他唑巴坦、呋喃妥因，均高于90%；仅有氨苄西林耐药率超过75%，与2018年CHINET的数据基本一致[7]。所检出细菌中ESBLs-EC 170株（52.96%），稍低于CHINET的检出率，但高于同期我院全部大肠埃希菌的ESBLs检出率（50.10%）[6]。鉴于该药敏情况，尿路感染经验治疗可考虑首选头霉素类、哌拉西林他唑巴坦、头孢他啶、呋喃妥因等药物，对于轻症患者可考虑先尝试使用耐药率较高的二代头孢（55.38%）或喹诺酮类（45.79%～50.16%），但须警惕治疗失败可能，应及时评估和调整治疗方案。

2016—2018年我院泌尿外科所检出ESBLs-EC的检出率总体呈现下降趋势，可能与我院对抗菌药物使用的长期监管有关，但2018年下半年出现了明显升高，具体原因不明。部分β-内酰胺类抗菌药物如青霉素类、第一及二代头孢、头孢曲松等，因受ESBLs影响较大，其药敏与ESBLs检出率的改变具有一致性。而耐药机制与ESBLs无关的药物如喹诺酮类、氨基糖苷类、碳青霉烯类及含酶抑制剂复方制剂等药物的药敏情况则基本保持稳定。

（二）抗菌药物使用情况

我院泌尿外科抗菌药物总使用量按DDDs排序前5位依次为大环内酯类、喹诺酮类、第三代头孢菌素、第二代头孢菌素及含酶抑制剂复方制剂。本次研究中社区获得性尿路感染患者占患者总数的94.08%，因此本次统计的DDDs为泌尿外科门诊与住院抗菌药物使用总量，因而导致前4位的药物口服制剂所占比重较大，而含酶抑制剂复方制剂因我院药品目录原因均为静脉制剂。喹诺酮类、第二及三代头孢菌素类、四环素类、氧头孢菌素类、碳青霉烯类使用量呈上升趋势；而大环内酯类、含酶抑制剂复方制剂、头霉素类、氨基糖苷类的使用量则呈下降趋势。

泌尿系统感染一般以阴性菌为主，部分患者可能因非典型病原体感染或梅毒等原因需使用大环内酯类药物，但我院泌尿外科大环内酯类药物的使用明显多于其他药物，属超常现象。查阅泌尿外科处方及医嘱后发现该科许多如包皮环切术等小手术，医生会在术后开具大环内酯类药物口服数天以预防感染，该方案不符合我国《抗菌药物临床应用指导原则》（2015年版）对于手术预防用药的建议，随即与该科进行沟通，由表3可见2018年开始该科大环内酯类药物使用量较前明显减少。

（三）相关性分析

本次研究提示ESBLs检出率与拉氧头孢DDDs呈显著负相关（$r=-0.92$，$P<0.01$）；而与其他几类药物DDDs间无明显相关性。该结论与既往研究结果存在一定差异[8,9]，可能原因包括：（1）仅选择单一科室进行抗菌药物使用量的统计，数据量受限且不完整。本次研究中94.08%的患者为社区获得性尿路感染，47.04%的患者在入院前3个月内，29.91%的患者在入院前15天内有抗菌药物使用史，且一部分患者抗菌药物在外院使用。因此，为获取完整数据，可能需收集整个地区的抗菌药物使用情况来与ESBLs的检出率进行比较。（2）抗菌药物的使用与细菌产生耐药之间可能存在滞后性[10]，我们尝试将抗菌药物DDDs值分别向后调整3月及6月后与ESBLs的检出率进行比较，但仍未得到阳性结果，可能第一点原因对本次研究影响更大。结合既往数据[8-9]，抗菌药物的过度滥用会对细菌的耐药情况产生负面影响已成为共识，因此重视对抗菌药物使用的监督，严格管控抗菌药物的合理使用，对延缓细菌耐药发展具有重要意义。

参考文献

[1] 朱德妹,汪复,胡付品,等. 2010年中国CHINET尿液标本中细菌的分布和耐药性监测[J]. 中国感染与化疗杂志, 2012, 12(4): 241-250.

[2] 沈继录,潘亚萍,徐元宏,等. 2005—2014年CHINET大肠埃希菌耐药性监测[J]. 中国感染与化疗杂志, 2016, 16(2): 129-140.

[3] ABABNEH M, HARPE S, OINONEN M, et al. Trends in aminoglycoside use and gentamicin-resistant gram-negative clinical isolates in US academic medical centers: implications for antimicrobial stewardship[J]. Infect Control Hosp Epidemiol, 2012, 33(6): 594-601.

[4] HSU L Y, TAN T Y, TAM V H, et al. Surveillance and correlation of antibiotic prescription and resistance of Gram-negative bacteria in Singaporean hospitals[J]. Antimicrob Agents Chemother, 2010, 54(3): 1173-1178.

[5] CHAOUCH C, HASSAIRI A, RIBA M, et al. Association between bacterial resistance and antimicrobial consumption [J]. Ann Biol Clin (Paris), 2014, 72(5): 555-560.

[6] 胡旻昊,黄吉. 泌尿外科患者尿路感染产ESBLs大肠埃希菌的危险因素及其耐药性分析[J]. 药学与临床研究, 2020, 28(3): 193-197.

[7] 胡付品,郭燕,朱德妹,等. 2018年CHINET中国细菌耐药性监测[J]. 中国感染与化疗杂志, 2020, 20(1): 1-10.

[8] 吕建平,周红辉,肖建宁. 我院2006—2010年抗菌药物用量与大肠埃希菌耐药的相关性分析[J]. 中国药房, 2011, 22(26): 2456-2458.

[9] 范利红,苗彩云,邵淑容,等. 2010—2014年医院大肠埃希菌耐药性变迁与抗菌药物使用频度相关性分析[J]. 中华医院感染学杂志, 2017, 27(1): 20-23.

[10] 孟祥磊. 抗菌药物应用与细菌耐药相关性调研分析[D]. 济南:山东大学, 2011.

（黄　吉　著，胡旻昊　审）
（苏州大学附属太仓医院 太仓市第一人民医院）
[基金项目：江苏省药学会-天晴医院药学基金立项课题（项目编号Q2018167）]

泌尿外科患者尿路感染产 ESBLs-EC 的危险因素及耐药性分析

【摘　要】　目的：分析苏州大学附属太仓医院太仓市第一人民医院泌尿外科患者尿培养中检出产超广谱β-内酰胺酶-大肠埃希菌（ESBLs-EC）的危险因素及耐药性，为临床合理使用抗菌药物提供依据。方法：采用病历对照研究，调查我院2016—2018年泌尿外科患者尿培养检出大肠埃希菌（EC）321例的临床资料，应用单因素分析（t 检验和 χ^2 检验）及多因素Logistic回归分析ESBLs-EC感染的危险因素及药敏情况。结果：多因素Logistic回归分析提示院内感染（$OR=5.902$，$95\%CI=1.282\sim27.178$）、反复尿路感染（$OR=2.800$，$95\%CI=1.235\sim6.349$）、尿培养前15天内使用三代头孢（$OR=6.720$，$95\%CI=1.924\sim23.480$）、尿培养前15天至3月内使用二代头孢（$OR=4.088$，$95\%CI=1.469\sim11.376$）是感染ESBLs-EC的独立危险因素（$P<0.05$）；321例患者中，ESBLs-EC的检出率为53.0%，该菌对碳青霉烯类、阿米卡星、头霉素类、哌拉西林他唑巴坦、呋喃妥因仍保持较高的敏感性（>90%），耐药率超过75%的药物仅有氨苄西林。结论：规范医院对感染患者的管理，合理使用抗菌药物，对减少ESBLs-EC的感染具有重要意义。

【关键词】　大肠埃希菌；超广谱β-内酰胺酶；危险因素；耐药性

Risk factors and drug resistance analysis for ESBLs-producing E. coli found in urine culture in urology

【Abstract】　Objective：To evaluate risk factors for producing Extended-Spectrum β-lactamase (ESBLs) infection and drug resistance in urine culture of urology in Taicang First People's Hospital Taicang Hospital Affiliated to Soochow university, so as to provide scientific basis for reduce the detection of ESBLs and rational use of antibiotics in clinic. Methods：By a case-control study, the data of 321 cases of infection caused by E. coli found in urine culture from 2016 to 2018 in urology were analyzed. Univariate and multivariate logistic analysis were used to examine the risk factors of E. coli infection, and the drug resistance of the patients infected with E. coli was analyzed. Results：Multivariate Logistic regression analysis revealed that Nosocomial infection ($OR=5.902$, $95\%CI=1.282\sim27.178$)、Recurrent urinary tract infection ($OR=2.800$, $95\%CI=1.235\sim6.349$)、Use of third-generation cephalosporins 15 days before urine culture ($OR=6.720$, $95\%CI=1.924\sim23.480$)、Use of second-generation cephalosporins 15 days to 3 months before urine culture ($OR=4.088$, $95\%CI=1.469\sim11.376$) were independent risk factors for ESBLs-producing E.coli infection. Of the 321 patients infection of E. coli, ESBLs were detected in 53.0% of patients. E. coli remained highly sensitive to carbapenems, amikacin, cefotetan, piperacillin-tazobactam and furantoin (>90%), Ampicillin is the only drug with a resistance rate of more than 75%. Conclusion：Standardize hospital management of infected patients and rational use of antibiotics are of great significance to reduce the detection of ESBLs-producing E. coli.

【Key words】　Escherichia coli；ESBLs；risk factor；drug resistance

泌尿外科尿路感染多见，主要病原菌以大肠埃希菌较为常见[1]。产超广谱β-内酰胺酶（Extended-Spectrum β-lactamase，ESBLs）是大肠埃希菌（Escherichia coli，EC）对β-内酰胺类抗生素耐药的主要机制，近年来我国产超广谱β-内酰胺酶-大肠埃希菌（ESBLs-EC）的检出率总体呈上升趋势[2]。由于是否ESBLs对抗菌药物治疗时的药物选择和疗程有很大的影响[3]，因此研究泌尿外科患者感染ESBLs-EC的危险因素，对改善患者的预后、减少细菌耐药的发生、规范抗菌药物的合理使用，具有积极的意义。

一、资料与方法

（一）资料来源

选取苏州大学附属太仓医院太仓市第一人民医院2016年1月~2018年12月泌尿外科所有尿培养检出EC的病例，剔除重复及周转病例后（选取第一次检出时的住院病例），共321例作为研究对象。根据检出的细菌是否产ESBLs，分为：检出ESBLs-EC的患者作为观察组，检出非ESBLs-EC的患者作为对照组进行比较。

（二）细菌的鉴定及药敏试验

细菌培养及药敏试验根据《全国临床检验操作规程》（第四版）的要求进行。检测采用生物梅里埃vitek-2 compact仪器法，米诺环素、头孢唑啉、头孢呋辛、哌拉西林、头孢哌酮舒巴坦药敏试验采用纸片扩散法结果，参照细菌检出时CLSI所推荐的方法进行折点判断。质控菌株为大肠埃希菌ATCC 25922。

（三）资料收集

回顾性统计入组病例的临床资料：（1）患者一般情况，包括性别、年龄、身高、体重、住院天数、近期住院史、是否为院内感染、近期尿路置管或尿路支架史、非尿路置管的尿路侵入性检查或治疗、糖皮质激素或免疫抑制剂使用史、质子泵抑制剂使用史，各类病史为尿培养前3月内的病史；（2）实验室检查，包括血白细胞、尿白细胞、降钙素原、C-反应蛋白，选择的数据为距尿培养最近的检查数据；（3）尿培养前15 d内和15 d至3个月内的抗菌药物使用情况，包括是否使用抗菌药物、氨基糖苷类、碳青霉烯类、氟喹诺酮类、三代头孢菌素、含有β-内酰胺酶抑制剂的复方制剂类、其他抗菌药物；（4）患者基础疾病，包括复杂性尿路感染、前列腺增生、尿路梗阻、尿路结石、反复尿路感染、高血压、糖尿病、脑血管疾病、肾功能不全、泌尿系统肿瘤史；（5）所检出菌株产ESBLs情况及对各种抗菌药物的耐药情况。

（四）数据统计

数据采用SPSS 22.0统计软件进行分析。单因素分析：计量资料采用t检验，计数资料采用χ^2检验，$P<0.05$为差异具有统计学意义，筛选出感染ESBLs-EC的危险因素；多因素分析：将单因素分析中有统计学差异的变量纳入多因素Logistic回归分析，计算P值、OR值及$95\%CI$，筛选出检出ESBLs-EC独立危险因素（$P<0.05$）。

二、结果

（一）一般情况

本次研究中尿培养检出EC病例总计321例，其中ESBLs-EC病例170例（53.0%）。与非ESBLs-EC组（151例）相比，两组性别（男）分别为97/170（57.7%）和71/151（47.0%），$P=0.072$；年龄分别为（62.92±14.77）岁和（62.56±14.21）岁，$P=0.821$；体重分别为（61.08±13.81）kg和（61.60±12.53）kg，$P=0.725$，均无统计学差异。患者住院天数分别为（13.82±9.62）d和（12.05±4.94）d，$P=0.036$，具有统计学差异（$P<0.05$）。

（二）危险因素分析

1. 单因素分析

将检出的EC依据是否产ESBLs作为因变量，其他各种因素作为自变量，使用SPSS软件进行单因素分析，结果提示：近期有住院史、院内感染、近期有尿路置管或尿路支架史、有质子泵抑制剂使用史、反复尿路感染患者、在尿培养前15 d内使用氨基糖苷类及三代头孢类药物、在尿培养前15 d至3个月期间使用二代头孢及三代头孢类药物者具有统计学差异（$P<0.05$），见表1。

表1　泌尿外科患者尿培养检出产ESBLs大肠埃希菌影响因素的单因素分析

影响因素		非产ESBLs组（N=151）	产ESBLs组（N=170）	χ^2/t	P
性别（男，N）		71	97	3.231	0.072
年龄（岁，$\bar{x}\pm s$）		62.56±14.21	62.92±14.77	-0.226	0.821
身高（cm，$\bar{x}\pm s$）		162.68±8.56	162.87±9.22	-0.196	0.845
体重（kg，$\bar{x}\pm s$）		61.60±12.53	61.08±13.81	0.352	0.725
住院天数（d，$\bar{x}\pm s$）		12.05±4.94	13.82±9.62	-2.108	0.036
近期有住院史（N）		25	55	10.665	0.001
院内感染（N）		2	17	10.808	0.001
近期有尿路置管或尿路支架史（N）		16	43	11.516	<0.001
非尿路置管的尿路侵入性检查或治疗（N）		6	7	0.004	0.948
糖皮质激素或免疫抑制剂使用史（N）		12	25	3.582	0.058
质子泵抑制剂使用史（N）		9	27	7.907	0.005
血白细胞（×10⁹/L，$\bar{x}\pm s$）		9.09±4.84	9.60±4.91	0.562	0.575
尿白细胞（N）* *=采用趋势性卡方检验	阴性（N）	12	12	1.324	0.250
	+-（N）	6	8		
	1+（N）	14	9		
	2+（N）	47	42		
	3+（N）	70	96		
降钙素原（μg/L，$\bar{x}\pm s$）		2.67±7.45	5.78±19.26	-1.115	0.269
C反应蛋白（mg/L，$\bar{x}\pm s$）		59.53±58.27	61.09±65.22	-0.181	0.857
尿培养前15 d内					
使用抗菌药物（N）		28	68	17.564	<0.001
氨基糖苷类（N）		5	16	4.868	0.027
氟喹诺酮类（N）		4	10	2.004	0.157
三代头孢（N）		3	24	15.276	<0.001
β-内酰胺酶抑制剂类（N）		1	5	1.192	0.275
二代头孢（N）		4	8	0.940	0.332
尿培养前15 d至3月期间					
使用抗菌药物（N）		23	66	22.211	<0.001
氨基糖苷类（N）		7	8	0.001	0.976
氟喹诺酮类（N）		9	20	3.278	0.070
三代头孢（N）		10	26	6.039	0.014
β-内酰胺酶抑制剂类（N）		6	13	1.938	0.164
二代头孢（N）		5	25	12.255	<0.001
复杂性尿路感染（N）		88	124	7.667	0.006
前列腺增生（N）		42	56	0.991	0.320
尿路梗阻（N）		52	63	0.239	0.625
尿路结石（N）		52	66	0.662	0.416
反复尿路感染（N）		9	32	11.877	<0.001
高血压（N）		63	82	1.370	0.242
糖尿病（N）		16	26	1.552	0.213
脑血管疾病（N）		24	27	0.000	0.998
肾功能不全（N）		3	9	2.431	0.119
泌尿系统肿瘤史（N）		9	20	3.278	0.070

2. 多因素 Logistic 回归分析

将是否产 ESBLs 作为因变量,并根据其 P 值,将单因素分析中有一定意义的影响因素选做协变量,纳入多因素 Logistic 回归分析,纳入标准为 $P<0.10$,方法选择为 Forward:LR;结果提示:患者为院内感染($OR=5.902$,$95\%CI=1.282\sim27.178$)、反复尿路感染($OR=2.800$,$95\%CI=1.235\sim6.349$)、培养前 15 d 内使用三代头孢($OR=6.720$,$95\%CI=1.924\sim23.480$)、培养前 15 d 至 3 个月内使用二代头孢($OR=4.088$,$95\%CI=1.469\sim11.376$)是检出 ESBLs-EC 的独立危险因素($P<0.05$),见表 2。

表 2　泌尿外科患者尿培养检出产 ESBLs 大肠埃希菌影响因素的多因素 Logistic 分析

影响因素	B	S.E.	Wald (χ^2)	P	OR	95%CI 下限	95%CI 上限
院内感染	1.775	0.779	5.192	0.023	5.902	1.282	27.178
反复尿路感染	1.030	0.418	6.076	0.014	2.800	1.235	6.349
三代头孢(15 d 内)	1.905	0.638	8.909	0.003	6.720	1.924	23.480
二代头孢(15 d~3 个月)	1.408	0.522	7.268	0.007	4.088	1.469	11.376
常数	-0.301	0.131	5.262	0.022	0.740		

(三)细菌耐药性分析

1. 总体耐药情况分析

检出的 321 例 EC 的耐药性分析提示:共检出产 ESBLs 菌株 170 例(53.0%),其中耐碳青霉烯类菌株 4 例(1.2%)。所有进行药敏试验的 21 种药物中,碳青霉烯类药物如亚胺培南和厄他培南敏感率最高,均为 98.4%;其次为阿米卡星(96.6%)、头孢替坦(96.3%)、哌拉西林他唑巴坦(93.5%)、呋喃妥因(91.9%)敏感率均在 90% 以上;耐药率超过 75% 的药物仅有氨苄西林(79.8%)。具体数据见表 3。

表 3　泌尿外科患者尿培养检出大肠埃希菌的耐药性分析

\multicolumn{6}{c}{2016—2018 大肠埃希菌($N=321$ 株)}
抗菌药物	耐药率/%	中介率/%	敏感率/%	抗菌药物	耐药率/%	中介率/%	敏感率/%
---	---	---	---	---	---	---	---
头孢唑啉	61.9	7.2	30.9	氨苄西林	79.8	0.9	19.3
头孢呋辛	55.4	1.3	43.4	哌拉西林他唑巴坦	1.9	4.7	93.5
头孢曲松	54.5	0.3	45.2	氨苄西林舒巴坦	53.9	19.0	27.1
头孢他啶	29.0	1.2	69.8	左氧氟沙星	45.8	3.7	50.5
头孢替坦	2.5	1.2	96.3	环丙沙星	50.2	0.9	48.9
舒普深	3.6	14.1	82.4	庆大霉素	43.6	0.3	56.1
头孢吡肟	20.9	9.3	69.8	妥布霉素	16.8	27.7	55.5
氨曲南	40.8	0.6	58.6	阿米卡星	3.1	0.3	96.6
厄他培南	1.2	0.3	98.4	SMZ	49.2	0	50.8
亚胺培南	0.9	0.6	98.4	米诺环素	13.1	8.1	78.8
氨苄西林	79.8	0.9	19.3	呋喃妥因	3.1	5.0	91.9

2. ESBLs-EC 耐药情况分析

对所检出的 EC 按是否产 ESBLs 分组后进行耐药性分析提示:ESBLs-EC 对大部分抗菌药物耐药率明显高于非产 ESBLs 组,其对氨苄西林、头孢唑啉、头孢呋辛、头孢曲松耐药率均接近 100%;

对氨曲南（75.9%）、氨苄西林舒巴坦（74.1%）、喹诺酮类（65.9%～72.4%）和头孢他啶（52.9%）等也具有较高的耐药率；对头孢吡肟的耐药率为38.8%，但部分为剂量依赖性敏感（SDD），实际敏感率（43.5%）略低于头孢他啶（44.7%）。具体数据见表4。

表4 患者非产ESBLs及产ESBLs大肠埃希菌的耐药性分析

抗菌药物	非产ESBLs大肠埃希菌（N=151株）			产ESBLs大肠埃希菌（N=170株）		
	耐药率/%	中介率/%	敏感率/%	耐药率/%	中介率/%	敏感率/%
头孢唑啉	18.7	15.3	66	100	0	0
头孢呋辛	8	2.7	89.3	98.2	0	1.8
头孢曲松	4	0.7	95.4	99.4	0	0.6
头孢他啶	2	0	98	52.9	2.4	44.7
头孢替坦	0.7	0.7	98.7	4.1	1.8	94.1
舒普深	0	0	100	6.8	26.7	66.5
头孢吡肟	0.7	0	99.3	38.8	17.6	43.5
氨曲南	1.3	0.7	98	75.9	0.6	23.5
厄他培南	0	0	100	2.4	0.6	97.1
亚胺培南	0	0	100	1.8	1.2	97.1
氨苄西林	57.6	2	40.4	100	0	0
哌拉西林他唑巴坦	0	1.3	98.7	3.5	7.6	88.8
氨苄西林舒巴坦	31.1	21.2	47.7	74.1	17.1	8.8
左氧氟沙星	23.2	2	74.8	65.9	5.3	28.8
环丙沙星	25.2	1.3	73.5	72.4	0.6	27.1
庆大霉素	31.1	0	68.9	54.7	0.6	44.7
妥布霉素	6	25.2	68.9	26.5	30	43.5
阿米卡星	2	0	98	4.1	0.6	95.3
SMZ	37.1	0	62.9	60	0	40
米诺环素	5.3	6	88.7	20.1	10.1	69.8
呋喃妥因	0.7	3.3	96	5.3	6.5	88.2

3. 耐药性趋势分析

对检出的ESBLs-EC和耐药情况每半年进行观察提示：2016—2018上半年ESBLs的检出率总体呈下降趋势，但2018年下半年出现明显上升趋势；大部分抗菌药物耐药情况比较平稳，仅受ESBLs影响较大的部分β-内酰胺类抗菌药物的药敏情况与ESBLs-EC检出率的改变具有一致性。

三、讨论

（一）危险因素分析

EC是我院尿培养中检出率最高的细菌，占所有检出细菌的57%左右，我院泌尿外科病原学检查主要以尿培养为主，因此也是该科检出率最高的细菌，2016—2018年该科共检出EC 350例，其中321例为尿培养检出。因此，本文对我院2016—2018年泌尿外科尿培养检出ESBLs-EC的危险因素进行了回顾性分析，结果提示：近期有住院史、院内感染、近期有尿路置管或尿路支架史、有质子泵抑制剂使用史、反复尿路感染患者、在培养前15 d内使用氨基糖苷类及三代头孢类药物、在培养前15 d到3个月期间使用二代头孢及三代头孢类药物者具有感染ESBLs-EC的高风险（$P<0.05$）。

其中院内感染、反复尿路感染、培养前 15 d 内使用三代头孢、培养前 15 d 至 3 个月内使用二代头孢为其独立危险因素。

复杂性尿路感染患者感染 ESBLs-EC 的比例会有所增高[4]，本次研究与文献报告一致。依据其诊断标准中所列的合并因素[5]，仅近期有尿路置管或尿路支架史具有统计学意义。该危险因素已有较多文献[6]提及，其原因主要与置管时的机械性损伤，使细菌易依附于管壁并形成细菌生物膜使抗菌药物难以穿透，从而为细菌创造压力性筛选的条件，促进产 ESBLs 菌的增殖并使其难以被清除有关。因此，目前也推荐对于导尿管相关感染患者，应首选考虑对留置 7 d 以上的导管进行移除[5]。

肠杆菌属细菌生存和繁殖能力较强，能在潮湿环境中快速繁殖，多可在物体表面存活 1~2 周甚至更长时间[7]。同时在医院内，因抗菌药物和消毒剂的广泛使用，可使院内感染患者产 ESBLs 菌的检出率明显增高[8]。因此，患者住院时间越长，接触环境中耐药菌的机会和时间就越多，越易出现耐药菌所致的院内感染。本次研究同样提示院内感染（$OR=5.902$）是增加 ESBLs-EC 检出的独立危险因素，而患者本次住院时间与 ESBLs-EC 的检出也具有统计学差异（$P=0.036$）。

近期有住院史的患者也常有抗菌药物使用史。文献提示，近期抗菌药物的使用，尤其是第三代头孢类抗菌药物可作为酶诱导剂，对产 ESBLs 菌的检出率增加具有明显影响[9]。本次研究同样提示在尿培养前 3 个月内使用三代头孢类药物是检出 ESBLs 的危险因素，且在尿培养前 15d 内使用三代头孢（$OR=6.720$）为其检出的独立危险因素。同时研究提示在尿培养前 15 d 至 3 个月内使用二代头孢（$OR=4.088$）也为其独立危险因素。Calbol 等[10]对社区泌尿系统感染的研究发现，口服第二代头孢类抗菌药物为泌尿系统 ESBLs-EC 感染的危险因素。本次研究中社区获得性感染患者占总患者数的 94.1%，与该研究的样本具有一定的相似性。另外本次研究提示，在培养前 15d 内使用氨基糖苷类药物与 ESBLs 的检出也具有相关性，具体原因尚待进一步研究。有研究提示，部分对氨基糖苷类耐药基因如 16S rRNA 甲基化酶基因可与 ESBL 基因存于同一菌株，甚至同一质粒上[11]，因而有耐药基因的细菌在经过氨基糖苷类的筛选作用后，也可使产 ESBLs 菌株一同大量繁殖。反复尿路感染（$OR=2.800$），指 6 个月内尿路感染发作≥2 次，或 1 年内发作≥3 次[12]，包括细菌持续存在和再感染。该类患者常有泌尿系统结构或功能异常从而导致细菌难以清除，或患者自身抵抗力较弱从而易出现新的感染症状。对于这类患者目前推荐给予持续预防性使用抗菌药物[13]。低剂量、长疗程的抗菌药物治疗建议在常规治疗 1~2 周、尿培养转阴后开始，给予单次标准剂量每日一次给药，可考虑将给药时间放在每晚睡前，从而增加药物在泌尿系统内停留的时间，增强抗菌效果，减少细菌耐药的发生。本次研究提示，有质子泵抑制剂（PPI）使用史的患者与产 ESBLs 菌的检出也具有统计学意义。有研究提示，PPI 的使用可升高尿液 pH 值[14]。另有研究指出，酸化尿液可增强青霉素、喹诺酮类药物在尿中的抗菌能力[15]。但 PPI 对尿液 pH 值的升高幅度很小，同时尿液 pH 值也受到如饮食、药物、代谢综合征、肿瘤等多种因素影响，个体差异较大，因此具体原因还需进一步的研究。

（二）耐药性分析

2016—2018 年我院泌尿外科患者尿培养标本中共检出 EC 321 株，所检出细菌对各药的耐药情况与 2016 年 CHINET 的数据[16]基本一致。细菌对碳青霉烯类、阿米卡星、头霉素类、哌拉西林他唑巴坦、呋喃妥因仍保持较高的敏感性（>90%），对头孢哌酮舒巴坦耐药率（3.6%）较低，但中介率（14.1%）较高。耐药率超过 75% 的药物仅有氨苄西林。根据其药敏试验结果，经验性治疗药物推荐选择头霉素类、哌拉西林他唑巴坦、氨基糖苷类、呋喃妥因、头孢他啶等，对于重症患者也可考虑直接使用碳青霉烯类药物。喹诺酮类药物中左氧氟沙星耐药率稍低（45.8%），环丙沙星略高（50.2%），均不宜作为首选的经验治疗药物，需根据药敏选用。本次研究提示我院 ESBLs-EC 感染总体呈下降趋势，但 2018 年下半年出现明显上升趋势，具体原因尚不明确。大部分抗菌药物耐药情况比较平稳，仅受 ESBLs 影响较大的部分 β-内酰胺类抗菌药物的药敏情况与 ESBLs 检出率的改变具有一致性。

本次所检出 EC 中产 ESBLs 菌株 170 例（53.0%），较我院同期全部标本中检出率（50.1%）稍高，明显高于 CHINET 的检出率（45.2%）[16]。ESBLs 由质粒介导，可水解青霉素类以及头孢类药物，同时也对氨基糖苷类、喹诺酮类等多种抗菌药物耐药[17]。

本次研究同样提示产 ESBLs 菌株对大部分抗菌药物的耐药性明显高于非产 ESBLs 菌株，对青霉素、一二代头孢菌素、头孢曲松及氨曲南的耐药率均在 75% 以上，对头孢他啶耐药率为 52.9%，该药敏情况与国内流行的 CTX-M 型酶水解头孢噻肟能力明显高于头孢他啶的性质也较为符合。因舒巴坦对该酶抑制能力明显弱于他唑巴坦[18]，氨苄西林舒巴坦对产 ESBLs 菌的耐药率（74.1%）也明显高于哌拉西林他唑巴坦（3.5%）；同样头孢哌酮舒巴坦虽耐药率仅 6.8%，但中介率高达 26.7%，考虑也与其酶抑制剂为舒巴坦有关。阿米卡星因对钝化酶稳定性更高，其敏感率（95.3%）也明显高于妥布霉素（43.5%）和庆大霉素（44.7%）。对于 ESBLs-EC，抗菌药物治疗不再推荐头孢类及喹诺酮类抗菌药物（耐药率 65.9%~72.4%），可考虑使用对 ESBLs 稳定性较好的哌拉西林他唑巴坦、头霉素类、阿米卡星、碳青霉烯类及呋喃妥因等治疗。

综上所述，院内感染、反复尿路感染、尿培养前 15d 内使用三代头孢、尿培养前 15d 至 3 个月内使用二代头孢为感染 ESBLs-EC 的独立危险因素，而近期有住院史、近期有尿路置管或尿路支架史、有质子泵抑制剂使用史、在培养前 15d 内使用氨基糖苷类、在培养前 15d 到 3 个月期间使用三代头孢类药物也是重要因素。同时我院泌尿外科尿培养 ESBLs-EC 检出率高于我院及国内平均水平，但药物耐药情况与国内情况基本相符。因此，广谱青霉素，一、二代头孢菌素和喹诺酮类已不再适合作为住院治疗患者的经验治疗选择，而这些药物在门诊患者中仍在广泛使用，其适宜性有待进一步研究。

参考文献

[1] 朱德妹，汪复，胡付品，等. 2010 年中国 CHINET 尿液标本中细菌的分布和耐药性监测[J]. 中国感染与化疗杂志，2012，12(4)：241-250.

[2] 沈继录，潘亚萍，徐元宏，等. 2005—2014 年 CHINET 大肠埃希菌耐药性监测[J]. 中国感染与化疗杂志，2016，16(2)：129-140.

[3] 中华医学会，中华医院管理学会药物管理专业委员会，中国药学会医院药学专业委员会. 抗菌药物临床应用指导原则（2015 年版）[S]. 国卫办医发[2015]43 号.

[4] QIAO L D, CHEN S, YANG Y, et al. Characteristics of urinary tract infection pathogens and their in vitro susceptibility to antimicrobial agents in China: data from a multicenter study[J]. BMJ Open, 2013, 3: e004152.

[5] 尿路感染诊断与治疗中国专家共识编写组. 尿路感染诊断与治疗中国专家共识（2015 版）：复杂性尿路感染[J]. 中华泌尿外科杂志，2015，36(4)：241-244.

[6] 吴阶平. 吴阶平泌尿外科学[M]. 济南：山东科学技术出版社，2009：558.

[7] CARDUCCI A, VERANI M, LOMBARDI R, et al. Environmental survey to assess viral contamination of air and surfaces in hospital settings[J]. J Hosp Infect, 2011, 77(3): 242-247.

[8] 乔昀，张珏，迟令侃，等. 社区及院内感染产超广谱 β-内酰胺酶大肠埃希菌耐药及耐消毒剂基因分析[J]. 检验医学，2008，23(3)：220-224.

[9] WIENER J, QUINN J P, BRADFORD P A, et al. Multiple antibioticresistant Klebsiella and Escherichia coli in nursing homes[J]. JAMA, 1999, 281(6): 517-523.

[10] CALBO E, ROMANI V, XERCAVINS M, et al. Risk factors for community onset urinary tract infections due to Escherichia coli harbouring extended-spectrum beta-lactamases[J]. J Antimicrob Chemother, 2006, 57: 780-783.

[11] KANG H Y, KIM J, SEOL S Y, et al. Characterization of conjugative plasmids carrying antibiotic resistance genes encoding 16S rRNA methylase, extended-spectrum beta-lactamase, and/or plasmid-mediated AmpC beta-lactamase[J]. J Microbiol, 2009, 47(1): 68-75.

[12] CAR J, SHEIKH A. Recurrent urinary tract infection in women[J]. BMJ, 2003, 327: 1204.

[13] 尿路感染诊断与治疗中国专家共识编写组. 尿路感染诊断与治疗中国专家共识（2015 版）：尿路感染抗菌药

物选择策略及特殊类型尿路感染的治疗建议[J].中华泌尿外科杂志,2015,36(4):245-248.

[14] 袁钢.质子泵抑制剂对痛风疾病活动性的影响[D].遵义:遵义医学院,2013.

[15] 周鹏.UTI尿液pH值改变及对UPEC生长、毒力因子表达影响的临床及实验研究[D].重庆:第三军医大学,2010.

[16] 胡付品,郭燕,朱德妹,等.2016年中国CHINET细菌耐药性监测[J].中国感染与化疗杂志,2017,17(5):481-491.

[17] 葛平,吕绳凯,徐蓉.介绍2000年美国NCCLS所建议的药敏试验药物选择规则[J].临床检验杂志,2000,18(4):252-255.

[18] MA L, ISHII Y, ISHIGURO M, et al. Cloning and sequencing of the gene encoding Toho-2, a class A beta-lactamase preferentially inhibited by tazobatam[J]. Antimicrob Agents Chemother, 1998, 42(5): 1181.

(胡旻昊 著,黄 吉 审)
(苏州大学附属太仓医院 太仓市第一人民医院)
[基金项目:江苏省药学会-天晴医院药学基金立项课题(项目编号Q2018167)]

2015—2019年碳青霉烯类使用强度与四种革兰阴性杆菌耐药率的相关性

【摘　要】　目的：分析碳青霉烯类抗菌药物使用强度与临床常见四种主要革兰阴性杆菌对其耐药率的相关性，为临床合理使用抗菌药物提供依据。方法：统计2015—2019年苏州市第九人民医院住院病人碳青霉烯类药物使用强度（AUD），统计同期检出主要革兰阴性杆菌的对碳青霉烯类抗菌药物的耐药率，分析相关性。结果：2015—2019年碳青霉烯类使用强度分别为785.01、840.65、888.32、753.79、880.83，铜绿假单胞菌和鲍曼不动杆菌对碳青霉烯类耐药率与每季度碳青霉烯类的使用强度呈正相关性（r分别为0.43、0.514，$P<0.05$）。结论：碳青霉烯类抗菌药的使用与检出与革兰阴性杆菌对碳青霉烯类抗菌药耐药率存在相关性，应加强抗菌药物的合理使用，特别是加强对碳青霉烯类抗菌药物的使用管理，减少耐药细菌的产生。

【关键词】　碳青霉烯类抗菌药；使用强度；革兰阴性杆菌；耐药率；相关性

Correlation between the intensity of carbapenem use and the drug resistance rate of four gram-negative bacilli from 2015 to 2019

【Abstract】　Objective：To inverstigate the relation between the AUD of Carbapenem and Carbapenem-resistance of four Gram-negative Bacilla, to providebasis for clinical rational use of antibiotics. Methods：According to quarterly statistics, the use intensity (AUD) of carbapenems used by inpatients in Suzhou Ninth People's Hospital from 2015 to 2019, and the resistance rate of carbapenems to major gram-negative bacilli detected in the same period were statistically analyzed. Results：The use intensity of carbapenems during 2015 to 2019 was 785.01, 840.65, 888.32, 753.79 and 880.83, respectively. There was a strong positive correlation between the resistance rate of Pseudomonas aeruginosa and Acinetobacter baumannii to carbapenems and the use intensity of carbapenems in each quarter (R values were 0.43 and 0.514, $P<0.05$). Conclusion：There is a certain correlation between the use of carbapenems and the resistance rate of gram-negative bacilli to carbapenems. We should strengthen the rational use of antibiotics, especially the use management of carbapenems, and reduce the production of resistant bacteria.

【Key words】　carbapenem；appltion intensity；gram-negative bacilli；drug resistance rate；correlation

　　碳青霉烯类抗菌药物具有抗菌谱广、抗菌活性强的特点，对需氧、厌氧菌均具有抗菌作用，特别是对多重耐药的革兰阴性杆菌。临床主要应用于大肠埃希菌、肺炎克雷伯菌、黏质沙雷菌、阴沟肠杆菌等肠杆菌科细菌、铜绿假单胞菌、不动杆菌属等细菌所致的严重感染[1]。在全国细菌耐药监测网发布的《全国细菌耐药监测报告》中，2015—2019年三级医院革兰阴性菌分别占70.2%、71.6%、70.8%、71.8%、71%，其中占前几位的是大肠埃希菌、肺炎克雷伯菌、铜绿假单胞菌和鲍曼不动杆菌。且监测报告数据显示，上述细菌的耐药性呈缓慢上升的趋势，给临床医生在治疗中带来了较大的困难。有研究表明，细菌的耐药率与遗传因素、环境因素、耐药机制等均有关系，还有与某类药物或某种药物的用量相关[2]。本文对2015—2019年苏州市第九人民医院碳青霉烯类抗菌药的使用强度和微生物标本分离最高的四种革兰阴性杆菌（大肠埃希菌、肺炎克雷伯菌、铜绿假单胞菌和鲍曼不动杆菌）对碳青霉烯类抗菌药耐药率的相关性进行统计分析，对该类抗菌药物的合理应用及科学管理提供依据，促进合理用药。

一、资料与方法

（一）资料

从我院 HIS 系统中获取 2015—2019 年住院患者碳青霉烯类抗菌药物的使用数量（碳青霉烯类抗菌药物的品种有亚胺培南西司他丁、比阿培南、美罗培南三个品种）。耐药率数据来源于我院检验科微生物室同期的细菌耐药监测的结果。

（二）方法

根据世界卫生组织推荐的限定日剂量（DDD）法，计算抗菌药物的用药频度（DDDs）和抗菌药物使用强度（AUD）。DDDs = 规定时间内抗菌药物使用总量（g）/该抗菌药物的 DDD 值，AUD 值的计算则按《医院感染监测规范》（WS/T312—2009）附录 H 中的方法，以平均每日每千张床位所消耗的 DDDs 值来表示，即 AUD = 累积 DDDs×1 000/同期收治患者人天数（注：同期收治患者人天数 = 同期出院患者人数×同期患者平均住院天数）[3]。各种碳青霉烯类的抗菌药物的 DDD 值依据 WHO 网站最新信息分别为：亚胺培南西司他丁 2 g、比阿培南 1.2 g、美罗培南 3 g。耐药率 = 目标细菌对碳青霉烯类抗菌药物药敏试验为耐药的例次数/同期目标细菌对碳青霉烯类抗菌药物进行药敏试验的例次数×100%[3]。

（三）统计学分析

使用 SPSS 21.0 软件对相关细菌对碳青霉烯类抗菌药物的耐药率与碳青霉烯类抗菌药物的 AUD 值的相关性进行统计分析，计算两者之间的 Pearson 相关系数 r，并对相关系数 r 作显著性统计检验。$P<0.05$ 为差异有统计学意义。

二、结果

（一）四种革兰阴性杆菌的耐药率

2015—2019 年连续五年我院检出的四种常见革兰阴性菌进行药敏试验的总数分别为 1 802、1 844、2426、1 918、1 987 株，其中对碳青霉烯类抗菌药耐药的菌株数分别为 272、341、635、386、485，耐药率分别为 15.09%、18.49%、26.17%、20.13%、24.41%。各细菌对碳青霉烯类抗菌药的耐药情况见表 1。其中大肠埃希菌对碳青霉烯类抗菌药物的耐药率较低，低于 2%，而鲍曼不动杆菌对碳青霉烯类抗菌药物的耐药率较高，超过了 70%。

表 1 2015—2019 年四种革兰阴性杆菌对碳青霉烯类抗菌药物的耐药率

年度	大肠埃希菌		肺炎克雷伯菌		铜绿假单胞菌		鲍曼不动杆菌	
	药敏试验菌株数	耐碳青霉烯类耐药率/%	药敏试验菌株数	耐碳青霉烯类耐药率/%	药敏试验菌株数	耐碳青霉烯类耐药率/%	药敏试验菌株数	耐碳青霉烯类耐药率/%
2015	863	0.93	370	2.16	228	7.02	341	70.38
2016	797	0	439	12.98	278	15.83	330	72.73
2017	947	0.74	606	12.38	325	23.08	548	87.23
2018	701	0.43	548	7.12	302	11.26	367	84.47
2019	699	1.43	738	23.58	242	26.86	308	76.62

（二）碳青霉烯类抗菌药物使用强度

碳青霉烯类抗菌药物各品种的使用频度和使用强度见表 2。2015—2019 年碳青霉烯类抗菌药物的使用量在前三年呈递增趋势，2018 年较前有下降，而 2019 年又有回升趋势。碳青霉烯类抗菌药物的使用强度与使用频度的增长变化趋势类似（注：由于医院抗菌药物目录的调整，美罗培南在 2018 年 10 月前为临时用药目录，后调整为正式用药目录内品种）。

表 2　2015—2019 年碳青霉烯类抗菌药物 DDDs 和 AUD

年度	亚胺培南西司他丁		比阿培南		美罗培南		总计	
	DDDs	AUD	DDDs	AUD	DDDs	AUD	DDDs	AUD
2015	1 475.25	310.52	2 254.25	474.49	0	0	3 729.50	785.01
2016	1 810.50	363.41	2 363.25	474.36	14.33	2.88	4 188.08	840.65
2017	1 686.25	326.84	2 823.50	547.27	73.33	14.21	4 583.08	888.32
2018	1 239	236.66	2 151.50	410.96	555.83	106.17	3 946.33	753.79
2019	830.75	162.74	2 024	396.49	1 623.67	318.07	4 496.42	880.83

（三）按季度碳青霉烯类抗菌药 AUD 与四种革兰阴性杆菌耐药率的相关性分析

经统计学计算，2015—2019 年连续五年中按季度铜绿假单胞菌和鲍曼不动杆菌对碳青霉烯类耐药率与每季度碳青霉烯类抗菌药物的使用强度之间的关系呈正相关（$r>0.3$，$P<0.05$）。大肠埃希菌和肺炎克雷伯菌对碳青霉烯类耐药率与碳青霉烯类抗菌药物的使用强度之间的相关性无显著意义（$r<0.3$，$P>0.05$）。

表 3　2015—2019 年季度碳青霉烯类抗菌药的 AUD 与四种革兰阴性杆菌对碳青霉烯类抗菌药的耐药率的相关性

季度	碳青霉烯类使用强度	大肠埃希菌对碳青霉烯类耐药率/%	肺炎克雷伯菌对碳青霉烯类耐药率/%	铜绿假单胞菌对碳青霉烯类耐药率/%	鲍曼不动杆菌对碳青霉烯类耐药率/%
2015 年 1 季度	867.54	1.74	0	7.25	85.37
2015 年 2 季度	647.64	0.43	0	20.83	76.14
2015 年 3 季度	807.70	0.81	3.96	5.48	63.56
2015 年 4 季度	821.83	0.94	3.10	3.23	52.83
2016 年 1 季度	948.12	0	2	21.62	88.18
2016 年 2 季度	700.58	0	0	9.26	34.38
2016 年 3 季度	721.68	0	0	11.48	56.82
2016 年 4 季度	1 000.63	0	33.74	19.05	82
2017 年 1 季度	1 232.29	0	9.09	38.46	98.52
2017 年 2 季度	914.14	0	17.76	23.73	89.78
2017 年 3 季度	743.99	1.63	6.28	13.19	77.17
2017 年 4 季度	686.28	0	17.65	16.67	79.26
2018 年 1 季度	926.66	0	5.10	14.71	98.28
2018 年 2 季度	737.31	0	1.02	9.26	83.64
2018 年 3 季度	653.37	0	4.58	4.60	60.20
2018 年 4 季度	706.36	1.82	13.07	16.13	92.86
2019 年 1 季度	1 066.55	0	8.84	10.87	86
2019 年 2 季度	846.40	2.10	27.27	20.93	56
2019 年 3 季度	776.10	2.19	14.93	19.44	75.95
2019 年 4 季度	844.63	1.47	40.73	45.68	78.67
r		−0.208	0.230	0.430	0.514
P		0.379	0.330	0.048	0.020

三、讨论

从碳青霉烯类抗菌药物的使用量来看，2015—2017年连续三年的用量呈逐年递增趋势，而2018年较前有下降，主要原因是2017年3月"国卫办医发〔2017〕10号文：关于进一步加强抗菌药物临床应用管理遏制细菌耐药的通知"中要求强化对碳青霉烯类抗菌药物以及替加环素等特殊使用抗菌药物的管理。我院从2017年下半年开始正式执行该通知相关规定，使用量从2017年较前的缓慢增长到2018年的使用下降，取得了明显的管理成效。2019年由于我院的搬迁升级，对重症患者的收治量较前明显增加，导致碳青霉烯类抗菌药的使用强度有回升。

从表3的分析结果可知，铜绿假单胞菌和鲍曼不动杆菌是对碳青霉烯类抗菌药产生耐药的主要细菌，特别是鲍曼不动杆菌的耐药率更是保持在50%以上甚至最高超过了95%，年度耐药率在75%左右，这与全国细菌耐药监测网的2019年度的监测报告数据相似。原因可能是鲍曼不动杆菌是唯一具有自然转换能力的一种革兰阴性菌，受到抗菌药物的持续作用后能够产生多种耐药机制[4]。

分析结果显示，鲍曼不动杆菌对碳青霉烯类耐药率与季度的碳青霉烯类抗菌药物使用强度呈显著正相关，与相关文献报道[5,6]一致。故该类抗菌药物使用量的有效控制可以减缓鲍曼不动杆菌的耐药率上升。从每个季度的数据可以看出，我院抗菌药物的临床应用预警机制的有效管理降低了鲍曼不动杆菌的耐药率，我院抗感染临床药师会根据每个季度的目标细菌耐药情况进行调节，当遇到细菌耐药率超过75%的抗菌药物，会暂停该类抗菌药物对相应目标细菌的临床使用。

调查结果显示我院铜绿假单胞菌对碳青霉烯类抗菌药物的耐药率总体不高，年度耐药率不超过30%，但从每个季度耐药率看，仍呈波动性上升趋势。分析结果显示铜绿假单胞菌对碳青霉烯类抗菌药物的耐药率与碳青霉烯类抗菌药的使用强度亦存在显著的相关性。该细菌的耐药性发展不仅由相关药物的自身特点（作用机制、药代动力学、耐药机制、抗菌活性等）决定[7]，还与抗菌药物的用量等有关系。碳青霉烯类抗菌药物的大量使用是导致铜绿假单胞菌的耐药率上升的关键因素，殷秀珍等的调查研究也显示铜绿假单胞菌对碳青霉烯类的耐药率与该类抗菌药物使用量有密切关系[8]。

本研究结果显示，碳青霉烯类抗菌药物对肠杆菌科细菌大肠埃希菌和肺炎克雷伯菌的耐药率较低，且耐药率与该类药物的使用强度无相关性。但有资料报道，碳青霉烯类抗菌药物属于高耐药潜能品种[9]，长时间大量使用可诱导此类细菌产生AmpC酶和ESBLs酶，可对其他抗菌药物特别是第三代头孢菌素产生交叉耐药现象。缪建春等的调查研究报道结果[10]也证实了这一情况。

综上所述，促进碳青霉烯类抗菌药物的合理使用并降低其使用强度可有效减少耐碳青霉烯类革兰阴性杆菌特别是铜绿假单胞菌和鲍曼不动杆菌的产生。故需要抗菌药物管理科学化管理（AMS）小组加强对抗菌药物合理使用的管理，特别是对碳青霉烯类抗菌药物的科学化管理，通过医务处抗菌药物管理组、医院感染管理、微生物室、临床药学室以及临床抗感染专家的多学科合作，促进碳青霉烯类抗菌药物的合理使用及科学化管理，从而减缓耐碳青霉烯类细菌的产生，遏制超级细菌的增加。

参考文献

[1] 陈新谦,金有豫,汤光. 新编药物学[M]. 17版. 北京：人民卫生出版社,2011：74-75.

[2] 张春英. 我院抗菌药物应用与细菌耐药性分析[J]. 中国当代医药,2014,21(18)：145-147.

[3] 甘泳江,陆芸芸,韦香妮. 我院2016年碳青霉烯类抗生素使用强度与革兰阴性杆菌耐药率相关性分析[J]. 药物流行病学杂志,2017,26(11)：771-773.

[4] 刘芳,武迎宏,安友仲. 泛耐药鲍氏不动杆菌感染的治疗与控制进展[J]. 中华医院感染学杂志,2012,2(4)：877-880.

[5] 叶丹,李常安,梁素媚,等. 我院鲍曼不动杆菌耐药性与抗菌药物使用强度相关性分析[J]. 中国药房,2016,27(2)：189-191.

[6] 郭桐宇,段宝京,李泽,等. 抗菌药物使用与鲍曼不动杆菌耐药率的相关性分析[J]. 中国抗生素杂志,2016,

41(9): 710-717.

[7] THOMOSE K S. Minimizing quinolone resistance: are the new agents more or less likely to cause resistance[J]. Journal of antimicrobial chemotherapy, 2000, 45(6): 719-723.

[8] 殷秀贞, 姜思通. 碳青霉烯类抗生素连续5年用药密度及细菌耐药性分析[J]. 中国药房, 2008, 19(29): 2267-2269.

[9] 张庚, 胡马洪. 机械通气患者非发酵菌肺部感染临床和药敏分析[J]. 中国抗生素杂志, 2005, 30(6): 362-366.

[10] 缪建春, 王辉, 钟华. 156株铜绿假单胞菌的院内感染分布及耐药性调查[J]. 中国药房, 2006, 17(7): 524-525.

（张利芳　宋秋萍　钱东林　著，沈明丰　审）
（苏州大学附属苏州九院 苏州市第九人民医院）
［基金项目：苏州市科技局-民生科技项目（项目编号SYSD2019171）］

·论著·

某地区慢病管理人员 2 型糖尿病合理用药认知性调研

【摘　要】　目的：了解某地区慢病管理人员 2 型糖尿病合理用药水平及相关影响因素，为后续进行相关培训提供参考。方法：设计调查问卷，对本地区卫生服务站慢病管理人员进行问卷调研，问卷赋分后换算为百分制，低于 60 分为差，60~79 分为合格，80~90 分为良好，91~100 分为优秀。结果：14.8%的慢病管理人员 T2DM 合理用药认知水平为良，34.8%的慢病管理人员 T2DM 合理用药认知水平为中，50.4% 慢病管理人员 T2DM 认知水平为差。卫生服务站慢病管理人员认知总分均值为（47.02±8.62）分约为总分的 65.3%；随工龄增加，认知得分下降，中级职称认知得分最高。慢病管理人员对 T2DM 合理用药知识需求高，学习意愿强烈。结论：应对慢病管理人员开展有针对性的 T2DM 合理用药知识培训。

【关键词】　慢病管理人员；2 型糖尿病；合理用药认知度；问卷调研

Cognitive study on rational drug use of Type 2 Diabetes Mellitus among chronic disease managers in a region

【Abstract】　Objective：To understand the reasonable drug use level and related influencing factors of Type 2 Diabetes Mellitus in a region's chronic disease managers, and to provide reference for the follow-up training. Methods：Design questionnaire, the region's health service station chronic disease managers personnel to carry out questionnaire research, questionnaire assigned points, after conversion to the percentage system, less than 60 is defined as poor, 60 to 79 points into qualified, 80 to 90 points are good, 91 to 100 points are excellent. Results：14.8% of chronic disease managers T2DM rational drug cognitive level is good, 34.8% of chronic disease managers T2DM rational drug cognitive level is medium, 50.4% of chronic disease managers T2DM cognitive level is poor. The average cognitive score of slow disease managers in health service stations was about 65.3% of the total score (47.02±8.62). Chronic disease management personnel have high demand for T2DM's rational drug use knowledge and strong willingness to learn. Conclusion：The chronic disease management personnel should carry out targeted T2DM rational drug use knowledge training.

【Key words】　chronic disease manager；Type 2 Diabetes Mellitus；rational drug use cognition；questionnaire research

国际糖尿病联盟（international diabetes federation，IDF）报道，2017 年全球糖尿病总人数已达 4.25 亿，我国为糖尿病患病人数最多的国家，人数达 1.14 亿，患病率为 10.9%[1]。《中国防治慢性病中长期规划（2017—2025 年）》指出，积极推进高血压、糖尿病、慢性呼吸系统疾病等患者的分级诊疗，形成基层首诊、双向转诊、上下联动、急慢分治的合理就医体系[2]。有研究显示，68.3%的受访者不信任社区医疗机构的医疗水平，61.2%的患者会首选二级以上医院进行就诊[3]。基层、社区医务人员的诊疗水平成为患者参与慢病管理依从性的重要影响因素。此次调研，旨在了解基层慢病管理人员对 2 型糖尿病（Type 2 Diabetes Mellitus，T2DM）合理用药水平的认知水平及影响因素，为后续对慢病管理人员开展相关培训做准备，提高社区慢病管理水平。

一、对象和方法

（一）对象

本次问卷对本地区 21 个卫生服务中心下设各卫生服务站参与慢病管理的医务人员进行调研，

以太仓市疾控中心提供的133名慢病管理人员为样本，采用建立微信群，面对面在微信群内发放网络调研问卷的方式，进行调研问卷搜集。

（二）方法

1. 问卷设计

依据《中国慢性疾病防治基层医生诊疗手册（糖尿病分册）》（2015年版）[4]、《中国2型糖尿病防治指南（2017年版）》[5]等指南自制T2DM合理用药知识问卷，请两名内分泌科主任、两名药剂科主任就问卷的内容相关性和合适性及文字表达等予以鉴定，再依专家建议对问卷进行修改。通过预实验得出问卷的信度Cronbach's α系数（0.81）。问卷分为基本资料和T2DM相关用药知识试题。基本资料包括职业、职称、工龄、学历。T2DM相关用药知识分为4个维度，包括基础知识、用药安全、心脑血管疾病防治用药、胰岛素知识，共26题，每题赋分3分，单选题答对3分，答错0分，多选题少选依据选项数目计分，多选或错选不得分，部分题目包含认知程度，非常了解为3分，了解为2分，不太了解为1分。满分共计78分。

（三）统计方法

采用SPSS 22.0软件建立数据库，由双人录入并进行核对，用方差分析、t检验、箱式图、回归分析、百分比等进行统计描述和分析。$P<0.05$表示差异有统计学意义。

二、结果

（一）调查对象基本特征

本次调研发放问卷133份，共回收有效问卷115份，有效回收率为92.0%。本次调研对慢病管理人员个性特征设计了学历、职业、职称、工龄四个特征。具体结果见表1。在职业方面，以医生为主，占比为71.3%，护理及其他人员占比为28.7%。学历方面，中专占比最高，占39.1%，大专占比为27.8%，本科及以上占比为33.1%。职称方面，初级职称为主，占比为77.5%，中级职称占比为16.3%，高级职称占比为5.1%。工龄方面，0~10年占比为42.6%，11~20年占比为15.7%，20年以上占比为41.7%，以10年内以及20年以上为主。因慢病管理人员主要以高年资初级职称的人员以及近5年内毕业的人员为主，因此工龄、学历、职称基本匹配。

表1　慢病管理人员基本特征统计　　总人数=115

项目	选项	医生	护士	其他	总计
学历	中专	33	2	10	45（39.1%）
	大专	26	6	0	32（27.8%）
	本科	23	8	7	38（33.1%）
职称	初级	70	8	12	90（78.2%）
	中级	8	7	4	19（16.5%）
	高级	4	1	1	6（5.2%）
工龄	0~10年	36	7	6	49（42.6%）
	11~20年	10	6	2	18（15.7%）
	20年以上	36	3	9	48（41.7%）
总计		82（71.3%）	16（13.9%）	17（14.8%）	115（100%）

（二）问卷得分

慢病管理人员对T2DM合理用药总认知评分均值为（47.02±8.62）分，将总认知评分换算为百分制，对认知水平进行分级：85分及以上为优秀，75~84分为良，60~74分为中，60分以下为差，具体结果见表2。各维度认知评分：基础知识评分均值为（21.19±4.44）分；用药安全评分均值为

（12.47±3.07）分；心脑血管疾病防治用药认知度评分为（7.14±1.64）分；胰岛素知识评分均值为（6.20±2.16）分。为了更直观地反映各维度的得分情况，各维度分值结果汇总见图1。

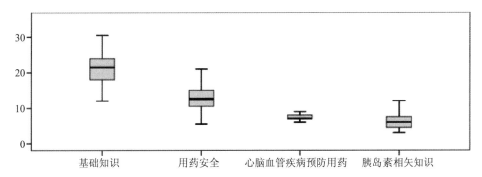

图1 慢病管理人员对2型糖尿病合理用药各维度认知度评分汇总结果图

表2 某地区基层慢病管理人员合理用药认知水平   总人数=115

项目	医生	护士	其他	总计	比例/%
优	0	0	0	0	0%
良	15	2	0	17	14.80%
中	27	3	10	40	34.80%
差	40	11	7	58	50.40%

（三）影响慢病管理人员对2型糖尿病合理用药认知水平的相关因素分析

1. 职业对认知水平的影响

不同职业得分情况见表3，职业对认知水平的影响无统计学意义（$P<0.05$）。

表3 不同职业对2型糖尿病合理用药认知度的影响

项目	基础知识	用药安全	心脑血管病预防	胰岛素知识	总分均值
医生	21.57±4.65	12.59±3.12	7.18±1.67	6.31±2.11	47.70±9.11
护士	20.53±3.61	12.00±3.52	6.50±1.90	5.59±2.30	44.63±8.09
其他	19.94±4.01	12.35±2.45	7.53±1.07	6.21±2.32	46.03±6.26
总计	21.19±4.44	12.47±3.07	7.14±1.64	6.20±2.16	47.02±8.62
F	1.157	0.260	1.753	0.733	0.980
P	0.318	0.772	0.178	0.483	0.378

2. 职称对认知水平的影响

职称对认知水平的影响见表4，不同职称对认知水平的影响具有统计学意义（$P<0.05$）。中级职称认知水平最高，初级及高级职称认知水平相对较低。

表4 职称对慢病管理人员2型糖尿病合理用药水平的影响

项目	基础知识	用药安全	心脑血管病预防	胰岛素知识	总分均值
初级	20.73±4.47	12.28±2.94	7.02±1.69	6.05±2.12	46.11±8.42
中级	23.42±3.82	13.18±3.78	7.79±1.44	7.18±2.26	51.58±8.90
高级	21.00±4.44	13.17±2.58	6.83±0.98	5.25±1.86	46.25±7.25
总计	21.19±4.44	12.47±3.07	7.14±1.64	6.20±2.16	47.02±8.62
F	2.994	0.841	1.860	2.852	3.307
P	0.054	0.434	0.161	0.658	0.040

3. 工龄对认知水平的影响

慢病管理人员不同工龄对 2 型糖尿病合理用药认知水平的影响见表 5，不同工龄慢病管理人员对 2 型糖尿病合理用药认知水平的影响具有统计学意义（$P<0.05$）。

表 5　工龄对慢病管理人员 2 型糖尿病合理用药认知水平的影响

项目	基础知识	用药安全	心脑血管病预防	胰岛素知识	总分均值
0~10 年	22.8±3.75	12.51±3.04	7.31±1.84	6.97±2.09	49.67±8.34
11~20 年	20.9±4.27	11.94±4.16	7.39±1.24	6.31±2.41	46.78±9.54
20 年以上	19.5±4.58	12.64±2.66	6.88±1.54	5.37±1.86	44.41±7.88
总计	21.1±4.44	12.48±3.07	7.14±1.64	6.20±2.16	47.02±8.62
F	7.783	0.333	1.090	7.461	4.836
P	0.001	0.718	0.340	0.001	0.010

4. 学历对认知水平的影响

慢病管理人员学历对 2 型糖尿病合理用药认知水平的影响见表 6。不同学历水平对认知水平的影响具有统计学意义（$P<0.05$）：随学历水平的提高，认知水平逐渐升高。

表 6　学历对慢病管理人员 2 型糖尿病合理用药认知水平的影响

项目	基础知识	用药安全	心脑血管病预防	胰岛素知识	总分均值
中专	19.44±4.41	12.09±2.63	6.96±1.60	5.39±1.93	43.94±7.63
大专	21.55±3.79	12.63±2.75	7.03±1.70	6.44±1.97	47.64±7.04
本科及以上	22.95±4.44	12.80±3.77	7.45±1.64	6.95±2.30	50.14±9.82
总计	21.19±4.44	12.47±3.07	7.14±1.64	6.20±2.16	47.02±8.62
F	7.282	0.605	1.026	6.131	5.907
P	0.001	0.548	0.362	0.003	0.004

5. 影响慢病管理人员对 2 型糖尿病合理用药认知度评分的多元回归分析

以单因素分析中所有 $P<0.05$ 的因素，工龄、职称、学历视为潜在影响因素，对各影响因素进行线性回归分析：与 0~10 年工龄相比，11~20 年工龄（$B=-5.092$，$P=0.032$）、20 年以上工龄（$B=-5.414$，$P=0.001$）具有统计学差异，提示工龄与认知得分为负相关；与初级职称相比，中级职称得分具有统计学差异（$B=6.414$，$P=0.003$），中级职称较初级职称得分高，高级职称得分与初级职称得分无统计学差异（$P>0.05$）；不同学历对认知得分无明显影响（$P>0.05$）。

（四）慢病管理人员对 T2DM 相关知识培训的需求情况

本次调研 115 份问卷中 96 份（83.5%）问卷提示慢病管理工作需指导患者用药，96 份问卷中更有 94 份（97.8%）问卷提示需同时进行随访血糖、健康宣教、疾病综合治疗等工作。提示慢病管理人员掌握合理用药知识的需求是非常高的。同时我们对慢病管理人员有关 2 型糖尿病相关知识培训意愿做了统计（多选），结果见表 7：慢病管理人员对 T2DM 合理用药的学习意愿较其他方面更为强烈。

表 7　慢病管理人员对 T2DM 相关知识培训需求

项目	人数/人	比例/%
2 型糖尿病的诊断	37	32.1
2 型糖尿病的血液学检查指标分析	55	47.8
2 型糖尿病的血糖监测	60	52.2
2 型糖尿病的合理药物治疗	101	87.8
2 型糖尿病健康宣教内容	50	43.5
2 型糖尿病心脑血管疾病防治的筛查和诊断	52	45.2

三、讨论

（一）人员基本资料及认知情况分析

本次调研以本地区疾控中心提供的 21 家卫生服务中心下设的慢病管理人员为研究对象，样本具有较强的代表性。慢病管理人员主要以医生为主，以初级职称为主，工龄以 20 年以上以及 0~10 年为主。虽然职业对认知得分无明显统计学意义，但仍可以看出护士的认知得分明显较医生及其他人员偏低；虽然学历在回归分析中对总体认知得分无明显影响，但单因素分析结果可以看出，随学历升高，认知水平是逐渐提高的。在多因素回归分析中，随工龄增加，认知得分反而下降；中级职称的认知水平较初级和高级职称的认知水平高。深入分析其中原因，工龄较长的慢病管理人员可能存在知识结构老旧、对新知识接纳及掌握能力稍偏弱的问题，加上既往糖尿病患者主要在二级以上医院就诊，卫生服务站人员较少需要对 T2DM 患者进行专科化的诊疗，以配药为主，加之以往卫生服务站 T2DM 药物品种配备较少，且未有针对性的专业培训及学习，导致随工龄增加，卫生服务站工作人员的专科知识水平退化。而初级职称中 41.1% 为工龄 20 年以上的慢病管理人员，高级职称中 83.3% 为工龄 20 年以上的慢病管理人员，因此出现上述现象。本研究中慢病管理人员对 T2DM 合理用药认知总分均分（47.02±8.62）约为总分的 65%，且 50.4% 的慢病管理人员对 2 型糖尿病合理用药的认知水平为差，其中以用药安全及胰岛素知识得分情况最差，得分均值均低于总分的 60%；心脑血管疾病预防用药情况较为理想，基础知识掌握程度一般。

（二）慢病管理人员对 T2DM 合理用药各维度认知情况分析

1. T2DM 合理用药基础知识认知情况

大多数被调查者能够掌握 T2DM 的诊断标准，做到了解 T2DM 药物治疗的路径，知晓首选一线降糖药物，了解 3 种左右的口服降糖药物品种，但是对于各类降糖药物的降糖幅度、口服药及注射剂优劣比较、降糖药对餐前及餐后血糖的影响、降糖药物服药时间、苏木杰现象及黎明现象等知识评分均值处于及格水平左右，对患者用药依从性关注度不足。后续仍需继续加强相关培训。

2. T2DM 用药安全知识认知情况

用药安全主要涉及心、肝、肾功能异常患者降糖药物的选择、老年或者全身状况较差等特殊人群低血糖的避免、联合用药的安全性问题、降糖药物对体重的影响、降糖药物的不良反应及用药禁忌等。慢病管理人员对上述各类用药安全知识及认知度整体情况较差。例如目前研究显示在推荐剂量范围内二甲双胍无肝毒性，二甲双胍本身对肾脏没有损害[6]。本次研究显示，40% 的慢病管理人员认为二甲双胍对肝脏和/或肾脏存在毒性，而这一观点可能会影响 T2DM 患者坚持使用二甲双胍作为一线治疗并长期保留于治疗方案中的依从性。而以二甲双胍用药禁忌设置的多选题中 50.43% 的被调查者得分为 0。可能与慢病管理人员以往多注重药物的降糖效果，关注患者血糖情况为主，对药物安全性知识关注度不够有关。

3. 心脑血管疾病防治用药知识认知情况

糖尿病患者经常伴有高血压、血脂紊乱等心脑血管病变的重要危险因素[7]。对多重危险因素的综合控制可显著改善糖尿病患者心脑血管病变和死亡发生的风险[8]。对糖尿病大血管病变的预防，需要全面评估和控制心血管疾病风险因素（高血糖、高血压和血脂紊乱），并进行适当的抗血小板治疗[5]。绝大部分慢病管理人员能够正确选出糖尿病合并高血压的患者首选降压药为 ARB 或者 ACEI 类药物，半数以上医生表示对于 T2DM 患者启用他汀类调脂药物的时机十分了解；而对抗血小板聚集药的启用时机，仅 1/3 的被调查人员表示十分了解，后续需加强对该部分内容的培训。对于心脑血管疾病防治用药知识，总体得分情况较好，考虑与慢病管理人员工作中需管理多种慢性疾病，而心脑血管疾病是尤为重要的一环有关。

4. 胰岛素相关知识认知情况

胰岛素治疗涉及的环节更多，需要医务人员与患者有更多的互动。本研究发现，以作用时间分类，近半数的被调查人员表示仅能区分少部分胰岛素制剂；半数被调查人员表示几乎不了解启用胰岛素治疗的指征、各类胰岛素起始剂量以及剂量调整方案；对于胰岛素强化治疗指征及方案，近半数的被调查人员表示几乎不了解；而对于胰岛素起始治疗方案，30.1%的被调查人员得分为0。综上，慢病管理人员对于胰岛素制剂的认知情况较差，考虑与以往各卫生站胰岛素制剂种类偏少，医生对该方面接触较少有关。

（三）对策

丁全等[9]提出英国等发达国家慢病管理中合理用药以及药师的作用颇受重视。但目前我国基层药学人员缺乏、难以参与到慢病管理中的现状难以改变。并且，目前我国慢病管理中缺乏高层次、专业化、高素质的慢病防治专业队伍与学科带头人[10]，该现状在短时间内亦难以改变。本次调研的结果表明，基层慢病管理人员对于T2DM的综合防治，其合理用药培训的需求远远大于其他方面，且慢病管理人员学习T2DM合理用药的愿望是非常强烈的。提示需对基层、社区卫生服务人员进行基线调查，构建T2DM管理专科人员培训体系，制订有针对性的T2DM合理用药培训方案，创建合理用药规范化模型，探索新的培训模式，以期提升社区、基层卫生服务机构慢病管理人员的素质水平，加强社区慢病防治人才队伍建设。

参考文献

[1] International Diabetes Federation. IDF diabetes atlas (8th dition) [EB/OL]. [2018-10-29]. http://www.diabetesatlas.org/.

[2] 中华人民共和国国务院. 中国防治慢性病中长期规划（2017—2025年）[J]. 中国实用乡村医生杂志, 2017, 24(11): 6-10.

[3] 《安徽省糖尿病分级诊疗指南》编写组. 安徽省糖尿病分级诊疗指南[J]. 安徽医学, 2016, 37(2): 1-12.

[4] 《中国慢性疾病防治基层医生诊疗手册》：（糖尿病分册）2015年版[J]. 中国医刊, 2015, 50(9): 28.

[5] 中华医学会糖尿病学分会. 中国2型糖尿病防治指南（2017年版）[J]. 中华糖尿病杂志, 2018, 10(1): 4-67.

[6] 二甲双胍临床应用专家共识（2018年版）[J]. 中国糖尿病杂志, 2019, 27(3): 161-173.

[7] RAY K K, SESHASAI S R, WIJESURIYA S, et al. Effect of intensive control of glucose on cardiovascular outcomes and death in patients with diabetes mellitus: a meta-analysis of randomised controlled trials[J]. Lancet, 2009, 373(9677): 1765-1772.

[8] GAEDE P, LUND-ANDERSEN H, PARVING H H, et al. Effect of a multifactorial intervention on mortality in type 2 diabetes[J]. N Engl J Med, 2008, 358(6): 580-591.

[9] 丁全, 陈世财. 临床药师在慢病管理中的作用[J]. 中国健康教育, 2015, 31(1): 90-92.

[10] 杨海涛, 吕志国, 张影, 等. 国内慢病管理的研究现状[J]. 中国社区医师, 2014, 30(10): 147-148.

（成昌娟　李美芳　黄　吉　陈国梅　杨忠慧　朱凤兰　张　越　韦雪妮　著，李　莉　审）

（苏州大学附属太仓医院　太仓市第一人民医院）

[基金项目：2017年度苏州市产业技术创新专项，民生科技-医疗卫生应用基础研究（第三批）（项目编号SYSD2017163）]

ABCB1基因分型与紫杉醇化疗效果相关性研究

【摘 要】 目的：研究ABCB1多态性对紫杉醇疗效的影响，制定新的个体化给药方案。方法：苏州市立医院东区收治的晚期乳腺癌女性患者100例，采用化学发光二代测序技术，检测ABCB1基因的SNP（rs1128503、rs2235048、rs10276036、rs3842）四个位点，分析其与乳腺癌患者应用紫杉类药物化疗疗效的关系。结果：rs10276036位点CT/TT型患者化疗疗效明显优于CC型患者（$OR=3.661$，$95\%CI\ 1.573 \sim 8.521$），C等位基因携带者化疗有效率高于T等位基因携带者（$\chi^2=6.680$，$P=0.008$），其他位点未表现出有统计学意义，但突变型有优于野生型的趋势。结论：检测ABCB1基因rs10276036位点基因多态性对预测乳腺癌患者应用紫杉类药物化疗疗效有重要的临床参考价值。

【关键词】 ABCB1；基因多态性；乳腺癌；二代测序；化疗疗效

The correlation between ABCB1 genotyping and the effect of paclitaxel chemotherapy

【Abstract】 Objective: To study the effect of ABCB1 polymorphism on the efficacy of paclitaxel, and formulate a new personalized drug administration plan. Methods: 100 women with advanced breast cancer admitted to the Suzhou Municipal Hospital eastern district were tested for four sites of SNP (rs1128503, rs2235048, rs10276036, rs3842) of the ABCB1 gene using illumina second-generation sequencing technology, the relationship between the four loci and the efficacy of paclitaxel chemotherapy in breast cancer patients was analyzed. Results: The CT/TT type of rs10276036 is significantly better than the CC type ($OR=3.661$, $95\%CI\ 1.573 \sim 8.521$), the C allele carrier has a higher chemotherapy efficiency than the T allele carrier ($\chi^2=6.680$, $P=0.008$), the other sites did not show statistical significance, but the mutant type had a tendency to be superior to the wild type. Conclusion: Detection of ABCB1 rs10276036 gene polymorphism has important clinical reference value in predicting the efficacy of paclitaxel chemotherapy in breast cancer patients.

【Key words】 ABCB1; gene polymorphism; breast cancer; second generation sequencing; chemotherapeutic efficacy

乳腺癌是一种严重危害女性身心健康的常见恶性肿瘤，至2010年，全球乳腺癌新发病例达到140万左右。紫杉醇是近年来治疗乳腺癌较理想、且很有研究前途的一类新型化疗药物，广泛用于一线和二线局部晚期以及复发、转移性乳腺癌的治疗，明显改善了乳腺癌的治疗效果[1]。但紫杉醇并非对所有患者有效，据报道紫杉醇单药用于一线治疗的有效率为32%~62%，多西紫杉醇用于转移性乳腺癌的治疗反应率为30%~50%[2,3]。近几年研究证实，ABCB1基因的多态性能直接影响紫杉醇的疗效和不良反应[4,5]，本文在"国际人类基因组单体型图计划"数据库中筛选出这些SNPs周边编码区、非编码区及3′UTR上中国人易出现多态性变化的SNP位点，研究其多态性对紫杉醇化疗效果及不良反应造成的影响，筛选出对紫杉醇疗效造成影响的SNP位点，发现更适合中国乳腺癌患者的化疗方案及临床治疗思路。

一、资料与方法

（一）资料

选取经病理确诊为乳腺癌，且经乳腺钼靶或B超证实有可测量的肿瘤病灶的患者100例，患者年龄20~70周岁，均为在苏州市立医院（东区）就诊的女性患者。所有患者治疗前，功能状态评分（Karnofsky，KPS）均为80分以上，血常规、肝肾功能在正常范围内，心电图及心脏功能正常。本研究经苏州市立医院伦理委员会批准，并与患者签署知情同意书。

（二）方法

1. 病例基因分型

入选患者均抽取静脉血3 mL，提取患者基因组。利用PCR方法对ABCB1上多个SNP（rs1128503、rs2235048、rs10276036、rs3842）多态性进行基因型分析。在Hapmap数据库查找其基因序列，设计扩增不同片段的引物，扩增目的片段。rs1128503：F5′-AAAGAGGCCCAATGCTTTTAT-3′，R5′-GTGTCTGTGAATTGCCTTGAA-3′；rs10276036：F5′-AGTGGTGCAATCATAGCTCGT-3′，R5′-GTGTGGGGTTTGATATCGGAC-3′；rs2235048：F5′-CCCAGAAATGTTCCTCTCTCC-3′，R5′-CATCCTGTTTGACTGCAGCAT-3′；rs3842：F5′-ATATATTCACAGGCAGTTTGG-3′，R5′-AGGCATCTATTTTTCAATGGT-3′。PCR反应体系如下：模板20 ng，上下游引物各0.25 μm，2×HotStar Taq Maste rmix 5 μL超纯水3 μL补足10 μL体积。反应条件为95 ℃ 4 min，95 ℃ 30 s，60 ℃ 30 s共36个循环，72 ℃ 40 s，72 ℃ 4 min，4 ℃保存。纯化产物上illumina二代测序仪对样本进行检测，DNA序列检测结果将通过软件分析直接给出。

2. 紫杉醇血药浓度检测

患者紫杉醇静滴完成后4 h抽取3 mL静脉血，离心后取血浆进行高效液相样品预处理，预处理后样本在高效液相中进行检测，与对照品进行比较，用内标法计算出样品中紫杉醇的浓度[6,7]。

3. 化疗疗效与不良反应观察

患者均采用紫杉醇为基础的新辅助化疗，具有完整的疗效评价资料。近期疗效评定参照世界卫生组织（WHO）实体瘤疗效评定标准，分为完全缓解（complete remission，CR）、部分缓解（partial remission，PR）、病情稳定（stable disease，SD）和疾病进展（progressing disease，PD）。以CR+PR为有效，SD+PD为无效。

（三）相关性统计分析

采用SPSS 16.0进行统计学处理，不同基因型间紫杉醇血药浓度、近期疗效的比较采用Fisher's精确概率法，采用在线软件计算各组的ABCB1基因多态位点的基因型分布频率。Pearson χ^2 检验确定其是否符合Hardy Weinberg平衡；χ^2 检验比较基因型的组间分布频率差异；应用非条件Logistic回归分析计算比值比（odds ratios，*OR*）和95%置信区间（confidence interval，*CI*），用以比较分析不同基因型与紫杉醇血药浓度之间的相关性。$P<0.05$ 为差异有统计学意义。

二、结果

（一）乳腺癌ABCB1基因多态性

rs1128503、rs3842、rs10276036、rs2235048各位点根据扩增片段的不同经琼脂糖凝胶电泳区分，结果如图1。rs1128503扩增片段为1088bp，rs3842扩增片段为468bp，rs2235048扩增片段为202bp，rs10276036扩增片段为55bp，扩增条带明亮清晰，均符合要求。

（二）乳腺癌ABCB1多态性及Hardy-weinberg遗传平衡检验结果

测序检测100例晚期乳腺癌患者ABCB1基因型和等位基因分布频率见表1。在100例病例中测序结果显示rs1128503位点CC、CT/TT基因型分别为17例、45例和38例；rs3842位点AA、AG/GG基因型分别为27例、55例和18例；rs10276036位点CC、CT/TT基因型分别为45例、45例和10例；rs2235048位点CC、CT/TT基因型分别为5例、31例和64例。rs1128503位点的等位基因C的频率为39.5%、T的频率为60.5%；rs3842位点的等位基因A的频率为54.5%、G的频率为45.5%；rs10276036位点的等位基因C的频率为67.5%、T的频率为32.5%；rs2235048位点的等位基因C的频率为20.5%、T的频率为79.5%。经哈迪温伯格遗传平衡检验显示：入组样本rs1128503、rs3842、rs10276036、rs10276036四个SNP各基因型均符合Hardy-Weinberg定律（*P*>

0.05),具有恒定性,说明研究对象具有良好的代表性。

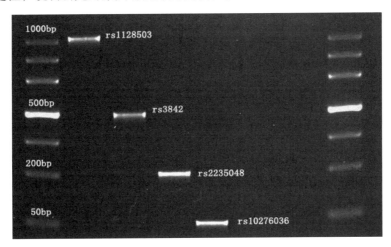

图1 ABCB1:rs1128503、rs3842、rs10276036、rs2235048基因扩增结果

表1 100例晚期乳腺癌患者ABCB1基因型和遗传平衡检验

SNP位点	基因型	例数	等位基因	等位基因频率	期望值	χ^2	P
rs1128503	CC	17	c	0.395	15.0928	0.4868	0.4854
	CT	45			48.8144		
	TT	38	t	0.605	36.0928		
rs3842	AA	27	a	0.545	30.2727	1.3200	0.2506
	AG	55			50.4546		
	GG	18	g	0.455	21.2727		
rs10276036	CC	45	C	0.675	46.0076	0.1594	0.6897
	CT	45			42.9849		
	TT	10	T	0.325	11.0076		
rs2235048	CC	5	C	0.205	4.7292	0.4498	0.5024
	TC	31			29.7292		
	TT	64	T	0.795	66.5417		

(三) 乳腺癌ABCB1多态性与紫杉类药物化疗疗效的关系

100例晚期乳腺癌患者经过紫杉类药物化疗后,rs1128503位点基因型CC化疗有效率为52.94%、CT/TT为69.34% ($\chi^2=1.309$,$P=0.253$),rs3842位点基因型AA化疗有效率为55.56%、AG/GG为69.75% ($\chi^2=1.450$,$P=0.229$),差异均无统计学意义;rs10276036位点基因型CC化疗有效率为44.44%、CT/TT为72.78%,差异有统计学意义 ($\chi^2=10.926$,$P<0.001$),C等位基因患者化疗有效率高于T等位基因患者 ($\chi^2=6.680$,$P=0.008$);rs2235048位点基因型CC化疗有效率为60.00%、CT/TT为65.08%,差异无统计学意义 ($\chi^2=0.058$,$P=0.810$)。经过化疗疗效,行非条件Logistic回归分析,结果显示rs10276036 SNP位点与乳腺癌应用紫杉类药物化疗疗效有关,基因型CT/TT化疗疗效优于基因型CC ($OR=3.661$,$95\%CI$ 1.573~8.521) 见表2。

表2 100例晚期乳腺癌患者ABCB1多态性与紫杉类药物化疗疗效的关系

基因	基因型	N	化疗疗效 n(占比/%)		χ^2	P	OR(95%CI)
			CR+PR	SD+PD			
rs1128503	CC	17	9(52.94)	8(47.05)	1.309	0.253	1.844 (0.640~5.307)
	CT/TT	45/38	31(68.89)/25(69.79)	14(31.11)/13(34.21)			
	C	79	49	30	0.508	0.476	
	T	121	81	40			
rs3842	AA	27	15(55.56)	12(44.44)	1.45	0.229	1.739 (0.703~4.301)
	AG/GG	55/18	37(67.27)/13(72.22)	18(32.72)/5(27.78)			
	A	109	67	42	1.314	0.252	
	G	91	63	28			
rs10276036	CC	45	20(44.44)	25(55.56)	10.926	<0.001	3.661 (1.573~8.521)
	CT/TT	Oct-45	34(75.56)/7(70.00)	11(24.44)/3(30.00)			
	C	135	74	61	6.68	0.008	
	T	65	48	17			
rs2235048	CC	5	3(60.00)	2(40.00)	0.058	0.81	1.253 (0.199~7.874)
	CT/TT	31/64	20(64.52)/42(65.63)	11(35.48)/22(34.78)			
	C	41	26	15	0.057	0.811	
	T	159	104	55			

注:CR为完全缓解,PR为部分缓解,SD为病情稳定,PD为疾病进展

三、讨论

位于7号染色体q21.12的ABCB1基因编码P-糖蛋白,具有膜外泵功能,既能减少药物流入量,也可以主动排出细胞内的药物,ABCB1的遗传学相关研究显示,基因突变导致的P-糖蛋白活性改变是乳腺癌化疗反应存在个体差异的主要原因之一[8]。紫杉类药物作为复发转移性乳腺癌最有效的化疗药物之一,P-糖蛋白参与其在体内的转运代谢,ABCB1基因多态性可能会影响其在癌细胞内的分布与浓度。本研究进一步探讨基因多态性对乳腺癌应用紫杉类药物化疗疗效的影响。

本研究对100例晚期乳腺癌患者ABCB1基因位点rs1128503、rs3842、rs10276036、rs2235048通过二代测序的方法检测结果显示,rs1128503位点CC型、CT型、TT型分别占17%、45%、38%;rs3842位点AA型、AG型、GG型分别占27%、55%、18%;rs10276036位点CC型、CT型、TT型分别占45%、45%、10%;rs2235048位点CC型、CT型、TT型分别占5%、31%、64%。这与欧美人群rs1128503、rs3842、rs10276036、rs2235048基因型研究相比,本研究上述基因待测位点突变型分布比例较多一些,可能与地域、种族差异有关。

本研究对100例晚期乳腺癌患者接受紫杉类药物化疗与ABCB1基因多态性疗效的关系研究结果显示,rs10276036位点CT/TT型患者化疗疗效明显优于CC型患者(OR=3.661,95%CI 1.573~8.521),

C等位基因携带者化疗有效率高于T等位基因携带者(χ^2=6.680,P=0.008)。rs1128503、rs3842、rs2235048位点单核苷酸多态性在化疗疗效之间未表现出统计学意义,但突变型有优于野生型的趋势,需扩大样本量进一步研究。上述报道与大多数文献结果不一致,在"ABCB1(rs10276036 C/T)和SLC22A16(rs12210538 A/G)两种常见多态性对伊朗乳腺癌3/4级发热性中

性粒细胞减少症发生的影响"研究中ABCB1（rs10276036 C/T）与阿霉素致发热性中性粒细胞减少症发生率相关[9]。除乳腺癌外，在Daniela等[10]研究中，102例骨肉瘤患者rs10276036与化疗药物治疗效果显著相关。还有研究显示ABCB1（rs10276036 C/T）与艾滋病及心血管病药物治疗相关[11,12]。

综上所述，ABCB1作为编码药物转运蛋白的基因，其重要功能位点rs10276036核苷酸多态性有望成为预测乳腺癌应用紫杉类药物化疗疗效的遗传标记物，为乳腺癌个体化、精确化治疗提供可行的理论依据。

参考文献

[1] 殷峰林. 紫杉醇在乳腺癌化疗临床应用的新进展[J]. 中国医药指南, 2012, 10(24): 446-447.

[2] 黄钢. 吡柔比星与多西紫杉醇联用辅助化疗治疗局部晚期乳腺癌的效果分析[J]. 海峡药学, 2013, 25(3): 252-253.

[3] CAO J, SUN P. Clinical observation on docetaxel plus Sl in the treatment of advanced metastatic breast cancer[J]. 中德临床肿瘤学杂志（英文版）, 2013, 12(4): 159-162.

[4] JUNG R C, JEONG-OH K, DAERYONG K, et al. Genetic Variations of Drug Transporters Can Influence on Drug Response in Patients Treated with Docetaxel Chemotherapy[J]. Cancer Res Treat, 2015, 47(3): 509-517.

[5] LESKEL S, JARA C, LEANDRO-GARC, et al. Polymorphisms in cytochromes P450 2C8 and 3A5 are associated with paclitaxel neurotoxicity[J]. Pharmacogenomics J, 2011, 11(2): 121-129.

[6] 国玉芝, 荆洪英, 李贵和, 等. CYP1B1 SNP rs1056836基因多态性与紫杉醇血药浓度关系研究[J]. 中国医药学杂志, 2014, 34(12): 977-980.

[7] 杨建伟, 陈增, 苏颖, 等. 胃癌细胞色素氧化酶CYP3A4基因多态性与含紫杉醇方案化疗敏感性的研究[J]. 临床肿瘤学杂志, 2014, 19(1): 23-28.

[8] GEORGE J, DHARANIPRAGADA K, KRISHNAMACHARI S, et al. A single-nucleotide polymorphism in the MDR1 gene as a predictor of response to neoadjuvantchemotherapyin breast cancer[J]. Clin Breast Cancer, 2009, 9(3): 161-165.

[9] ABOLFAZL F, DEHGHANMANSHADI H R, MOBARAKI M, et al. Association of ABCB1 and SLC22A16 Gene Polymorphisms with Incidence of Doxorubicin-Induced Febrile Neutropenia: A Survey of Iranian Breast Cancer Patients[J]. Plos One, 2016, 11(12): 739-784.

[10] DANIELA C, ANA P, ANTONIO P, et al. Effect of ABCB1 and ABCC3 Polymorphisms on Osteosarcoma Survival after Chemotherapy: A Pharmacogenetic Study[J]. Plos One, 2011, 6(10): 260-263.

[11] MASIMIREMBWA C, NHACHI C, KADZIRANGE G, et al. Genetic Variants of Drug Metabolizing Enzymes and Drug Transporter (ABCB1) as Possible Biomarkers for Adverse Drug Reactions in an HIV/AIDS Cohort in Zimbabwe[J]. Current Hiv Research, 2013, 11(6): 563-568.

[12] YUE Q, JING L, MA C, et al. Influence of 144 candidate genetic polymorphisms on statin treatment in Han Chinese[J]. Heart, 2011, 97(3): 69-70.

（谢林俊　陈　芳　著，孙坚彤　审）
（南京医科大学附属苏州医院　苏州市立医院）
［基金项目：江苏省药学会-奥赛康项目（项目编号A201614）］

妊娠期高血压疾病患者的硫酸镁浓度监测及分析

【摘　要】　目的：分析硫酸镁在妊娠期高血压疾病患者中的浓度监测及达标情况。方法：回顾性分析南京医科大学附属苏州医院苏州市立医院2018年1月~2018年12月使用硫酸镁治疗的妊娠期高血压疾病患者的血清镁浓度。结果：（1）入选者108例，血镁浓度监测点124个。硫酸镁维持给药期间的血镁浓度达标率为52.17%，硫酸镁维持给药结束后的血镁浓度达标率为21.51%，所有患者均无子痫发作。（2）硫酸镁维持给药期间测定血镁浓度的患者23例（12.11%），血镁浓度达标组（$N=12$）高于未达标组（$N=11$，1.96 vs. 1.44，$P=0.001$）；达标组硫酸镁给予负荷剂量的比率高于未达标组（75.00% vs. 27.27%，$P=0.022$）。（3）维持给药结束后达标组（$N=20$）血镁浓度高于未达标组（$N=73$，1.95 vs. 1.32，$P=0.000$）、给予硫酸镁负荷剂量的比率高于未达标组（80.00% vs. 26.03%，$P=0.000$）；达标组血镁浓度测定时间（测定时距离维持剂量给药结束的时间间隔）为4.00（2.00，8.00）h，未达标组为10.00（7.00，12.00）h，有显著差异（$P=0.001$）。（4）组间年龄、体重指数、孕周、诊断、浓度测定前的硫酸镁使用量、基线血镁浓度、延长孕周时间和妊娠结局均无显著差异（$P>0.05$）。结论：妊娠期高血压疾病患者使用硫酸镁后血镁浓度水平波动较大，维持给药期间和维持给药结束后的血镁浓度的达标率均较低，有必要规范硫酸镁给药方案，给予负荷剂量硫酸镁，必要时延长维持给药时间。

【关键词】　妊娠期高血压疾病；硫酸镁；血镁浓度；达标率

Monitoring and analysis of magnesium sulfate concentration in patients with hypertension in pregnancy

【Abstract】　Objective：Analyze the concentration monitoring and compliance status of magnesium sulfate in patients with hypertension in pregnancy. Methods：From January 2018 to December 2018, at the Department of Obstetrics, Suzhou Municipal Hospital The Affiliated Suzhou Hospital of Nanjing Medical University, the pregnancy patients with hypertension disorders who received magnesium sulfate intravenous infusion were retrospectively reviewed. Results：（1）108 patients were selected, and 124 blood magnesium concentration monitoring points. During the magnesium sulfate maintenance administration, the blood magnesium concentration compliance rate was 52.17%. After the magnesium sulfate maintenance administration, the blood magnesium concentration compliance rate was 21.51%. All patients had no eclampsia. （2）In 23 patients (12.11%) whose blood magnesium concentration was measured during the maintenance administration of magnesium sulfate, the blood magnesium concentration of the meet standard group ($N=12$) was higher than that of the no meet standard ($N=11$, 1.96 vs. 1.44, $P=0.001$); The loading dose rate of magnesium sulfate in the meet the standard group was higher than that in the no meet standard (75.00% vs. 27.27%, $P=0.022$). （3）After the end of maintenance administration, the blood magnesium concentration in the meet standard group ($N=20$) was higher than that in the no standard group ($N=73$, 1.95 vs. 1.32, $P=0.000$), and The loading dose rate of magnesium sulfate in the meet the standard group was higher than that in the no meet standard (80.00% vs. 26.03%, $P=0.000$); the blood magnesium concentration measurement time (the time interval between the measurement and the end of the maintenance dose) of the meet standard group was 4.00 (2.00, 8.00) h, and the no standard group was 10.00 (7.00, 12.00) h, there a significant difference ($P=0.001$). （4）There were no significant differences between the to groups in age, body mass index, gestational age, diagnosis, magnesium sulfate consumption before concentration determination, baseline blood magnesium concentration, prolonged gestational age, and pregnancy outcome ($P>0.05$). Conclusions：The serum magnesium concentration fluctuated greatly after magnesium sulfate was administered in pregnancy patients with hypertension disorders. Rate of attained therapeutic serum magnesium levels during and after Ⅳ infusion of a maintenance dose of magnesium sulfate was low. Therefore, it is necessary to normalize the use of magnesium sulfate, to give the loading dose of magnesium sulfate, and to extend the duration maintenance administration if necessary.

【Key words】 hypertension disorders of pregnancy; magnesium sulfate; serum magnesium concentration; rate of attained therapeutic serum magnesium levels

妊娠期高血压疾病是妊娠与血压升高并存的一组疾病，包括妊娠期高血压、子痫前期、子痫，以及慢性高血压并发子痫前期和慢性高血压合并妊娠，发生率5%~12%[1]，严重影响母婴健康，是孕产妇和围产儿病死率升高的主要原因。妊娠期高血压疾病治疗基本原则是休息、镇静、预防抽搐、有指征的降压和利尿、密切监测母儿情况，适时终止妊娠。硫酸镁是重度子痫前期预防子痫发作的一线预防用药，对于非重度子痫前期的患者也可酌情考虑应用硫酸镁[2]。目前报道的硫酸镁用药总剂量为2 g/24 h~54 g/24 h[3-5]。在美国，预防子痫发作的首选方案是在20~30 min内静脉注射硫酸镁4~6 g的负荷剂量，然后维持1~2 g/h[6]。在中国，建议硫酸镁的负荷剂量为2.5~5 g，维持剂量为1~2 g/h，静注6~12 h，硫酸镁的总剂量不应超过25 g/24 h，并推荐有效的血清镁离子浓度（简称血镁浓度）治疗范围为1.8~3.0 mmol/L，同时建议条件许可时用药期间可监测血镁浓度[2]。目前国内外对妊娠期高血压疾病患者何时监测血镁浓度及能否达到有效治疗浓度范围的研究较少，本研究旨在调查硫酸镁在妊娠期高血压疾病患者中的浓度监测及达标情况，以期为临床用药提供参考。

一、资料与方法

（一）资料

回顾性收集2018年1月~2018年12月南京医科大学附属苏州医院苏州市立医院使用硫酸镁的妊娠期高血压疾病患者资料，研究对象的纳入标准：① 临床诊断为妊娠期高血压疾病的孕妇；② 使用硫酸镁注射液静脉滴注治疗；③ 硫酸镁使用后血清镁离子浓度测定点≥1个。排除标准：① 使用硫酸镁注射液肌肉注射治疗；② 治疗期间未检测血镁浓度；③ 有严重并发症及资料不全的孕妇。入组患者根据治疗期间测定的任意一个血镁浓度是否达到治疗浓度（1.8~3.0 mmol/L）分为达标组与未达标组，统计患者基本信息（年龄、身高、体重、BMI、孕周、主要诊断等）、硫酸镁给药方法、血镁浓度测定时间以及血镁浓度情况等。本研究获得医院伦理委员会批准（K2017037）。

（二）方法

硫酸镁注射液（规格：10 mL：2.5 g/支，上海旭东海普药业有限公司）。血清镁离子浓度的测定采用二甲苯胺蓝（XB-I）比色法（全自动生化分析仪 HITACHI 7600, Tokyo, Japan），按照厂商要求的操作规范，取静脉血2 mL，置于血清分离管中（Becton Dickinson, Franklin Lakes, NJ, USA），取血后30 min内以3000 rpm离心5 min后测定。

（三）统计学方法

采用SPSS 22.0软件对数据进行分析，正态分布的计量资料以均数±标准差（$\bar{x}±s$）表示，两组间比较采用两个独立样本t检验；非正态分布资料以中位数（四分位数）表示，采用秩和检验判断组间差异；计数资料采用χ^2检验，$P<0.05$为差异有统计学意义。

二、结果

（一）一般资料

共纳入108例患者，124个血镁浓度监测点。一般资料及硫酸镁使用情况等见表1。纳入患者年龄为21~44岁，中位年龄29岁，使用硫酸镁时孕周为21~39.29周，其中双胎妊娠患者8例，占

7.41%。患者诊断以重度子痫前期为主，占 72.22%，其中诊断为早发型重度子痫前期 27 例，占 25.00%。入组患者的基线血清镁浓度为 0.83（0.77，0.91）mmol/L，产前硫酸镁使用的总疗程为 1~14 d，为间隔使用，连续使用时间均不超过 7 d。硫酸镁的合并用药主要为降压药和利尿剂，合并使用拉贝洛尔、硝苯地平 78 例（72.22%），仅合并使用拉贝洛尔的 27 例（25.00%），仅合并使用硝苯地平 3 例（2.78%），合并使用呋塞米 32 例（29.63%）。入组患者的孕周延长时间为 1~46 d，中位时间为 5.5 d，均无子痫发作，仅 6.48% 的患者终止妊娠，终止妊娠时孕周为 22.85~27.42 周，剖宫产 80 例，产时孕周 26.57~40.29 周，剖宫产率 74.07%。

表 1　入组患者一般资料　　　　　　　　　　　　　　　　$N=108$

项目	统计结果
年龄/岁	29.00（26.25，34.75）
BMI/（kg/m²）	27.99（25.64，30.47）
孕周/周	32.15±3.88
双胎/例	8（7.41%）
临床诊断：妊娠期高血压/例	2（1.85%）
慢性高血压合并妊娠/例	1（0.09%）
子痫前期/例	15（13.89%）
慢性高血压合并子痫前期/例	3（2.78%）
重度子痫前期/例	78（72.22%）
慢性高血压合并重度子痫前期/例	9（8.33%）
产前硫酸镁疗程/d	3.00（2.00，5.00）
基线血镁浓度/（mmol/L）	0.83（0.77，0.91）
合并用药：拉贝洛尔+硝苯地平	78（72.22%）
拉贝洛尔	27（25.00%）
硝苯地平	3（2.78%）
呋塞米	32（29.63%）
孕周延长时间/d	5.5（4.00，10.00）
妊娠结局：剖宫产/例	80（74.07%）
平产/例	13（12.04%）
终止妊娠/例	7（6.48%）
期待妊娠/例	2（1.85%）
自动出院/例	6（5.56%）

（二）硫酸镁给药方案执行结果

硫酸镁给药方案为：给予或不给予硫酸镁负荷剂量 5 g，给药时间为 0.5~1 h；维持剂量为 10~15 g，给药时间为 8~10 h，其中以负荷剂量 5 g、维持剂量 10 g 方案为主，占 48.72%，9 例（8.33%）患者治疗期间使用多个硫酸镁给药方案，硫酸镁给药方案执行结果见表 2。

表2 入组患者硫酸镁给药方案执行结果及占比 $N=117^*$

硫酸镁给药方案	例数	比例
负荷剂量5 g+维持剂量10 g	57	48.72%
负荷剂量5 g+维持剂量15 g	33	28.21%
维持剂量10 g	11	9.40%
维持剂量15 g	16	13.68%

附注：* =9例（8.33%）患者治疗期间使用多个硫酸镁给药方案

（三）血镁浓度比较

1. 硫酸镁维持给药期间血镁浓度达标组与未达标组比较

硫酸镁维持给药期间测定血镁浓度的患者23例（12.11%），共24个血镁浓度监测点，血镁浓度为1.06~4.11 mmol/L，中位血镁浓度1.86（1.43，2.07）mmol/L。维持给药期间血镁浓度达标12例，达标率为52.17%，中位血镁浓度1.96（1.92，2.26）mmol/L；未达标患者11例（47.83%），中位血镁浓度1.44（1.34，1.76）mmol/L。达标组血镁浓度高于未达标组（1.96 vs. 1.44，$P=0.001$），达标组硫酸镁给予负荷剂量的比率高于未达标组（75.00% vs. 27.27%，$P=0.022$）。组间年龄、BMI、孕周、双胎比例、临床诊断、浓度测定前硫酸镁使用量、血镁浓度测定时间（指测定血镁浓度时距离维持剂量给药开始时间）、基线血镁浓度、合并用药、孕周延长时间和妊娠结局差异均无统计学意义（$P>0.05$），见表3。

表3 硫酸镁维持给药期间血镁浓度达标组与未达标组比较 $N=23$

因素		达标组（$N=12$）	未达标组（$N=11$）	P
年龄/岁		26.50（24.25，35.50）	34.00（29.00，38.00）	0.064
BMI/（kg/m²）		27.24±2.59	27.95±2.37	0.502
孕周/周		31.08±4.94	31.22±3.68	0.942
双胎/例		1（8.33%）	2（18.18%）	0.901
临床诊断/例	子痫前期	2（16.67%）	0	0.156
	慢性高血压合并子痫前期	0	1（9.09%）	0.286
	重度子痫前期	9（75.00%）	8（72.73%）	0.901
	慢性高血压合并重度子痫前期	1（8.33%）	2（18.18%）	0.901
给予负荷剂量/例		9（75.00%）	3（27.27%）	0.022*
浓度测定前的硫酸镁使用量/g		10.61±3.69	8.09±5.82	0.218
血镁浓度测定时间/h		5.54±2.61	4.67±3.17	0.468
血镁浓度/（mmol/L）		1.96（1.92，2.26）	1.44（1.34，1.76）	0.001*
基线血镁浓度/（mmol/L）		0.80±0.09	0.73±0.08	0.071
合并用药/例	拉贝洛尔+硝苯地平	8（66.67%）	9（81.82%）	0.408
	拉贝洛尔	3（25.00%）	2（9.09%）	0.692
	硝苯地平	1（8.33%）	0	0.901
	呋塞米	5（41.67%）	4（36.36%）	0.795
孕周延长时间/d		4.5（2.00，12.75）	4（4，10）	0.852

续表

因素		达标组（$N=12$）	未达标组（$N=11$）	P
妊娠结局/例	剖宫产	9（75.00%）	8（72.73%）	0.901
	平产	1（8.33%）	1（9.09%）	0.901
	终止妊娠	2（16.67%）	0	0.156
	期待妊娠	0	1（9.09%）	0.286
	自动出院	0	1（9.09%）	0.286

注：* = $P<0.05$

2. 硫酸镁维持给药结束后血镁浓度达标组与未达标组比较

入组患者中93例（48.95%）在硫酸镁维持给药结束后进行了100次血镁浓度监测，中位血镁浓度1.40（1.20，1.73）mmol/L，最小为0.7 mmol/L，最大为3.09 mmol/L。血镁浓度达标者20例，达标率21.51%，中位血镁浓度1.95（1.89，2.13）mmol/L；血镁浓度未达标73例（78.49%），中位血镁浓度1.32（1.15，1.53）mmol/L，达标组血镁浓度高于未达标组（1.95 vs. 1.32，$P=0.000$）。达标组给予硫酸镁负荷剂量的比率高于未达标组（80.00% vs. 26.03%，$P=0.000$）。达标组血镁浓度测定时间（测定时距离维持剂量给药结束的时间间隔）为4.00（2.00，8.00）h，未达标组为10.00（7.00，12.00）h，有统计学意义（$P=0.001$）。两组患者在年龄、BMI、孕周、临床诊断、浓度测定前的硫酸镁累积使用量、基线血镁浓度、合并用药、延长孕周时间及妊娠结局等无显著差异（$P>0.05$），见表4。

表4 硫酸镁维持给药结束后血镁浓度达标组与未达标组比较 $N=93$

因素		达标组（$N=20$）	未达标组（$N=73$）	P
年龄（岁）		28.50（25.00，36.50）	30.00（27.00，34.50）	0.822
BMI/（kg/m²）		27.44±3.77	28.20±4.02	0.450
孕周/周		31.48±4.18	32.30±3.83	0.404
双胎/例		1.00（5.00%）	5.00（6.85%）	0.766
临床诊断/例	妊娠期高血压	0	2.00（2.74%）	0.454
	慢性高血压合并妊娠	0	1.00（1.37%）	0.599
	子痫前期	3.00（15.00%）	10.00（13.70%）	0.882
	慢性高血压合并子痫前期	0	2.00（2.74%）	0.454
	重度子痫前期	15.00（75.00%）	52.00（71.23%）	0.739
	慢性高血压合并重度子痫前期	2.00（10.00%）	6.00（8.22%）	0.801
给予负荷剂量/例		16.00（80.00%）	19.00（26.03%）	0.000*
浓度测定前的硫酸镁使用量/g		15.00（10.00，15.00）	15.00（10.00，30.00）	0.151
血镁浓度测定间隔时间/h		4.00（2.00，8.00）	10.00（7.00，12.00）	0.001*
血镁浓度/（mmol/L）		1.95（1.89，2.13）	1.32（1.15，1.53）	0.000*
基线血镁浓度/（mmol/L）		0.86（0.79，0.97）	0.82（0.74，0.89）	0.221
合并用药/例	拉贝洛尔+硝苯地平	14（70.00%）	49（67.12%）	0.807
	拉贝洛尔	5（25.00%）	20（27.40%）	0.567

续表

因素		达标组（$N=20$）	未达标组（$N=73$）	P
	硝苯地平	1（5.00%）	4（5.48%）	0.933
	呋塞米	6（30.00%）	39（53.42%）	0.063
孕周延长时间/d		5.00（3.25, 12.50）	6.00（4.00, 10.00）	0.910
妊娠结局/例	剖宫产	14.00（70.00%）	54.00（73.97%）	0.723
	平产	2.00（10.00%）	9.00（12.33%）	0.775
	终止妊娠	3.00（15.00%）	3.00（4.11%）	0.079
	期待妊娠	0	2.00（2.74%）	0.454
	自动出院	1.00（5.00%）	5.00（6.85%）	0.766

注：* = $P<0.05$

三、讨论

本研究首次考察了我国妊娠期高血压疾病患者使用硫酸镁后血镁浓度监测及达标情况。结果表明，在妊娠期高血压疾病患者中，硫酸镁给药方案为给予或不给予负荷剂量 5 g，维持 1.25~1.5 g/h（剂量 10 g 或 15 g，维持 8~10 h）时，硫酸镁在维持给药期间监测血镁浓度的达标率为 52.17%，维持给药结束后 24 h 内监测血镁浓度达标的仅为 21.51%，所有患者均无子痫发作。Phuapradit 等学者[7]报道，重度子痫前期患者给予硫酸镁负荷剂量 5 g，维持剂量 1 g/h 至产后 24 h 时，均无子痫发作，维持给药期间的血镁浓度达标率为 56.2%，与本研究报道基本一致。硫酸镁在子痫前期、子痫患者中的药代动力学研究提示，硫酸镁给药方案为负荷剂量 4~5 g，维持剂量 1~2 g/h，持续输注 24 h 时，硫酸镁的清除半衰期为 4~5.2 h，代谢较快[8,9]。本研究报道维持给药结束后监测血镁浓度达标率仅 21.51%，78.49% 的患者在维持给药结束后约 10 h 即下降至有效治疗浓度以下，符合硫酸镁的药代动力学特征，提示该硫酸镁给药方案可能会造成患者血镁浓度水平波动较大，不能维持在稳定的有效治疗浓度范围内。患者血镁浓度水平波动，血镁水平较低时可能起不到预防子痫发作效果，而血镁水平较高时则会引起毒性反应，血镁水平越高，毒性越大，当浓度为 3.5~5.0 mmol/L 时，可出现膝腱反射消失；5.0~6.5 mmol/L 时，可出现呼吸麻痹；浓度 > 7.5 mmol/L 时，可出现心脏传导变化；浓度 > 12.5 mmol/L 时，可发生心搏骤停[8]。

有报道显示，人体内源性血镁浓度为 0.7~1.0 mmol/L[10,11]，子痫、子痫前期患者的基线血镁浓度为 0.58~1.00 mmol/L[9,12-14]，本研究发现妊娠期高血压疾病患者的基线血镁浓度约 0.83 mmol/L，与前述报道基本一致。在维持给药期间及结束后血镁浓度达标患者的基线血镁浓度稍高于未达标患者，但差异无统计学意义。提示基线血镁浓度可能不会显著影响硫酸镁使用后的血镁浓度水平。一项子痫前期的群体药代动力学研究提示在协变量模型中，基线血镁浓度的估计值与那些没有纳入该项因素的模型非常相似[9]，间接证实了基线血镁浓度对于硫酸镁给药后的血镁浓度水平的影响可以忽略不计。

本研究中硫酸镁的合并用药为拉贝洛尔、硝苯地平和呋塞米，结果发现硫酸镁维持给药期间和维持给药结束后的达标组与未达标组在合并用药方面均无显著性差异，提示合并用药对于硫酸镁给药后的血镁浓度水平无显著影响，与一项子痫前期妇女使用硫酸镁的群体药代动力学的研究结论一致[15]。

目前国际上已发表的硫酸镁静脉给药方案较多，负荷剂量范围为 4~6 g，维持剂量范围为 1~3 g/h，维持时间为 6~24 h[2,6,15-17]。有文献报道，4~6 g 负荷剂量给药后血清镁离子可迅速升至 2.1~3.8 mmol/L，但在 60 min 内快速降至 1.3~1.7 mmol/L[8]，但如继续联合 1~2 g/h 持续输注时，血镁浓度更易达到 2~3 mmol/L[18]。因此，尽管已报道的硫酸镁剂量方案差异较大，但均推荐负荷剂量联合维持剂量的方案,以维持有效的血镁浓度水平。我们的研究发现,在硫酸镁使用总量无显著差异的情况下,维持给药期间和维持给药结束后测定的血镁浓度达标患者中给予负荷剂量的比例均显著高于未达标患者($P<0.001$),证实了给予负荷剂量后血镁浓度更易达标。此外,调查结果显示有23.08%的妊娠期高血压疾病患者使用的硫酸镁方案中未给予负荷剂量,可能是导致硫酸镁维持给药期间和结束后血镁浓度达标率不高的原因之一。

一项对于重度子痫前期患者使用硫酸镁后的血镁浓度的连续监测结果显示,负荷剂量5 g,维持剂量1 g/h维持1 h后血镁浓度即可达1.93 mmol/L,此后至维持结束期间血镁浓度波动在1.85~2.42 mmol/L,均处于目标浓度范围内[7]。本研究发现,有47.83%的患者在平均维持给药时间为4.67 h时血镁浓度仍不达标,与前述报道的结果不同。此外,维持给药期间血镁浓度达标患者与未达标患者在年龄、BMI、双胎比例及诊断方面均无显著性差异,提示可能有其他因素显著影响了血镁浓度的达标情况,需要进一步深入研究。

目前为止,硫酸镁预防和治疗子痫的作用机制尚不清楚,有效治疗浓度范围也仅是基于早期的临床和实验室观察性研究得出,而不是基于标准的暴露—反应研究[4,16]。在硫酸镁治疗子痫前期患者时,具有较低的血镁浓度水平时可能治疗有效,而血镁浓度在目标浓度范围时也可能治疗无效[19,20],因此Okusanya等学者[18]认为预防子痫的最低有效血镁浓度低于普遍接受的水平。本研究发现,维持给药期间及结束后测定血镁浓度达标患者与未达标患者均无子痫发作,且在孕周延长时间及结局方面均无显著性差异,提示硫酸镁的最低有效治疗浓度可能低于指南推荐的1.8 mmol/L,但因为我们的研究病例只有108例,尚需要进一步的研究确定。

本研究为妊娠期高血压疾病患者血镁浓度达标情况的调查性研究,存在一些不足,如研究为回顾性分析,测定血镁浓度的采血时间的准确性可能有一定偏差,未进行硫酸镁不良反应的评价等。其次,由于样本数量少,相关因素的差异显著性可能未显示,笔者将在更大样本量基础上做进一步研究。

综上所述,硫酸镁给药方案为给予或不给予负荷剂量5 g,维持1.25~1.5 g/h(剂量10 g或15 g,维持8~10 h)时,患者的血镁浓度水平波动较大,维持给药期间和维持给药结束后的血镁浓度的达标率均较低,影响因素不明,可能与未给予负荷剂量有关。建议临床规范硫酸镁给药方案,给予负荷剂量硫酸镁,必要时延长维持给药时间,以更好地达到并维持治疗的有效浓度。此外,本研究还发现血镁浓度达标患者与未达标患者均无子痫发作,且在延长孕周时间及妊娠结局方面均无显著性差异,因此推测有效治疗浓度范围可能低于指南推荐的1.8~3.0 mmol/L,有必要做进一步研究,以探索影响血镁浓度达标的因素及最低有效治疗浓度范围,保障患者用药的安全有效。

参考文献

[1] XIE X, KONG B H, DUAN T. Obstetrics and Gynaecology [M]. Beijing: People's Medical Publishing House, 2019.

[2] 中华医学会妇产科学分会妊娠期高血压疾病学组. 妊娠期高血压疾病诊治指南(2015)[J].中华妇产科杂志, 2015, 50(10): 721-728.

[3] SIBAI B M, GRAHAM J M, MCCUBBIN J H. A Comparison of Intravenous and Intramuscular Magnesium Sulfate Regimens in Preeclampsia[J]. Am J Obstet Gynecol, 1984, 150(6): 728-733.

[4] CHESLEY L C, TEPPER I. Levels of Magnesium Attained in Magnesium Sulfate Therapy for Preeclampsia and Eclampsia[J]. Surg Clin North Am, 1957, 37(2): 353-367.

[5] EASTMAN N J, STEPTOE P P. The Management of Pre-eclampsia[J]. Can Med Assoc J, 1945, 52(6): 562-568.

[6] American College of Obstetricians and Gynecologists (ACOG). ACOG Practice Bulletin No. 202 Summary: Gestational Hypertension and Preeclampsia[J]. Obstet Gynecol, 2019, 133(1): e1-e25.

[7] PHUAPRADIT W, SAROPALA N, HARUVASIN S, et al. Serum level of magnesium attained in magnesium sulfate therapy for severe preeclampsia[J]. Asia Oceania J Obstet Gynaecol, 1993, 19(4): 387-390.

[8] LU J F, NIGHTINGALE C H. Magnesium Sulfate in Eclampsia and Pre-eclampsia: Pharmacokinetic Principles[J].

Clin Pharmacokinet, 2000, 38(4): 305-314.

[9] CHUAN F S, CHARLES B G, BOYLE R K, et al. Population Pharmacokinetics of Magnesium in Preeclampsia[J]. Am J Obstet Gynecol, 2001, 185(3): 593-599.

[10] SANDERS R, KONGIJNENBERG A, HUIJGEN H J, et al. Intracellular and Extracellular, Ionized and Total Magnesium in Pre-Eclampsia and Uncomplicated Pregnancy[J]. Clin Chem Lab Med, 1999, 37(1): 55-59.

[11] SEELING M S, BERGER A R. Range of Normal Serum Magnesium Values[J]. N Engl J Med, 1974, 290(17): 974.

[12] MASON B A, STANDLEY C A, WHITTY J E, et al. Fetal Ionized Magnesium Levels Parallel Maternal Levels During Magnesium Sulfate Therapy for Preeclampsia[J]. Am J Obstet Gynecol, 1996, 175(1): 213-217.

[13] CHISSELL S, BOTHA J H, MOODLEY J, et al. Intravenous and Intramuscular Magnesium Sulphate Regimens in Severe Pre-Eclampsia[J]. S Afr Med J, 1994, 84(9): 607-610.

[14] GUZIN K, GOYNUMER G, GOKDAGLI F, et al. The Effect of Magnesium Sulfate Treatment on Blood Biochemistry and Bleeding Time in Patients With Severe Preeclampsia[J]. J Matern Fetal Neonatal Med, 2010, 23(5): 399-402.

[15] American College of Obstetricians and Gynecologists, Task Force on Hypertension, Hypertension in Pregnancy. Report of the American College of Obstetricians and Gynecologists' Task Force on Hypertension in Pregnancy[J]. Obstet Gynecol, 2013, 122(5): 1122-1131.

[16] PRITCHARD J A. The Use of the Magnesium Ion in the Management of Eclamptogenic Toxemias[J]. Surg Gynecol Obstet, 1955, 100(2): 131-140.

[17] CUNNINGHAM F G, LEVENO K J, BLOOM S L, et al. Williams Obstetrics[M]. New York: McGraw Hill, 2010.

[18] OKUSANYA B O, OLADAPO O T, LONG Q, et al. Clinical Pharmacokinetic Properties of Magnesium Sulphate in Women with Pre-eclampsia and Eclampsia[J]. BJOG, 2016, 123(3): 356-366.

[19] AALI B S, KHAZAELI P, GHASEMI F. Ionized and Total Magnesium Concentration in Patients With Severe Preeclampsia-Eclampsia Undergoing Magnesium Sulfate Therapy[J]. J Obstet Gynaecol Res, 2007, 33(2): 138-143.

[20] PASCOAL A C, KATZ L, PINTO M H, et al. Serum Magnesium Levels During Magnesium Sulfate Infusion at 1 Gram/Hour Versus 2 Grams/Hour as a Maintenance Dose to Prevent Eclampsia in Women With Severe Preeclampsia: A Randomized Clinical Trial[J]. Medicine (Baltimore), 2019, 98(32): e16779.

(李静静 张昌生 李德品 唐 莲 彭 兰 著,虞燕霞 审)
(南京医科大学附属苏州医院 苏州市立医院,徐州医科大学药学院)
[基金项目:江苏省药学会-奥赛康药学基金(项目编号 A201726),江苏省药学会-天晴医院药学基金(项目编号 Q2018163)]

药学干预对慢性心衰患者再住院及费用的影响

【摘　要】　目的：评价临床药师对慢性心衰住院患者开展药学干预的效果。方法：选取2017年1月至9月入住江苏大学附属昆山医院昆山市第一人民医院心内科的符合纳入标准的慢性心衰患者，随机分配床位，根据治疗组，分为对照组和干预组；对照组进行常规治疗，干预组常规治疗联合药学干预，并随访2年；统计两组患者的再住院次数、住院天数、治疗费用等。结果与对照组相比，药学干预组再住院率与再住院次数显著低于对照组（$P=0.027$，$P=0.002$）；住院天数、住院费用、药品费用低于对照组，但差异无统计学意义（$P>0.05$）。结论：临床药师对慢性心衰患者进行药学干预可以提高治疗效果、降低医疗成本，提高患者生活质量。

【关键词】　药学干预；心衰；临床药师；再住院

Effects of pharmaceutical intervention on readmission and cost in patients with chronic heart failure

【Abstract】　Objective：To evaluate the effect of pharmaceutical intervention on inpatients with chronic heart failure by clinical pharmacists. Methods：Patients with chronic heart failure who met the inclusion criteria and were admitted to the department of cardiology of Kunshan First People's Hospital Kunshan Hospital Affiliated to Jiangsu University from January to September 2017 were selected and divided into control group and intervention group according to the treatment group. The control group received conventional treatment, the intervention group received conventional treatment combined with pharmaceutical intervention, and followed up for 2 years；The number of readmission, length of stay and cost of treatment were calculated and compared. Results：Compared with the control group, the rate and frequency of readmission in the pharmaceutical intervention group were significantly lower than that in the control group（$P=0.027$, $P=0.002$）；Length of stay, cost of stay and drug cost were lower than the control group, but the difference was not statistically significant（$P>0.05$）. Conclusion：Pharmaceutical intervention by clinical pharmacists in patients with chronic heart failure can improve the therapeutic effect, reduce medical costs and improve the quality of life of patients.

【Key words】　pharmaceutical intervention；chronic heart failure；clinical pharmacist；readmission

慢性心衰是各种心脏疾病的终末阶段，发病群体多为中老年人，病死率高[1]。据《中国心血管病报告2018》中统计[2]，慢性心衰患者的发病率及病死率近几年整体呈现上升趋势。随着医学科技的发展，在改善心衰症状和降低病死率等方面有所进步，但心衰患者反复住院率高、生活质量差、医疗费用高仍给患者及社会带来了沉重的负担[3]。本研究旨在通过临床药师对心衰患者的药学服务，评估药学干预在提高患者用药依从性、降低再住院率、降低医疗费用等方面的作用。

一、资料与方法

（一）一般资料

选取江苏大学附属昆山医院昆山市第一人民医院2017年1月~9月入住心内科的符合纳入标准的慢性心衰患者，随机分配床位，入住第一治疗组的患者作为药学干预组，并跟踪随访至2019年9月；入住第二治疗组的患者作为对照组，常规治疗，不进行药学干预。同时通过医院HIS系统，以身份证号码为辨识字段，统计两组患者在2年间的再住院次数、再住院总住院天数、住院费用、药品费用等。入选标准：（1）患者年龄≥18岁，且≤90岁；（2）根据我国心衰诊断标准，确诊为慢性心衰；（3）住院时长不少于3天；（4）纽约心脏学会（New York Heart Association，NYHA）心功能分级Ⅱ~Ⅳ；（5）病例资料方便查询并且完整。排除标准：（1）沟通能力欠缺，不能正常表达意愿的患者；（2）合并疾病多，无法判断以心衰全因住院的患者；（3）单次住院时间超过90天的患者；（4）依从性差的患者。

（二）药学干预方式

1. 入院药学评估

临床药师对入院第一天的心衰患者进行药学访谈和药学评估，掌握患者疾病史、用药史、过敏史、用药依从性等，并做好相关记录；参与医护团队共同制订药物治疗方案，拟定临床药学监护计划。

2. 住院药学监护

患者住院期间，临床药师进行药学查房，根据治疗方案，为患者提供治疗心衰药物的适应证、用法用量、注意事项、药品不良反应、联合用药等知识；为患者普及慢性心衰疾病治疗知识，指导日常饮食起居需要关注内容。针对文化层次、理解能力、依从性的不同，有侧重地调整监护重点，增强患者治疗信心；在药物治疗方案调整、出现不良反应、疗效不佳时，药师及时跟进，提高患者用药的依从性；针对需要血药浓度监测和基因检测的药物，关注采集血样时间和监测结果，落实精准化药学服务。

3. 出院当日措施

根据医生出院医嘱和患者实际恢复情况，指导患者正确服用出院带药和储存药品，告知下一步随访计划和联系方式。

4. 出院后随访

在患者出院后1~2周，至患者家中了解康复情况和药物使用情况，评估依从性。针对服药依从性不佳的患者，再次进行健康和用药教育和用药指导，排除患者顾虑，并增加后续电话随访次数。纳入药学干预的观察患者，院后随访2年，每月1次，根据患者状态可酌情调整访视次数。

（三）统计学方法

应用SPSS 19.0统计软件进行数据分析，计量资料用均数±标准差（$\bar{x} \pm s$）表示，进行t检验；计数资料用例数和百分比表示，进行χ^2检验，$P<0.05$为差异有统计学意义。

二、结果

（一）患者一般资料

收集基础信息对照组50人，纳入药学干预试验组71人，两组患者一般资料差异无统计学意义（$P>0.05$），具有可比性，见表1。

（二）随访期间药学干预常见问题

临床药师随访过程中除了疗效评估、指导用药、收集药品不良反应等，还要善于发现患者存在的问题，随访发现问题中有超过一半的患者运动量过少、近一半患者有存在漏服或多服药的现象，见表2。临床药师及时采取措施，有针对性、个性化地加强干预。

（三）两组患者再住院情况比较

随访结束时两组患者2年间因心衰再住院情况见表3。结果显示，干预组71例中24例再住院次数为59次，对照组50例中27例再住院次数为75次，干预组再住院率和再住院人次明显少于对照组（$P=0.027$，$P=0.002$）。

（四）两组患者再住院费用及住院天数比较

按患者再住院次数分层统计，再住院率两组比较无统计学差异（$P=0.119$），但再住院人次干预组明显小于对照组（$P=0.008$）。两组患者再住院平均费用及平均天数比较差异无统计学意义

（P>0.05），但从两组的统计数值看，干预组在住院天数、住院费用及药品费用上都低于对照组。

表 1 患者一般资料

指标	对照组（N=50）	干预组（N=71）	P
年龄/岁	73.42±10.68	74.41±13.85	0.646
性别 [N（占比/%）]			
男	30（60.00）	35（49.30）	0.276
女	20（40.00）	36（50.70）	
NHYA 分级 [N（占比/%）]			
Ⅱ级	15（30.00）	16（22.50）	
Ⅲ级	21（42.00）	31（43.70）	0.692
Ⅳ级	14（28.00）	24（33.80）	

表 2 随访中常见问题

问题	人次（占比/%）	干预措施
运动量少	56（78.87）	指导起居，康复锻炼
漏服或多服药品	46（64.79）	指导填写服药卡，记录服药信息
剂量不准	21（29.58）	每种药品明显标识用药数量，分开包装
不适当服用保健品	18（25.35）	加强保健宣传，指导合理选择保健品
重复用药	15（21.12）	与医生沟通，精简药理作用相似的药品
随意停药、换药	13（18.30）	加强教育指导，提高依从性
未定期门诊随访	9（12.67）	设计随访日记，提前预约提醒
其他	6（8.45）	送药上门、代报销、联系专家门诊等

表 3 两组患者再住院次数比较

再住院 [N/次]	对照组（N=50）	干预组（N=71）	P
1	10（10）	10（10）	
2	2（4）	4（8）	
3	6（18）	3（9）	0.119（0.008）
4	2（8）	3（12）	
≥5	7（35）	4（20）	
合计	27（75）	24（59）	0.027（0.002）
再住院率/%	54.00	33.80	

表 4 两组患者住院天数、费用比较

指标	对照组（N=50）	干预组（N=71）	P
住院天数/d	27.70±42.51	16.90±42.09	0.169
住院费用/元	37 657.24±35 531.40	31 161.49±46 637.35	0.408
药品费用/元	14 949.22±17 778.39	11 687.31±25 174.67	0.432

三、讨论

心力衰竭是长期、反复、渐进的慢性疾病，需要终身服药治疗，严重降低了患者的生活质量，同时给患者家庭和社会带来了经济负担。在健康中国建设大背景下，慢性疾病管理更加注重早期预防和过程干预[4]，各界人士都在积极探索适合的管理模式，有医药护多学科协作管理[5]、心理护理干预[6]、推行社区签约药师等[7]。近几年，我院大力推进临床药学建设，培养临床药学人才，加大与医疗临床团队的协作，在合理用药、控制费用、提高满意度等方面均做了大量工作。本项目为我院心内科临床药师对住院心衰患者进行的药学干预研究，结果显示，通过临床药师的药学服务，慢性心衰患者的再住院率和再住院次数明显下降，平均住院天数、住院费用和药品费用与对照组比较也有不同程度降低。虽然本研究观察时间短、病例数有限，但仍说明药学干预在提高治疗效果、降低医疗成本方面有积极的作用。

本项目随访中发现了许多慢性病患者存在的用药问题，如漏服药品、重复用药、随意停药、乱服保健品和中药等，导致疗效欠佳、不良反应发生率高、成本上升等。药师的及时干预，缓解了部分问题，但仍有相当多的患者群体没有覆盖，说明针对需要长期服药的慢性病患者，药学服务的跟进非常迫切。

本研究采取的药学干预以药学查房、用药指导、健康宣教、定期随访、评估依从性、监测用药指标等为主，与国外临床药师的工作职责、服务主动性和被认可度仍有差距[8]。随着新媒体、互联网、信息管理设备、精准检测技术的发展，药学干预的手段越来越多、平台越来越广。药师参与慢性病管理团队，通过摸索、实践，建立具有药学特色的管理模式，可切实提高患者生存质量、降低医疗成本。

参考文献

[1] 韩额尔德木图，马月宏，王海燕，等. 慢性心衰的病理生理及发病机制研究进展[J]. 中西医结合心脑血管病杂志，2016，14(12)：1349-1352.

[2] 胡盛寿，高润霖，刘力生，等.《中国心血管病报告2018》概要[J]. 中国循环杂志，2019，34(3)：209-220.

[3] 陈爽，焦雪峰，郭蕊，等. 临床药师参与慢性心力衰竭疾病管理的效果评价[J]. 中国药房，2016，27(35)：5021-5023.

[4] 蒙龙，杨佳丹，宋捷，等. 药师在社区开展慢性病管理的切入点及实践体会[J]. 中国药房，2018，29(19)：2709-2712.

[5] 于峰，雒道光，贺坤，等. 药师与医护人员协作管理对降低心力衰竭医保患者再住院率和医疗费用的影响[J]. 中国心血管杂志，2017，22(3)：206-209.

[6] 王志敏，冯泽瑞，夏凯，等. 个性化心理护理干预对慢性心衰患者生活质量调查分析[J]. 世界最新医学信息文摘，2018，18(95)：272-273.

[7] 常永智，王少彬. 家庭医生签约服务在实施老年高血压患者社区护理管理中的应用[J]. 中国医药导报，2014，11(10)：98-100.

[8] CHRISTIE S, GOLBARG M, MONIQUE C, et al. The Effect of Clinical Pharmacists on Readmission Rates of Heart Failure Patients in the Accountable Care Environment[J]. Journal of Managed Care & Specialty Pharmacy, 2018, 24(8): 795-799.

（陈亚芳　赵玉琴　董文彬　赵志强　许浩军）
（江苏大学附属昆山医院 昆山市第一人民医院）
[基金项目：2016年度苏州市产业技术创新专项（项目编号SYSD2016158）]

我院门诊降糖药物使用横断面调查分析

【摘 要】 目的：调查门诊糖尿病患者降糖药物的使用情况，分析合理用药情况以及用药习惯。方法：采用横断面调查方法，选取2018年6月14日门诊处方中含有降糖药物的处方，进行统计学及循证学分析。结果：161张降糖药处方中，处方合格率为97.5%，其中单联用药57.8%，双联用药36.0%，三联用药10.6%，四联用药0.6%；使用频次前四位的药物分别为二甲双胍、磺脲类促泌剂、预混胰岛素、阿卡波糖；161张处方中有42例患者年龄≥50岁，合并至少1项心血管事件危险因素，但仅12例启用抗血小板聚集药物行卒中预防。结论：目前我院降糖药物处方合理性较高，但在各类降糖药物的个体化选择方面，仍有待进一步优化。

【关键词】 横断面调查；降糖药处方；个体化治疗；合理用药

Cross-sectional survey and analysis of the use of hypoglycemic drugs in our hospital outpatient department

【Abstract】 Objective：Investigate the use of hypoglycemic drugs in outpatients with diabetes, analyze the rational use of drugs and their habits. Methods：Using the cross-sectional survey method, the prescriptions containing hypoglycemic drugs in the outpatient prescriptions on June 14, 2018 were selected for statistical and evidence-based analysis. Results：Among the 161 prescriptions of hypoglycemic drugs, the prescription pass rate was 97.5%, of which 57.8% were single combination drugs, 36.0% dual combination drugs, 10.6% triple combination drugs, and 0.6% quadruple combination drugs. The top four drugs used were metformin, sulfonylureas secretagogues, premixed insulin, and acarbose; 42 of the 161 prescriptions were patients ≥ 50 years of age, combined with at least one risk factor for cardiovascular events, but only 12 had strokes with anti-platelet aggregation drugs prevention. Conclusion：At present, the prescription of hypoglycemic drugs in our hospital is reasonable, but in the individualized selection of various hypoglycemic drugs, further optimization is still needed.

【Key words】 cross-sectional survey；prescription of hypoglycemic drugs；individualized treatment；rational use of drugs

2013年我国慢性病及其危险因素监测显示，18岁及以上人群糖尿病患病率为10.4%[1]。随着生活水平的提高及人口老龄化，糖尿病的发病率仍将继续上升。糖尿病的综合治疗中，药物治疗是重要的一环。我院为拥有1 196张床位的大型综合性三级医院，是本地区唯一拥有糖尿病专科的医院，为了解我院门诊糖尿病患者的用药情况，促进临床合理用药，笔者通过横断面调查，从循证医学角度对苏州大学附属太仓医院太仓市第一人民医院门诊糖尿病患者降糖药物使用情况进行分析。

一、资料与方法

（一）资料

苏州大学附属太仓医院太仓市第一人民医院2018年6月14日全天门诊处方共2 482张，包括当日方便门诊处方。

（二）方法

采用横断面调查方法，利用苏州大学附属太仓医院太仓市第一人民医院HIS信息管理系统，收集当日所有使用降糖药物的门诊处方共计161张，用Excel制定调查表，对患者年龄、性别、诊断、降糖药使用情况、合并用药情况逐一统计。

（三）评价依据

根据药品法定说明书、国内外相关指南及专家共识[2-4]等，包括相关循证药学资料，评价降糖药物使用的合理性。

二、结果

（一）处方基本情况

2 482 张门诊处方中，含降糖药的处方为 161 张，占 6.5%；男性患者较女性患者稍多；≤65 岁者居多；以单联及二联用药为主；用药合理率为 97.5%，合理率较高。见表 1。

（二）处方科室分布情况

161 张降糖药物处方均分布在内科相关门诊及方便门诊。其中以方便门诊的处方数最多，占 60.2%，其次为内分泌科、普内科等。分布情况见表 2。

（三）降糖药使用情况

161 张处方中，二甲双胍使用频次最高，其次依次为预混胰岛素、阿卡波糖、长效胰岛素等。其中磺脲类促泌剂单药排名较阿卡波糖及长效胰岛素靠后，但磺脲类促泌剂总体使用频次仅次于二甲双胍。各品种药物联合使用情况以及药物使用频次见表 3。在联合用药的处方中以二联用药和三联用药方案最多，见表 4。

（四）抗血小板聚集药物使用情况

161 张处方中，48 张处方同时合并其他疾病（依据诊断及用药），其中 45 例合并有高血压或脑梗塞或慢性肾脏病，其中 42 例年龄>50 岁，启用抗血小板聚集药物进行卒中预防的处方为 12 例，其中使用阿司匹林的处方为 7 例，使用西洛他唑的为 3 例，使用氯吡格雷的为 2 例。

表 1　处方基本情况

项目	分类	数量	占比/%
性别	男性	91	56.5
	女性	70	43.55
年龄	≤65 岁	104	64.6
	>65 岁	57	35.4
联合用药	单药	85	57.8
	二联	58	36.0
	三联	17	10.6
	四联	1	0.6
用药合理性评价	合理	157	97.5
	不合理	4	2.5

表 2　降糖药处方科室分布情况

科室	例数	占比/%	科室	例数	占比/%
方便门诊	97	60.2	神经内科	3	1.9
内分泌科	48	29.8	妇产科	1	0.6
普内科	12	7.5			

表3 各种降糖药物联合使用情况及频次分析

药品名称	一联		二联		三联		四联		总数	
	例数	比例/%	例数	比例/%	例数	比例/%	例数	比例/%	总数	排名
二甲双胍	28	32.9	41	70.7	12	70.6	1	100	82	1
预混胰岛素	24	28.8	11	19.0	1	5.9	0	0	36	2
阿卡波糖	7	8.2	17	29.3	10	58.8	1	100	35	3
长效胰岛素	8	9.4	8	13.8	8	47.1	0	0	23	4
格列美脲	4	4.7	10	17.2	4	23.5	0	0	18	5
格列齐特缓释片	3	3.4	6	10.3	4	23.5	0	0	13	6
格列吡嗪控释片	2	2.3	4	6.9	3	17.6	1	100	10	7
西格列汀	2	2.3	4	6.9	2	11.8	1	100	9	8
瑞格列奈	2	2.3	4	6.9	1	5.9	0	0	7	9
沙格列汀	3	3.4	2	3.5	2	11.8	0	0	7	9
吡格列酮	0	0	5	8.6	0	0	0	0	5	11
伏格列波糖	0	0	1	1.7	2	11.8	0	0	3	12
短效胰岛素	2	2.3	2	3.5	0	0	0	0	3	12
中效胰岛素	0	0	1	1.7	1	5.9	0	0	2	14
黄连素	0	0	0	0	1	5.9	0	0	1	15

表4 二联及三联用药方案具体类型

二联		三联	
类型	例数	类型	例数
二甲双胍+阿卡波糖	8	二甲双胍+促泌剂+伏格列波糖	1
二甲双胍+促泌剂	13	二甲双胍+促泌剂+黄连素	1
二甲双胍+增敏剂	5	二甲双胍+促泌剂+DPP-4	3
二甲双胍+预混胰岛素	7	二甲双胍+促泌剂+长效胰岛素	1
二甲双胍+长效胰岛素	2	二甲双胍+促泌剂+阿卡波糖	2
二甲双胍+DPP-4	4	二甲双胍+阿卡波糖+长效胰岛素	2
阿卡波糖+预混胰岛素	3	二甲双胍+阿卡波糖+中效胰岛素	1
阿卡波糖+长效胰岛素	1	二甲双胍+阿卡波糖+预混胰岛素	1
阿卡波糖+促泌剂	4	阿卡波糖+DPP-4+长效胰岛素	1
伏格列波糖+促泌剂	1	促泌剂+阿卡波糖+长效胰岛素	3
促泌剂+DPP-4	1	促泌剂+伏格列波糖+长效胰岛素	1
促泌剂+长效胰岛素	2		
短效胰岛素+长效胰岛素	1		
预混胰岛素+长效胰岛素	1		
DPP-4酶抑制剂+预混胰岛素	1		

三、讨论

（一）处方合理性及联合降糖方案合理性分析

在所有处方中有 4 张处方存在明显不合理之处，一张处方二甲双胍用法用量开具为 1 g tid、一张处方二甲双胍开具为 1.5 g bid，二甲双胍使用剂量偏大；一张处方格列齐特缓释片用法开具为 60 mg bid，给药频次不适宜；一张处方中胰岛素用法开具为皮内注射。其余处方未见明显不合理情况。在单联用药方案中，以二甲双胍单药治疗为主，其次为预混胰岛素，而阿卡波糖及磺脲类药物排在预混胰岛素之后，该情况与目前指南[1]推荐的 2 型糖尿病单药治疗方案以二甲双胍为首选，其次为阿卡波糖和促泌剂的建议不符，但与医师沟通后得知，部分患者为初发糖尿病患者，预混胰岛素为胰岛素强化治疗方案。在多联用药方案中未见有明显不适宜的联合用药方案。

（二）二甲双胍使用情况分析

在所有降糖药物中二甲双胍使用频率最高，这与目前指南[2]推荐相符合。目前国际上推荐二甲双胍作为 2 型糖尿病患者首选一线用药，在没有用药禁忌的情况下，推荐二甲双胍作为基线药物长期保留在患者的治疗方案中[3]。虽然在单联用药方案中，二甲双胍使用比例较其他方案低，但考虑有 28.8% 的患者使用胰岛素治疗，不排除初发糖尿病患者的胰岛素强化治疗。在二甲双胍使用中仍存在一定不足，目前推荐二甲双胍使用最佳剂量为每日 2g[3]，但经分析发现有 27 张处方二甲双胍未使用至最佳剂量，其中 19 例为联合用药。

（三）磺脲类促泌剂使用情况分析

磺脲类促泌剂用于 2 型糖尿病患者，在二甲双胍不能耐受的情况下，是单联降糖方案的备选药物之一，是多联降糖方案的选择药物之一[2]。虽然我院磺脲类促泌剂种类较齐全，包含格列本脲、格列喹酮、格列吡嗪、格列吡嗪控释片、格列齐特缓释片、格列美脲，但医生以格列吡嗪控释片、格列齐特缓释片、格列美脲作为主要选择药物，上述三类磺脲类制剂对体重影响小、低血糖风险相对较低[4]。磺脲类药物的使用是较为合理的。

（四）阿卡波糖使用情况分析

阿卡波糖在 1 型及 2 型糖尿病患者中均可使用。在 2 型糖尿病中，阿卡波糖可作为二甲双胍不耐受患者的一线备选用药，也可与其他药物联合降糖[2]。阿卡波糖主要降低餐后血糖，同时可降低餐前反应性低血糖。目前研究显示阿卡波糖具有明确的心血管获益，在二甲双胍不能耐受的患者中与磺脲类促泌剂相比可明显降低心血管事件发生率[5]。但我院阿卡波糖使用频率低于磺脲类促泌剂，不排除与其价格较磺脲类促泌剂高、患者服药依从性差等情况有关。

（五）吡格列酮使用情况分析

吡格列酮为噻唑烷二酮类降糖药物，为胰岛素增敏剂，我院同类品种还有罗格列酮。该类药物不仅具有胰岛素增敏效果，同时对胰岛细胞具有一定保护作用，越早应用获益越佳[6]。吡格列酮较罗格列酮应用范围更广，效果更佳[6]，因此医生更倾向于选择吡格列酮。但总体选择率偏低，考虑与该类药物肝损害、心脏毒性以及膀胱癌等不良反应报道有关。但如果在用药过程中做好用药监护，该类药物还是可以安全使用的。

（六）DPP-4 酶抑制剂使用情况分析

DPP-4 酶抑制剂在我国治疗 2 型糖尿病的降糖方案中，为二联及多联用药的选择之一，暂未推荐用于单药降糖方案[2]。本案处方分析发现有 5.7% 的单药处方选择 DPP-4 酶抑制剂，具体原因暂不明确，但如果患者病情允许，个人认为仍以遵循目前指南[2]推荐的治疗方案为佳。

（七）胰岛素使用情况分析

分析本次降糖药处方，胰岛素的使用以单联及双联用药方案为主，尤其是单药降糖方案。胰岛素常见不良反应为低血糖和体重增加，使用胰岛素过程中联合使用口服药物，可减少胰岛素的使用剂量，尤其是联合使用不影响体重或可减轻体重的药物，如二甲双胍，可减少胰岛素体重增加的不良反应。因此，在单药使用预混胰岛素的患者中，个人认为可联合使用口服降糖药物，以减少胰岛素的使用剂量,减轻胰岛素体重增加的不良反应。

(八) 抗血小板聚集药物使用情况分析

有研究显示,应用阿司匹林行卒中一级和二级预防可显著降低相关心血管事件的发生率[7,8]。我国指南建议对年龄≥50 岁(男性和女性)的糖尿病患者,合并至少 1 项心血管病变危险因素(早发 ASCVD 家族史、高血压、血脂异常、吸烟、慢性肾脏病/蛋白尿),且无出血高风险,可启用阿司匹林作为一级预防[2]。从本次处方分析情况可以看出,目前我院对糖尿病患者行卒中预防的比例仍有待提高。

综上,本次处方分析,采用横断面的调查方法,从一定程度上了解我院降糖药物使用情况。目前我院总体处方合理性较高,医师对降糖药物的选择及使用基本符合指南推荐。但在各类降糖药物的个体化选择中,仍有待进一步优化。希望本次研究能为广大医师提供一定参考,在优化降糖方案的同时,临床用药还可进一步趋向个体化。

参考文献

[1] WANG L, GAO P, ZHANG M, et al. Prevalence and Ethnic Pattern of Diabetes and Prediabetes in China in 2013[J]. JAMA, 2017, 317(24):2515-2523.

[2] 中华医学会糖尿病学分会. 中国 2 型糖尿病防治指南(2017 年版)[J]. 中华糖尿病杂志, 2018, 10(1): 4-67.

[3] 母义明, 纪立农, 宁光, 等. 二甲双胍临床应用专家共识(2016 年版)[J]. 中国糖尿病杂志, 2016, 24(10): 871-884.

[4] 母义明, 杨文英, 朱大龙, 等. 磺脲类药物临床应用专家共识(2016 年版)[J]. 药品评价, 2017, 14(1): 5-12.

[5] PAI-FENG H SHIH-HSIEN S, HAO-MIN C, et al. Cardiovascular benenfits of acarbose vs sulfonylureas in patients with type 2 diabetes treated with metformin[J]. J Clin Endocrinol Metab, 2018, 103(10):3611-3619.

[6] 钟立敏, 李向荣, 宋俊华. 糖尿病安全合理用药指导体系的建立[J]. 药品评价, 2012, 09(17): 20-25.

[7] BAIGENT C, BLACKWELL L, COLLINS R, et al. Aspirin in the primary and secondary prevention of vascular disease: collaborative meta-analysis of individual participant data from randomised trials[J]. Lancet, 2009, 373(9678): 1849-1860.

[8] BERARDIS G, SACCO M, STRIPPOLI G F, et al. Aspirin fo rprimary prevention of cardiovascular events in people with diabetes: meta-analysis of randomised controlled trials[J]. BMJ, 2009, 339: b4531.

(成昌娟 著,陈国梅 审)
(苏州大学附属太仓医院 太仓市第一人民医院)

[基金项目:2017 年度苏州市产业技术创新专项,民生科技-医疗卫生应用基础研究(第三批)(项目编号 SYSD2017163)]

·论著·

我院静脉用药调配中心干预有特殊时间要求成品输液使用的研究

【摘 要】 目的：提高静脉用药调配中心（PIVAS）有特殊时间要求成品输液使用的规范率。方法：通过药品调研、信息采集等方式分析成品输液未按规定时间使用的原因，采取相应的干预措施。统计2019年3月1日~10日（干预前）与2019年6月1日~10日（干预后）成品输液各环节的具体用时，重点监测奥美拉唑、泮托拉唑和长春西汀的使用情况，评价干预效果。结果：干预后成品输液的PIVAS滞留平均时间、平均配送时间和病房滞留平均时间明显缩短（$P<0.05$），3种主要存在问题的药物未在规定时间内使用的发生率显著下降。结论：我院PIVAS的干预措施提高了有特殊时间要求成品输液使用的规范性，为患者的安全用药提供了保障。

【关键词】 静脉用药调配中心；闭环；成品输液；滞留时间

Intervention of the use of finished product infusion with special time requirements in PIVAS of our hospital

【Abstract】 OBJECTIVE To improve the standard rate of finished product infusion with special time requirements in PIVAS of our hospital, and promote rational drug use by patients. METHODS Analyze the reasons why the infusion of finished products was not used in accordance with the prescribed time and take corresponding intervention measures. Statistically analyze the specific time of each link of infusion of finished products from March 1－10, 2019（before intervention）to June 1－10, 2019（after intervention）, mainly monitor the usage of omeprazole, pantoprazole and vinoxetine to evaluate the intervention effect. RESULTS Compared with March 2019, the average time from configuration to delivery, average delivery time and time from receiving to actual use of finished product infusion in June 2019 were significantly reduced. The incidence of the three major problematic drugs not being used within the prescribed time period decreased significantly. CONCLUSIONS The PIVAS intervention measures in our hospital have improved the standard of infusion for finished products with special time requirements, and provided a guarantee for the safe use of drugs for patients.

【Key words】 pharmacy intravenous admixture service; closed loop; finished product infusion; detention time

随着现代医疗技术的发展以及国内医疗条件的改善，静脉用药集中调配逐渐成为一种趋势，静脉用药调配中心（Pharmacy Intravenous Admixture Services，PIVAS）将原来在病区开放环境下进行调配的静脉输液，集中由专业技术人员在万级洁净区、局部百级洁净的操作台进行调配。PIVAS的普及降低了尘埃、微粒、微生物等污染的可能性，减少了调配环境对医务人员的损害，加强了用药合理性的审核，提高了静脉输液调配的安全性，有利于合理用药[1]。但是成品输液在配送至各科室后的实际使用环节缺乏规范化管理，尤其是调配后对稳定时间、滴注时间等有特殊要求的药物存在一定的安全隐患[2]，易出现稳定性下降，疗效降低，甚至发生药物不良反应等情况[3]。文献[4]报道，50%以上的输液反应与成品输液放置时间过长有关。

2019年3月江苏大学附属昆山医院昆山市第一人民医院将PIVAS智慧园系统与移动护理系统通过医院HIS系统完成连接，移动护理系统将成品输液接收、执行和结束时间上传至医院HIS系统，再反馈到PIVAS智慧园系统。每一袋输液在智慧园系统中都会形成路径，PIVAS人员可以通过实时监控了解药品的调配、运送和临床使用情况。以PDA为工具，医院HIS系统为软件平台，实时存取PIVAS和护理工作信息，我院实现了药品的闭环管理。

本研究调查了我院PIVAS有特殊时间要求的成品输液使用情况，分析比较干预措施实施前后用药情况，报告如下。

一、资料与方法

（一）资料

参考药品说明书，将我院PIVAS使用的171种药品中，编制调配后有特殊时间要求的药品目录，见图1。

药物名称	生产厂家	储存条件	稳定时间	滴注时间
青霉素钠	华北制药	现配现用	/	≤50万U/min
头孢硫脒	广州白云山	现配现用	/	/
头孢曲松	上海罗氏	25℃	6h	>30min
		2-8℃	24h	
头孢替安	哈药	20℃	8h	30min-2h，儿童30min-1h
亚胺培南西司他丁	杭州默沙东	25℃	4h	≤500mg 20-30min，>500mg 40-60min
		4℃	24h	
头孢呋辛钠	意大利EFSRL	10-30℃	5h	/
		4℃	48h	
阿昔洛韦	湖北荷普	/	12h，冰箱内放置会产生沉淀	>1h
奥美拉唑钠	吴中医药苏六	20℃	4h	>20min
泮托拉唑	南京长澳	/	3h	15-30min内滴完
埃索美拉唑	阿斯利康	30℃	12h	>30min
蔗糖铁	南京恒生	4-25℃	12h	100mg铁至少滴注15分钟；200mg至少滴注30分钟；300mg至少滴注1.5小时；400mg至少滴注2.5小时；500mg至少滴注3.5小时
硫辛酸	太原亚宝	25℃	6h	约30min
前列地尔	哈药	/	2h	/
长春西汀	郑州羚瑞/河南润弘	/	3h	/
甲磺酸加贝酯	重庆华森	现配现用	/	应控制1mg/kg/h以内，不宜超过2.5mg/kg/h
乌司他丁	广东天普生化	现配现用	/	1-2h
依托泊苷	江苏恒瑞	现配现用	/	≥30min
卡铂	齐鲁制药	/	8h	/
多西他赛	杭州赛诺菲	15-25℃	8h	/

图1 药物调配成品储存条件、稳定时间及滴注时间

（二）信息采集

我院8 am成品输液分为2个批次，分4次配送，包括骨科组、普外科组、内科组和第2批次输液。2019年3月1日~10日这四组成品输液的PIVAS滞留平均时间、平均配送时间和病房滞留平均时间归纳见表1，骨科组和普外科组的PIVAS滞留平均时间占比较高，分别为49.5%和49.1%；内科组和第二批次的病房滞留平均时间较高，分别为45.3%和72.2%，为重点改善目标。

表1 成品输液各环节用时

组别	PIVAS滞留平均时间/min	平均配送时间/min	病房滞留平均时间/min
骨科组	62.72	28.93	35.11
普外科组	64.10	34.57	31.93
内科组	35.77	20.13	46.31
第2批次	30.23	14.50	116.38

PIVAS智慧园系统输液单追踪菜单栏中可输入床号、住院号或药品名称等信息查询输液的状态，见图2。成品输液实际放置时间为（病区结束时间-调配扫描时间），即PIVAS滞留时间、配送时间、临床滞留时间和滴注时间之和。目录中有5种现配现用的药物，查找文献资料[5-9]，结合实情，青霉素钠、甲磺酸加贝酯、乌司他丁、依托泊苷均可按照规范使用，因此不纳入研究范围。稳定时间≤2 h的药品如前列地尔，因用量少且难以在规定时间内完成调配和配送，亦采取打包的方

式送至临床现配现用。头孢呋辛钠和亚胺培南西司他丁属于治疗性用药，临床通常首先使用，故不规范用药出现少，如果病人临时去做检查等情况，与临床沟通后采取"打包（不调配）"的方式送至临床临用前调配。

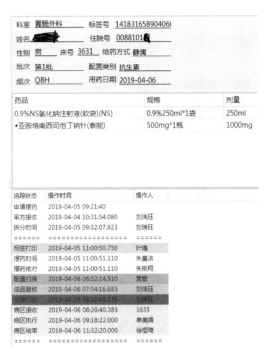

图2 输液单追踪状态

调配后稳定时间≥6 h的药物临床在规定时间内基本能完成给药。因此，将稳定时间在2~6 h的药品纳入监测，分别是头孢呋辛钠、亚胺培南西司他丁、奥美拉唑、泮托拉唑和长春西汀，共5种药品。采集2019年3月1日至10日的数据，5种药品的实际使用情况如下，见表2。

表2 5种药品干预前实际使用情况

药品名称	总例数	不规范用药例数	不规范用药百分比（%）
头孢呋辛钠	882	2	0.23
亚胺培南西司他丁	26	1	3.85
奥美拉唑	259	63	24.32
泮托拉唑	225	24	10.67
长春西汀	530	443	83.58

头孢呋辛钠和亚胺培南西司他丁属于治疗性用药，临床通常首先使用，故不规范用药出现少，如果病人临时去做检查等情况，与临床沟通后采取"打包（不调配）"的方式送至临床临用前调配。质子泵抑制剂、长春西汀通常在第二批次使用，调研发现临床护理人员及PIVAS调配人员并不知晓有特殊放置时间的要求，故不规范用药发生率较高。综上，将奥美拉唑、泮托拉唑、长春西汀3种药品作为重点改善药物，针对重点使用科室进行监测和干预。

（三）干预措施

1. 优化批次分配，完善批次定义

临床通常先输治疗性药品，后输辅助性药品。干预前，根据药品优先规则和容积规则，第一批次的输液量要求外科V1+V2≤500 mL，内科V1+V2≤250 mL，调配后与空包药品同时送至病房，导致V2成品输液的病房滞留时间延长。干预后，将治疗药物空包，如左氧氟沙星注射液（100 mL）的体积计算入第一批次容积量中，见图3，即外科V1+V3≤500 mL，内科V1+V3≤250 mL。因V3、

V4 为空包，不需调配，第一批次需调配的药品量相对减少，V1+V3 分批可以缩短 V1 在 PIVAS 的滞留时间；V2 调配时间相对延后，V2+V4 分批可以缩短 V2 在病房的滞留时间。另增加特殊规则，将调配后有时间要求的药物划分入固定批次，如长春西汀固定为第 2 批次，同时，要求临床上在治疗性药物结束后尽快使用。

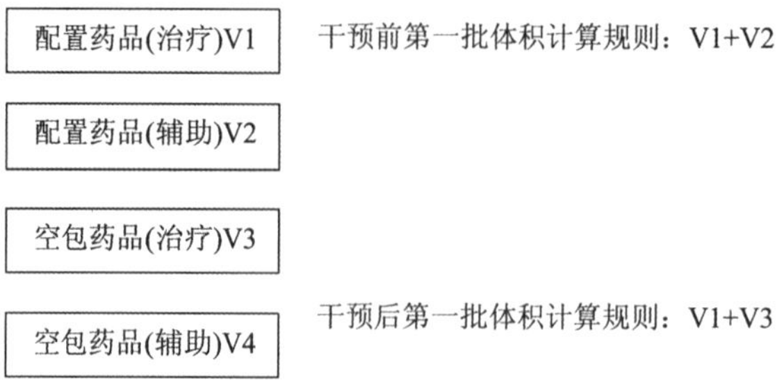

配置药品(治疗)V1	干预前第一批体积计算规则：V1+V2
配置药品(辅助)V2	
空包药品(治疗)V3	
空包药品(辅助)V4	干预后第一批体积计算规则：V1+V3

图 3　我院输液体积计算方法干预前后对比图

2. 调整调配时间

PIVAS 调配工作的特点是工作量大且集中。为保证临床成品输液的及时供应，将 PIVAS 调配开始时间调整为 6:30，由于科室多、输液量大，准备输液时按照骨科组→普外科组→内科组进行，最后一起配送。该流程减少了混乱和差错的发生，但也导致了骨科组和普外科组药品从调配到配送的等待时间长。配送时间为上班高峰时段，等待电梯耗时大；接收时间常为护理人员交接班时段，由于病人病情复杂，交接班程序烦琐，常导致成品输液不能及时应用[10]。

干预后，将开始调配时间延后至 7:00，将骨科组和普外科组合并为外科组；根据科室和药品供应模式特点，将奥美拉唑、泮托拉唑放在第 1 批次最后调配。配送过程中，避开上班高峰，在配送到达病房后，交接班基本结束，临床可以立即处理输液，缩短成品输液的病房滞留时间。

3. 规范配送工作

加强工人的培训，针对 PIVAS 内 3 名工人和 6 名运送工人，制定完整的规章，完善绩效制度[11]，按照配送速度和准确度统计工作量，采取相对固定的排班模式，使工人熟悉 PIVAS 工作和临床科室特点，提高工作效率。

4. 加强与临床的交流沟通

临床护理人员工作繁多，缺乏药学背景，对成品输液的稳定时间、滴注时间等关注较少，通过对临床科室采取调研、宣教等措施[12-14]，从成品输液配送、执行、稳定时间等方面切入，保证输液调配后的稳定性，避免或减少用药风险。

5. 完善信息警示管理

在输液标签中增加"稳定时间"栏，提示护理人员关注；将 PIVAS 的 PDA、移动护理平台、智慧园系统对接，在移动护理系统和智慧园系统中加入警示提示模块，接近规定放置时间 60 min 时自动提示药师及护理人员及时关注该输液，药师看到提示信息后电话提示临床及时应用。

（四）统计学分析

采用 SPSS 22.0 统计软件分析，组间比较采用 χ^2 检验。$P<0.05$ 为差异有统计学意义。

二、结果

（一）干预前后成品输液各环节工作用时情况

2019 年 3 月 1 日~10 日（干预前）与 2019 年 6 月 1 日~10 日（干预后）各组成品输液 3 个环节中的具体用时见图 4。

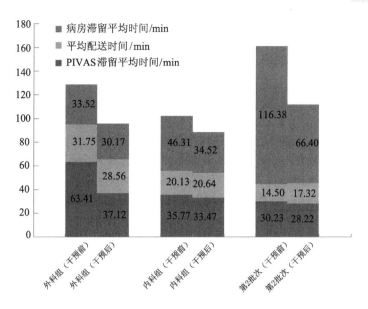

图4　干预前后成品输液3个环节平均工作用时

（二）干预前后不规范使用成品输液发生情况

采取干预措施后未在规定时间内使用成品输液的发生率有明显变化，采集2019年6月1日~10日的数据，采用SPSS 22.0统计软件分析，组间比较采用χ^2检验。$P<0.01$为差异有统计学意义。干预前后的比较情况见表3。

表3　干预前后未在规定时间内使用成品输液发生率比较

药品名称	干预前/%	干预后/%	χ^2值	P
奥美拉唑	24.32	2.32	69.06	0.000
泮托拉唑	10.67	2.67	9.97	0.002
长春西汀	83.58	9.11	692.38	0.000

三、讨论

我院PIVAS应用PDA对调配后有稳定时间要求的药品进行监测，分析影响成品输液及时使用的原因，从工作流程、警示管理、人员培训和临床宣教等方面进行干预。研究发现，外科组成品输液PIVAS滞留平均时间由63.41 min缩短为37.12 min，下降了41.46%，内科组和第2批次成品输液病房滞留平均时间分别下降了25.46%和42.95%，基本保证了药品调配后在2 h以内给药。3种主要存在问题的药物干预后不规范使用率显著降低，说明干预措施有效，具有应用价值。

从数据上看，第2批次输液接收到实际使用的平均时间为66.40 min，长春西汀仍然存在9.11%不规范使用的情况，需要我们进一步寻找个体化的干预措施，缩短成品输液放置时间，降低不规范使用率，确保药品安全有效使用。

用药安全是医院药学永恒的话题。PIVAS对输液质量的控制，应从PIVAS内部延伸至病房中，体现PIVAS的药学服务。通过应用PDA，将输液的全流程纳入闭环监控[15,16]，可有效地减少可能发生的药品不良反应和医疗纠纷，有推广价值。

输液质量改进是一个持续的过程，时辰药理学、给药顺序、储存条件等都会影响药物的疗效和安全，我院PIVAS将始终以流程优化、质量管理为工作的核心，提升药学服务质量，保障患者用药安全。

参考文献

［1］　方向红，韩靖霞，张艳华，等．我院门诊静脉用药调配中心的建设与体会［J］．中华医院管理杂志，2013，29

（11）：855-857.

［2］ 陈迹，米文杰，杨海苓．某院静脉用药调配中心利用质量管理工具干预成品输液使用效果分析［J］．新疆医科大学学报，2014，37（7）：910-912.

［3］ 陈颖，唐俊．PIVAS药品配置后的稳定性及滴注时间［J］．海峡药学，2018，1（30）：285-289.

［4］ 李森，王泠，贾晓君，等．不同时期临床护士使用移动护理信息系统满意度的比较分析［J］．中国护理管理，2014，14（2）：150-153.

［5］ 路永生．注射用青霉素钠在配制和使用过程中的稳定性研究［J］．中国现代药物应用，2014，8（15）：43-44.

［6］ 何建平，刘毅萍．头孢硫脒在4种常用输液中的稳定性考察［J］．中国药师，2007，10（2）：178-179.

［7］ 朱华，贾玲昌，顾大福．甲磺酸加贝酯在五种输液中的稳定性［J］．西北药学杂志，2000，15（5）：212.

［8］ 林淑瑜，甘惠贞，李玉堂，等．乌司他丁与2种常用溶剂在输液泵中的配伍稳定性考察［J］．中国药房，2017，28（8）：1041-1044.

［9］ 杜洪全，方英立．抗肿瘤药物配置后稳定性探讨［J］．药品评价，2014，11（16）：31-33.

［10］ 史崇智，梁泰刚．我院PIVAS批次决策模式的分析［J］．药品评价，2016，13（8）：31-33.

［11］ 王春梅，卡斯木·卡哈尔，李娜，等．我院PIVAS对成品输液配送及时性的改进管理［J］．中国药房，2017，28（31）：4419-4423.

［12］ 罗建军，陈卫琼，何文生，等．某院静脉用药调配中心不合理用药医嘱分析［J］．安徽医药，2019，2（6）：1247-1249.

［13］ 陈泽强，林淑瑜．我院PIVAS与临床科室有效沟通的方法探讨［J］．中国药房，2016，27（28）：3949-3951.

［14］ 刘洪峰，范秀英．静脉用药调配中心药患纠纷的防范措施和应对策略［J］．安徽医药，2018，22（5）：989-991.

［15］ 高春红，胡晓琳．移动信息技术在提高药物现配现用执行率中的应用［J］．国际护理学杂志，2016，35（9）：1172-1174.

［16］ 夏丽莉，王荣，陈鹏．基于信息平台的护理人员能级申请审核流程的闭环管理效果观察［J］．护理管理杂志，2017，17（8）：599-602.

（叶　璠　朱姚翔　著，刘瑞珏　审）
（江苏大学附属昆山医院 昆山市第一人民医院）
［基金项目：苏州市科技计划／苏州药学会项目（项目编号SYSD2017164）］

基于医联体平台的脑卒中患者长期安全用药管理模式探索

【摘 要】 目的:在"互联网+"背景下,本研究旨在建立智能化共享信息平台,并基于该平台探索医院药师与社区药师合作开展脑卒中患者长期安全用药管理服务模式,并进行实证评价。方法:前瞻性纳入2017年7月~2018年6月南京医科大学附属苏州医院苏州市立医院卒中中心及神经内科治疗转诊至下属社区医院的卒中患者270名,随机分为对照组和干预组,对照组予常规药学服务,干预组由医院药师及社区药师使用医联体平台共同为干预组脑卒中患者提供为期12个月的安全用药管理服务。分别于药学服务干预前后统计患者用药依从性评分及危险因素血糖、血脂、血压指标达标率。结果:干预组血脂及血压指标达标率随药学服务时间的延长逐渐增加,与对照组比较差异具有统计学意义($P<0.05$),但血糖指标达标率与对照组比较未见明显差异。干预组12个月后患者用药依从性评分高于对照组($7.23±0.44$ vs. $4.58±0.82$,$P<0.01$),干预组的提高程度高于对照组($2.93±0.5$ vs. $0.28±0.08$,$P<0.01$),干预组用药依从性良好达标率为98.51%,对照组为67.41%,差异有统计学意义($P<0.01$)。结论:基于医联体平台开展脑卒中患者长期药学服务能提高卒中患者提高血脂及血压指标达标率和出院后长期用药的依从性。

【关键词】 医联体;互联网+;脑卒中;药学服务;用药依从性

区域医疗联合体,简称医联体,是我国现阶段医疗体制改革的新举措。在医联体的框架下,社区慢病患者回归基层诊疗,社区卫生医疗机构服务量增加,患者对社区药学服务的需求增长。因此,区域化整合药学技术资源、保障慢病患者用药安全至关重要。脑卒中为常见慢病之一,要求长期连续治疗与预防,但是目前临床及患者更重视急性期住院期间的治疗,对出院后的长期预防重视不够[1]。亟需基于信息化手段、持续追踪脑卒中患者、使其出院后仍能得到持续治疗及药学监护的一种广覆盖的慢病患者管理模式,以提高患者用药依从性,预防疾病复发。在当前国家卫生健康委员会及国家中医药管理局提倡"互联网+药学服务"的契机下,本文旨在建立脑卒中患者医联体信息系统平台,医院药师与社区药师共同参与脑卒中患者管理,从而提高医疗服务的结果并证明药师在医疗服务中的价值,现将研究结果报道如下。

一、对象与方法

(一)资料来源

收集2017年7月~2018年6月由南京医科大学附属苏州医院苏州市立医院卒中中心和神经内科转诊至下属社区的脑卒中患者。纳入标准:(1)年龄18岁以上;(2)诊断标准依据2013年美国心脏协会和美国卒中协会专家共识[2],并经颅脑CT或MRI证实,包括脑梗死、脑出血和蛛网膜下腔出血;(3)格拉斯哥昏迷评分(GCS)为4~7分,美国国立卫生研究院卒中量表(NIHSS)评分≥10分;(4)既往有高血压病史或未接受降压治疗的缺血性脑卒中或TIA患者,发病数天后收缩压≥140 mmHg或舒张压≥90 mmHg,启动降压治疗的患者。排除标准:严重感染、严重内分泌和代谢疾病、血液系统疾病、恶性肿瘤、慢性心肺功能不全、严重肝肾功能障碍或消化道溃疡、急性期死亡患者。本研究获得医院伦理委员会批准。

(二)建立移动App系统

开发建立脑卒中患者医联体平台—药学监护移动APP系统,采用文献检索,同行交流,小组讨论,专家咨询等多种形式进行论证分析,协调软件开发商和项目相关医院、社区卫生服务中心、苏州市卫生信息技术中心技术人员沟通,设计药师端及居民端的药学监护移动APP系统,见图1。

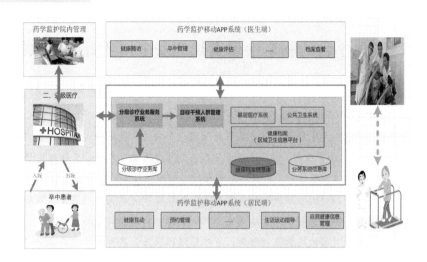

图 1　医联体智能化信息系统平台

（三）研究方法

研究采用前瞻性随机对照研究设计，符合纳入标准的患者采用随机数字表法进行分组，随机分配到对照组和干预组。对照组：仅接受常规医院住院、门诊及社区医院药学服务项目。干预组：接受常规住院、门诊及社区服务基础上，由医院药师联合社区卫生服务中心药师组建药师团队，基于医联体平台共同为干预组脑卒中患者提供为期12个月的安全用药管理服务。临床药师利用信息平台将上述的所有工作内容构建入药联体移动 APP 系统，医院药师和社区药师可随时使用移动端在此平台上完成相应的工作，查询干预患者相关信息，对干预组患者进行药学监护。社区药师在医院药师指导下开展出院后卒中患者的药学服务，社区药师每1个月对出院后的卒中患者进行1次电话随访，随访内容：（1）卒中危险因素的定期监测与预警，血压、血脂及血糖指标控制情况；（2）用药依从性监督与指导，并进行评分；（3）药物不良反应的监测，同时进行用药问题解答。

（四）结果指标评价

（1）危险因素指标控制：根据《中国缺血性脑卒中和短暂性脑缺血发作二级预防指南2014》[2]，卒中患者危险因素控制目标为：血压控制在 140/90 mmHg 以内，空腹血糖控制在 7.7~10 mmol/L，LDL-C<1.8 mmol/L（100 mg/dL）。通过查看医联体平台并经电话随访每月患者在医院、社区及家中的血糖、血脂及血压测量值。对于指标控制不佳的患者，进行电话随访并进行用药依从性指导。（2）患者用药依从性：对需要进行药学监护的脑卒中患者进行 Morisky 问卷调查[3]，考察其用药依从性，对于依从性<6 分视为用药依从性不理想。

二、结果

（一）医联体平台的应用

医联体平台可在医生端及居民端登录，操作主界面见图2。医务人员包括药师在医生端建立及管理脑卒中患者档案，对卒中患者进行持续追踪与监护，见图3。通过该端口可查看及管理卒中患者的药物治疗，包括药物食物过敏史、门诊回访情况、社区检查及用药情况、发生不良反应、再次转诊情况，并可进行用药依从性的调查。居民端通过文字或图像化方式更有效和直观地传递脑卒中患者就诊信息、检查结果、药物处方信息等数据。居民端中设有药物咨询栏目，使用信息留言及语音视频方式实现药师团队与居民实时对话功能，及时解答居民用药问题，见图4。

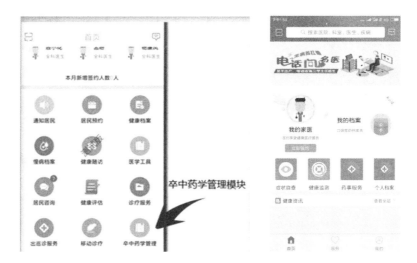

图 2　医联体信息系统平台医生端及居民端操作主界面

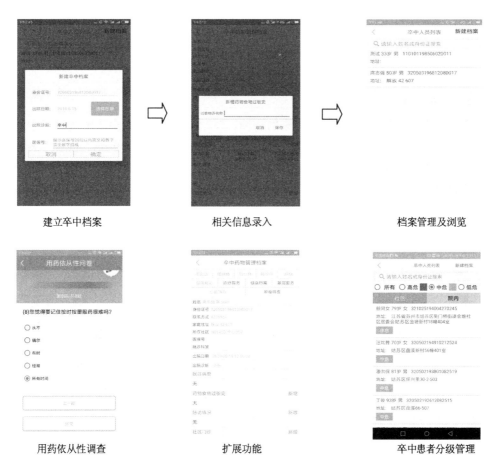

建立卒中档案　　　　相关信息录入　　　　档案管理及浏览

用药依从性调查　　　　扩展功能　　　　卒中患者分级管理

图 3　医联体平台——医生端

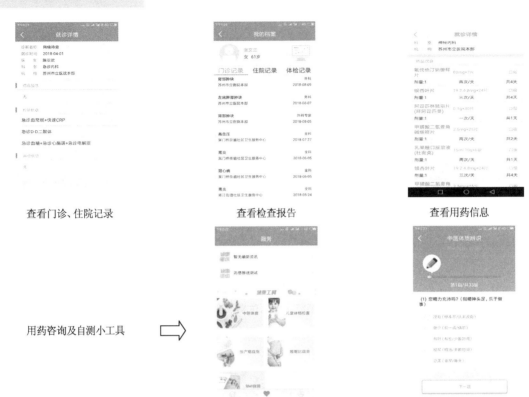

图 4　医联体平台——居民端

（二）患者基线信息

共纳入 298 例患者，排除 16 例资料缺失的病例，282 例进入随访，由于随访过程中 12 例失访，最终 270 例完成了 12 个月的随访研究。干预组：使用医联体平台系统录入并进行药学监护脑卒中患者 135 名。其中用药依从性欠佳患者 45 名（Morisky 问卷调查总分小于 6 分）。对照组：医联体平台未录入的脑卒中患者 135 名。其中用药依从性欠佳患者 43 名（Morisky 问卷调查总分小于 6 分），具体数据见图 5。

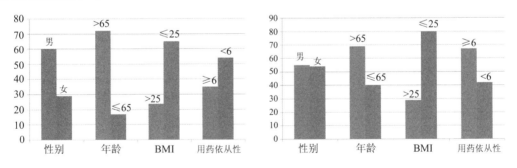

图 5　初次及 N（$N \geqslant 2$）次脑卒中患者组基本资料分布图

（三）危险因素指标达标率

经药师团队开展药学服务干预 12 个月后，干预组血脂及血压指标达标率随服务时间的延长逐渐增加，与对照组比较差异具有统计学意义（$P<0.05$）。但是干预组血糖指标达标率与对照组比较未见明显差异，见表 1。

（四）用药依从性评价

干预 12 个月后，干预组用药依从性评分高于对照组（$P<0.01$），两组患者用药依从性评分均较干预前提高，干预组的提高率高于对照组（$P<0.01$）。药学服务干预组 12 个月后用药依从性良好达标率为 98.51%，高于对照组（$P<0.01$），见表 2。

表 1 脑卒中患者危险因素指标达标率

危险因素	干预组达标率/%				对照组达标率/%			
	1月	3月	6月	12月	1月	3月	6月	12月
血脂	82.6	86.5	92.5	93.7*	86.5	81.3	82.6	69.5
血糖	82.3	81.6	79.3	78.2	79.2	81.2	78.3	76.5
血压	75.8	82.3	89.4	91.5*	69.2	72.2	71.7	73.4

注：*为与对照组比较差异具有统计学意义，$P<0.05$

表 2 脑卒中患者用药依从性评分

用药依从性评价	分组	
	干预组（$N=135$）	对照组（$N=135$）
用药依从性评分	7.23±0.44*	4.58±0.82
用药依从性评分较前提高	2.93±0.50*	0.28±0.08
12个月后用药依从性良好达标率	98.51%	67.41%

注：*为与对照组比较差异具有统计学意义，$P<0.01$

三、讨论

脑卒中作为常见慢病之一，要求长期连续治疗与预防，对于卒中患者的管理需要一个专业、持续的过程。然而目前医院信息系统和社区信息系统及脑卒中患者自我管理信息系统并未合理有效地进行整合，因此局限了卒中患者管理模式的发展和信息的传递[3]。近年来，笔者所在医院与共计8家社区医疗机构结成医联体。在医联体背景下，跟随智慧医疗及"互联网+"药学服务发展的步伐，本研究建立医联体平台，为药师团队对脑卒中患者提供延续性照护奠定了技术基础，并且为保障卒中患者医疗信息传递的连续性和准确性提供了技术支持。通过医联体平台，临床药师、门诊咨询药师、社区药师可查看卒中患者的健康档案，进行用药梳理，从而提出合理化建议；利用药物经济学原理，帮助分析选择性价比较高的治疗药物；进行卒中患者监测随访、用药依从性监督与指导，以及对药物不良反应进行监测。同时，社区居民及卒中患者可在患者端进行健康互动、预约管理、生活运动指导以及自我健康信息管理，享受更为便捷、优质的药学服务。

国外研究表明，社区卫生保健人员在患者卒中后的第一年主动提供跟踪服务给患者及其护理人员，有助于提高患者的自我管理水平，提高其中风特异性健康素养，减少患者"被抛弃"的感觉，对患者的身体和心理都有很大的帮助[4]。而且，与参与护士主导药学服务相比，参与药师主导药学服务的患者卒中后6个月时的风险因素（包括收缩压和低密度脂蛋白）控制得更好（$P<0.05$）[5]。本文提到的药师团队对脑卒中患者的延续性照护的研究与国外研究结果一致，基于药学服务理念的专职药师加强对缺血性脑卒中患者的教育和护理，有助于维持患者的卒中后危险因素指标的控制。

各国指南均指出，脑卒中患者规范的二级预防药物治疗能够显著降低脑卒中复发风险、改善临床预后[6]，因此患者是否具有良好的药物依从性是能否持续二级预防的关键。国内外观察性研究显示，具有良好的药物依从性的缺血性脑卒中患者，临床预后更好[7-10]。研究数据显示，缺血性脑卒中患者出院后二级预防用药的依从性随着时间的延长而逐渐下降[7,8,11]。我国CNSR（中国卒中登记研究）数据库显示，我国出院3个月后的缺血性脑卒中和短暂性脑缺血发作患者，仅有63.6%的患者持续服用所有出院时开具的脑卒中二级预防用药。经过医院药师与社区药师对卒中患者延续性照护后，卒中患者的用药依从性有明显提升，并在12个月后95%以上的患者能够持续服用医师开具的二级预防用药，与对照组67.41%相比差距具有统计学意义。因此，药师在缺血性脑卒中患者的二级预防中的角色是至关重要的。但是本研究的样本量较小，且脑卒中作为慢病之一，需要较长时间进行随访以探讨药师的长期照护对卒中患者预后如复诊率、再住院率等指标的影响。

本文通过借助信息化手段提升卒中患者合理用药水平、建立医联体平台的方式，促进不同层级医疗机构之间的良性互动，以综合医院学科优势带动医联体成员的药学学科发展，为促进药学服务事业发展提供了新的思路，适用于我国慢性病健康照护模式评价、理论转化和管理策略的推广。

参考文献

[1] BROWN M T, BUSSEII J K. Medication adherence: WHO cares[J]. Mayo Clin Proc, 2011, 86(4): 304-314.

[2] POWERS W J, RABINSTEIN A A, ACKERSON T, et al. 2018 Guidelines for the early management of patients with acute ischemic stroke: a guideline for healthcare professionals from the American Heart Association/American Stroke Association[J]. Stroke, 2013, 44: 870-947.

[3] MORISKY D E, ANGA, KROUSEL-WOOD M, et al. Predictive validity of a medication adherence measure in an outpatient setting[J]. J Clin Hypertens, 2008, 10(5): 348.

[4] 瞿慧君, 廖赟, 张萍, 等. 运用PCNE分类系统对COPD和脑卒中患者进行药学监护的前瞻性队列研究[J]. 中国医院药学杂志, 2018, 38(21): 2276-2280.

[5] DOMINIKA M P, RICKY M, LISA L, et al. Stroke survivors' and informal caregivers' experiences of primary care and community healthcare services: A systematic review and meta-ethnography[J]. PLoS One, 2018, 13(2): 192533.

[6] FINLAY A, SUMIT R, RAJ S, et al. Case management for blood pressure and lipid level control after minor stroke: PREVENTION randomized controlled trial[J]. CMAJ, 2014, 186(8): 577-584.

[7] 王玉, 王长青, 田仰华, 等. 安徽省脑卒中分级诊疗指南(2015年版)[J]. 安徽医学, 2016(4): 1.

[8] GLADER E L, SJOLANDER M, ERIKSSON M, et al. Persistent use of secondary preventive drugs declines rapidly during the first 2 years after stroke[J]. Stroke, 2010, 41(2): 397-401.

[9] BUSHNELL C D, OLSON D M, ZHAO X, et al. Secondary preventive medication persistence and adherence 1 year after stroke[J]. Neurology, 2011, 77(12): 1182-1190.

[10] JI R, LIU G, SHEN H, et al. Persistence of secondary prevention medications after acute ischemic stroke or transient ischemic attack in Chinese population: data from China National Stroke Registry[J]. Neural Res, 2013, 35(1): 29-36.

[11] XU J, WANG C X, WANG Y L, et al. Persistence with antihypertensive agents for 12 months after isehemie stroke reduces the rates of death and dependency[J]. CNS Neurosei Ther, 2013, 19(2): 142-144.

[12] BUSHNELL C D, ZIMMER L O, PAN W, et al. Persistenee with stroke prevention medications 3 months after hospitalization[J]. Arch Neurl, 2010, 67(12): 1456-1463.

（石　璐　虞燕霞　刘　纯　段露芬　李静静　著，薛苏东　审）
（南京医科大学附属苏州医院 苏州市立医院）

·论著·

重症患者碳青霉烯类药物血药浓度监测分析

【摘 要】 目的：监测重症患者碳氢酶烯类药物血药浓度，为临床合理用药提供建议。方法：采用回顾性研究方法，选择ICU收治的使用碳氢酶烯类药物的重症患者，使用Agilent 1200型高效液相色谱仪，高效液相色谱法检测比阿培南、亚胺培南和美罗培南的血药浓度。收集患者血肌酐、白蛋白、APACHE Ⅱ评分、SOFA评分、微生物检出结果等数据，分析PK/PD达标率及影响碳氢酶烯类药物血药浓度的相关因素。结果：美罗培南血药谷浓度显著高于比阿培南和亚胺培南（$P<0.05$）。在进行及时剂量调整的情况下连续肾脏替代疗法（CRRT）对碳氢酶烯类药物血药谷浓度无显著影响。美罗培南组有较高的PK/PD达标率。比阿培南组血肌酐水平与血药谷浓度有显著相关性（$P<0.05$）。结论：美罗培南的有效性和安全性可能更优于比阿培南和亚胺培南。根据肌酐清除率、是否行CRRT治疗、检出致病菌最小抑菌浓度（MIC）、血药浓度监测结果调整剂量、滴注时间，优化治疗方案。

【关键词】 重症患者；比阿培南；亚胺培南；美罗培南；血药浓度

Therapeutic drug monitoring (TDM) of carbapenems in critically ill patients

【Abstract】 Objective：To guide patients safe, effective and rational drug use by detecting the concentrations of carbapenems. Methods：High Performance Liquid Chromatography (HPLC) was used for therapeutic drug monitoring. Biapenem, imipenem and meropenem were included in our research. The serum creatinine (Scr), albumin (ALB), APACHE Ⅱ score, SOFA score, microbiological examination results of patients were collected to analysis the PK/PD standard rates and the influence factors of drug concentration. Results：Meropenem showed a higer serum trough concentration and PK/PD standard rate than biapenem and imipenem. CRRT showed no significant influence on concentrations of carbapenems with appropriate dose adjustments. Biapenem serum trough concentrations and serum creatinine were significantly correlated. Conclusions：The effectiveness and safety of meropenem may be better than that of apennan and imipenan. We could optimize therapeutic regimen according to the renal function, CRRT(Y/N), MIC and serum trough concentration.

【Key words】 critical ill patient; imipenem; biapenem; meropenem; TDM

碳青霉烯类抗生素是非典型β-内酰胺抗菌药物。大多数革兰阳性或阴性需氧菌、厌氧菌、多重耐药菌对其敏感，而耐甲氧西林葡萄球菌、屎肠球菌、嗜麦芽窄食单胞菌通常对其耐药。它通过与青霉素结合蛋白（PBP）紧密结合，阻碍细胞壁的合成，使细菌迅速肿胀、溶解而发挥作用，是时间依赖型抗菌药物，主要经肾排泄，常用于耐药阴性菌感染的治疗，不宜用于治疗轻症感染，一般也不作为预防用药[1-3]。国内已经上市的品种有亚胺培南、美罗培南、帕尼培南、厄他培南、比阿培南、多尼培南，它们的抗菌谱、抗菌活性、PK/PD均存在一定差异，不同的病理生理状态也会影响碳青霉烯类药物的药代动力学。

对于重症患者碳青霉烯类药物的经验性给药方案往往不能完全到达治疗预期，亚胺培南、比阿培南还存在稳定性差的问题，为了保证血药浓度在安全有效范围之内，提高治疗效果，减少耐药性和不良反应的发生，需要进行治疗药物浓度监测（therapeutic drug monitoring，TDM）来优化给药方案[4]。本文旨在比较分析重症患者亚胺培南、美罗培南及比阿培南三种药物的血药浓度，为临床用药调整提供建议。

一、材料与方法

（一）研究对象

采用回顾性研究方法，选择2017年1月至2017年12月某三甲医院重症医学科（ICU）收治的使用碳青霉烯类药物并监测血药浓度的所有重症患者，包括接受连续肾脏替代疗法（continuous renal replacement therapy，CRRT）治疗的患者，共56人，排除以下患者：（1）年龄<16岁；（2）碳青霉烯类药物过敏史；（2）用药时间<48 h，（3）仅监测40%给药监测血药浓度而未监测血药谷浓度。最终入组患者为50人，按使用药物共分为三组，比阿培南组（11人）、亚胺培南组（22人）、美罗培南组（17人）。

（二）方法

1. 治疗：所有组别给药途径均为静脉输注，比阿培南组5人行CRRT治疗，4人0.3 g q12h，7人0.3 g q8h；亚胺培南组7人给药期间行CRRT治疗，11人1 g q12h，11人1 g q8h；美罗培南组9人行CRRT治疗，10人1g q8h，6人1g q12h，1人0.5g q12h。CRRT模式均为CVVH，血液流速180~250 mL/min，置换液流速1 000~3 000 mL/h。

2. 数据采集：收集内容包括患者的年龄、性别、身高、体重、APACHE Ⅱ评分（Knaus等提出并修改的急性生理与慢性健康评分，选择入ICU最初24 h内体温、平均动脉压、心率、氧合指数等12项生理指标的最差值进行评分）、SOFA评分（全身性感染相关性器官功能衰竭评分，多器官衰竭概念被提出后，随之出现的相应的评分，根据呼吸、凝血、循环、神经、肝肾功能每日最差指标进行评分）、主要诊断、感染部位、肝酶、血肌酐、白蛋白、碳青霉烯类药物给药频次与剂量等。

3. 血药浓度测定：由护士在第4次给药开始前在患者静脉抽取2 mL静脉血标本测定血药谷浓度（CRRT患者在非泵入侧的静脉抽取）。比胺培南组和亚胺培南组各有4人测定的为给药后40%给药间隔时间点的血药浓度（40%T）。高效液相色谱法，采用Agilent 1200型高效液相色谱仪（Agilent 1200色谱工作站，Agilent公司）。血浆前处理：亚胺培安及比阿培南于取血后15 min内3 000 r·min^{-1}离心5 min，取上清液300 μL，再加入100 μL稳定剂，旋涡混匀，−80 ℃冻存待测。美罗培南无取血后15 min内立即处理的要求。由血药浓度监测实验室进行方法学检查，包括专属性、线性关系、准确度与精密度、稳定性，检查方法同前次系列研究[5]。

（三）评价指标

碳青霉烯类药物为时间依赖性药物，评价其抗菌效果的主要参数是血药浓度维持在细菌最低抑菌浓度（minimum inhibitory concentration，MIC）以上的时间（T>MIC），100%T>MIC及100%T>4MIC分别为：血药浓度维持在致病菌MIC值及4倍MIC值以上的时间达到100%。碳青霉烯类药物疗效最大化一般需要40%T>MIC，而对于重症患者或耐药菌感染将100%T>MIC甚至100%T>4MIC设置为目标靶值时可获得更好的杀菌效应[6,7]。计算不同MIC值时碳青霉烯类药物100%T>MIC及100%T>4MIC的达标率，并对碳青霉烯类药物血药浓度与病理生理状态、器官功能进行相关性分析。阳性临床结果：治疗开始48 h内没有终止抗菌药物的使用，治疗过程中抗菌药物可降级为窄谱（不计入临床结果分析）；阴性临床结果：任何不是阳性的临床结果。

（四）统计学处理

采用SPSS 21.0进行统计分析。计数资料采用$\bar{x}\pm s$表示，计量资料用率（%）表示，用线性回归分析其相关性，结果以R^2表示。使用单因素方差分析比较组间差异。

二、结果

（一）一般资料

比阿培南11人、亚胺培南22人、美罗培南17人，患者一般资料见表1。进行单因素方差分析，结果显示年龄、性别、身高、体重、APACHE Ⅱ评分、SOFA评分均无显著性差异（$P>0.05$）。

表 1 患者一般资料

人口统计学数据	比阿培南组（N=11）	亚胺培南组（N=22）	美罗培南组（N=17）
年龄/岁	59.00±24.98	61.82±17.97	60.12±18.25
性别男人数（占比/%）	9（81.82%）	15（68.18%）	12（70.59%）
身高/cm	166.82±4.54	166.91±7.28	167.59±7.35
体重/kg	62.09±6.95	61.59±8.30	61.88±5.53
APACHE Ⅱ评分	19.0±7.14	19.45±5.46	21.06±7.48
SOFA 评分	6.73±3.32	8.41±4.15	7.24±3.72
主要诊断	腹主动脉瘤 肠坏死、肠梗阻 脑出血 外伤 肺炎 肝移植术后	腹主动脉瘤 肠坏死、肠梗阻 重症胰腺炎 胆结石 肝脓肿 肺炎	腹主动脉瘤 重症胰腺炎 肺炎 烧伤 消化道穿孔 脑出血

注：各组间比较均 $P>0.05$

（二）血药谷浓度

比阿培南、亚胺培南及美罗培南患者按前述方法测定血浆药物谷浓度，结果如图1所示。比阿培南组血药谷浓度为 2.38±3.76 μg/mL，亚胺培南组血药谷浓度为 3.38±3.49 μg/mL，美罗培南组血药谷浓度为 16.48±12.13 μg/mL。对各组血药谷浓度进行单因素方差分析，因各组样本量有限，结果使用单值图表示，便于观察结果的分布情况，并标注 M±SD（均值±标准差）。结果显示美罗培南组血药谷浓度与比阿培南组及亚胺培南组相比，均有显著性差异（$P<0.01$），其他各组间比较均无显著性差异。比阿培南组有4例患者测定的为40%T浓度，未统计入内，分别为 6.78 μg/mL、8.98 μg/mL、3.92 μg/mL、6.22 μg/mL。亚胺培南组也有4例患者测定的为40%T浓度，未统计入内，分别为 6.53 μg/mL、21.38 μg/mL、27.25 μg/mL、13.96 μg/mL。

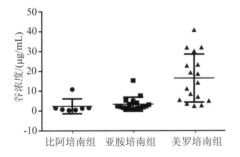

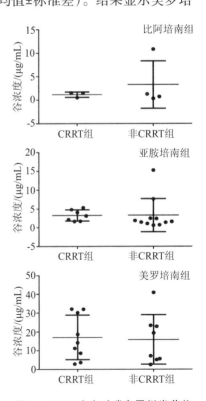

图 1 三组患者碳青霉烯类药物谷浓度测定结果

注：美罗培南组分别与比阿培南组和亚胺培南组比较，$P<0.01$。

图 2 CRRT 治疗对碳青霉烯类药物血药谷浓度的影响

（三）CRRT 对血药谷浓度的影响

比阿培南、亚胺培南及美罗培南组均有 CRRT 治疗患者，CRRT 治疗对亚胺培南及美罗培南血药谷浓度的影响如图2。CRRT 治疗组与非 CRRT 治疗组的比阿培南、亚胺培南及美罗培南血药谷浓度均无显著性差异（$P>0.05$）。

(四) PK/PD 达标率

不同 MIC 值时不同药物组谷浓度的 PK/PD 达标率见表 2，各组微生物检出率结果见表 3。100%T>MIC：血药浓度大于致病菌 MIC 值的时间达到 100%，100%T>4MIC：血药浓度大于 4 倍致病菌 MIC 值的时间达到 100%。

表 2 不同药物组的 PK/PD 达标率比较

MIC/ μg·mL⁻¹	目标浓度	比阿培南组		亚胺培南组		美罗培南组	
		100% T>MIC	100% T>4MIC	100% T>MIC	100% T>4MIC	100% T>MIC	100% T>4MIC
0.5	0.5/2	85.7	14.3	100	50.0	100	100
1	1/4	57.1	0	88.9	27.8	100	82.4
2	2/8	14.3	0	50.0	5.6	100	64.7
4	4/16	0	0	27.8	0	82.4	47.1
8	8/32	0	0	5.6	0	64.7	17.6
16	16/64	0	0	0	0	47.1	0

表 3 不同药物组微生物检出结果

	比阿培南组（N=11）	亚胺培南组（N=22）	美罗培南组（N=17）
检出率/%	54.5	68.2	64.7
检出菌种/人次	鲍曼不动杆菌（N=3） 阴沟肠杆菌（N=1） 摩氏摩根菌（N=1） 肺炎克雷伯菌（N=1）	嗜麦芽窄食单胞菌（N=1） 肺炎克雷伯菌（N=4） 大肠埃希菌（N=3） 鲍曼不动杆菌（N=3） 奇异变形杆菌（N=1） 阴沟肠杆菌（N=2） 铜绿假单胞菌（N=1） 摩氏摩根菌（N=1）	肺炎克雷伯菌（N=4） 铜绿假单胞菌（N=1） 琼氏不动杆菌（N=1） 大肠埃希菌（N=1） 鲍曼不动杆菌（N=4） 洋葱伯克霍尔德菌（N=1）

(五) 碳青霉烯类药物对肝肾功能的影响

各用药组用药前后肝肾功能对比见图 3。比阿培南、亚胺培南及美罗培南的使用未对患者肝肾功能造成显著影响，患者血肌酐（Scr）、白蛋白（ALB）、谷丙转氨酶（ALT）、谷草转氨酶（AST）、直接胆红素（DBIL）指标均未发生显著变化，未出现用药后因肝肾功能损害而停止用药的患者。

(六) 临床结果

比阿培南组 11 人中 3 人死亡，8 人好转转出，阳性临床结果率 72.7%。亚胺培南组 22 人中 2 人死亡，20 人好转转出，阳性临床结果率 81.8%。美罗培南组 17 人中 6 人死亡，11 人好转转出，阳性临床结果率 64.7%。无患者出现恶心、呕吐、肾功能损伤等不良反应，有 1 例使用亚胺培南的患者出现轻微抽搐，监测其谷浓度为：5.33 μg/mL，后改用美罗培南。血药谷浓度的线性回归分析见表 4。根据线性回归分析，比阿培南和美罗培南血药浓度与 APACHE Ⅱ 评分、SOFA 评分、血肌酐、白蛋白无明显相关性，比阿培南组血肌酐水平与血药谷浓度有显著

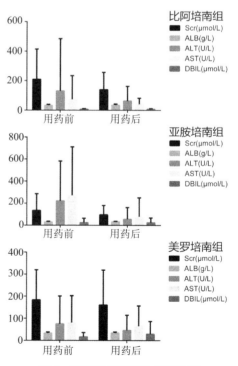

图 3 碳青霉烯类药物用药前后患者肝肾功能变化

相关性（$P<0.05$）。值得注意的是，亚胺培南组有 2 例患者，美罗培南组有 3 例患者，因检出耐药菌（MIC≥16 μg/mL）和感染症象重等原因，采用了延长滴注时间的方法，3 h 泵入，血药谷浓度分别为 18.7 μg/mL、23.4 μg/mL、22.9 μg/mL，均高于美罗培南平均谷浓度：16.48 μg/mL，与普通静滴 1 h 相比，有增高趋势，但无显著性差异。

表 4　血清药物谷浓度的线性回归分析

参数	比阿培南组			亚胺培南组			美罗培南组		
	R	R^2	P	R	R^2	P	R	R^2	P
APACHE Ⅱ 评分	0.359	0.129	0.428	0.103	0.011	0.685	0.205	0.042	0.430
SOFA 评分	0.160	0.026	0.731	0.296	0.087	0.234	0.062	0.004	0.813
血肌酐	0.819	0.671	0.024	0.137	0.019	0.587	0.335	0.112	0.189
白蛋白	0.660	0.436	0.106	0.416	0.173	0.086	0.343	0.117	0.178

三、讨论

重症感染患者通常存在肝肾功能障碍、心排量高、分布体积增加、休克等病理生理状况的改变，也可能会进行体外器官功能支持治疗（CRRT、ECMO 等），这些均可引起患者抗菌药物药代动力学参数的改变，抗菌药物的合理应用可以直接影响患者的预后[8,9]。重症感染患者以脓毒症居多，脓毒症患者存在组织高 MIC，这可能使脓毒症患者在高剂量的抗菌药物下获益更多，因为高剂量可确保更高的 AUC 和 T>MIC[10]。对于烧伤患者，肾小球滤过率改变引起血流动力学变化，指南推荐的抗菌药物剂量通常是不够的，应调整剂量[11]。而对于肝肾功能损害的患者，为避免药物蓄积加重器官功能损害，也需调整剂量[8]。本研究入选患者以脓毒症、外伤、重症胰腺炎、烧伤居多，这些患者使用抗菌药物的 PK/PD 均异于健康人，我们通过 TDM，可以帮助调整给药剂量、频次、时长，从而优化给药方案。

碳青霉烯类抗菌药物是时间依赖性抗菌药物，评价其抗菌效果的 PK/PD 参数主要是 T>MIC，通常目标是 40% T>MIC[12]。但随着患者病理生理状态的变化，目标也会有所改变，尤其是高 MIC 值病原菌致严重感染的患者，将 100%T>MIC 甚至 100%T>4MIC 设为目标可能才能达到较好的治疗效果，相应的随着 MIC 值的升高、治疗目标的提高，目标实现概率也会下降，调整剂量后相关不良反应的发生也需关注[6,7,13]。本研究药敏试验仅做对亚胺培南的 MIC 值，亚胺培南组检出微生物的患者中仅有 45.5% 为敏感菌（MIC≤1）。比阿培南组及美罗培南组无相应的 MIC 值，无法准确判断致病菌对药物的敏感性，但这两组检出致病菌中有近一半对亚胺培南耐药，提示对比阿培南或美罗培南的耐药可能性较高。这要求碳青霉烯类药物血药谷浓度维持在较高水平，才能达到较好的治疗效果。本研究中美罗培南组血药谷浓度显著高于比阿培南组和亚胺培南组，提示美罗培南的临床疗效可能优于比阿培南和亚胺培南。

目前临床使用比阿培南的是常规剂量为 0.3 g q12h 或 q8h，但目前已有研究指出常规剂量并不能达到较好的临床疗效及细菌清除率，日本传染病协会/日本化疗学会（JAID/JSC）：呼吸道传染病治疗指南（2016），对于治疗产 ESBL 的克雷伯菌，比阿培南的推荐剂量已达到 0.3~0.6 g/次，3~4 次/天。本研究中 MIC 值为 0.5 μg/mL 时，100%T>MIC 达标率为 85.7%，100%T>4MIC 达标率仅为 14.3%，MIC>2 μg/mL 时，100%T>MIC 达标率为 0，与患者使用的剂量密切相关。亚胺培南组，MIC=0.5 μg/mL 时，100%T>MIC 达标率为 100%，T>4MIC 达标率为 50.0%，MIC=4 μg/mL 时，100%T>MIC 达标率仅为 27.8%，T>4MIC 达标率则为 0。亚胺培南组有 2 例患者 MIC≥16 μg/mL，采用了联合用药、延长滴注时间（3 h 泵入）等措施[14]。亚胺培南/西司他丁的主要不良反应之一是神经系统损害，包括癫痫、抽搐、肌肉痉挛等，研究表明，单用亚胺培南和合用西司他丁引起神经系统损害的作用是相同的，亚胺培南是产生神经系统损害的原因，随着亚胺培南血药浓度的升高,神经系统损害不良反应的发生率也会增加[15],本研究3例患者亚胺培南谷浓度>5 μg/mL,其中1例患者出现抽搐,停药后消失,后改用美罗培南。美罗培南组,MIC≤2 μg/mL 时,100%T>MIC 达标率均为100%,100%T>4MIC 达标率可达到60%以上,MIC=16 μg/mL 时,100%T>MIC 达标率为64.7%,100%T>4MIC 达标率为0,美罗培南组有较好的 PK/PD 达标率。因美罗培南与脑神经细胞 γ-氨基丁酸受体的亲和力较弱,因此引起的神经系统损害也较少,当患者存在肾功能损伤,或行 CRRT 治疗时(可能因管路或患者自身问题临时停用),药物蓄积产生的不良反应少,通常建议选用美罗培南而非亚胺培南。碳青霉烯类药物主要经肾排泄,患者存在肾功能损伤,或行 CRRT 治疗时,都可能会对血药浓度产生影响[16]。本研究中比阿培南组有5人,亚胺培南组有7人,美罗培南组有9人行 CRRT 治疗,均为 CVVH 模式,置换液流速1 000~3 000 mL/h,均根据桑福德抗微生物治疗指南(2016)进行了剂量调整。如图2所示,对于亚胺培南和美罗培南,行 CRRT 治疗均未对血药谷浓度造成显著影响,这应该是已根据 CCRT 调整剂量的缘故。

患者处于严重感染状态下,大量炎症因子释放,比阿培南、亚胺培南、美罗培南均为亲水性抗菌药物,V_d 增加,此外烧伤等血流动力学不稳定的患者,因液体复苏或血管活性药物的使用,加快液体代谢,药物被稀释,都会导致血药浓度下降[10,11,17]。低蛋白血症可导致游离血药浓度的增高,但三种药物蛋白结合率都偏低,比阿培南4%,亚胺培南20%,美罗培南2%,本研究中患者白蛋白水平均>20 g/L,可忽略低蛋白血症对这三种药物 V_d、CL 的影响。此外少数患者使用碳青霉烯类药物后还可出现肝功能损害,本研究中用药前后血肌酐、白蛋白、转氨酶胆红素水平均未发生显著变化。

APACHE Ⅱ 评分为急性生理与慢性健康评分,与疾病严重程度密切相关,分值越高,病情越重且死亡率越高。SOFA 评分是全身性感染相关性器官功能衰竭评分,可计量单个或全体功能障碍的发生发展。本研究中根据线性回归分析,比阿培南和美罗培南血药浓度与 APACHE Ⅱ 评分、SOFA 评分、血肌酐和白蛋白水平无明显相关性。仅比阿培南组血肌酐水平与血药谷浓度呈显著相关性($P<0.05$)。因本研究中患者病理生理状态多样,血流动力学状态个体差异大,结果统计存在局限性。

四、总结

通过对三种碳青霉烯类药物血药谷浓度监测,我们发现,美罗培南的有效性和安全性可能优于比阿培南和亚胺培南。可根据肌酐清除率、是否行 CRRT 治疗、检出致病菌最小抑菌浓度(MIC)、血药浓度监测结果,调整剂量、滴注时间,优化治疗方案。

本研究存在的不足:(1)样本量少,尚需进一步的研究验证;(2)并非所有患者都是测定的谷浓度,比阿培南组和亚胺培南组有少数患者测定的是40%T 血药浓度,缺乏比较性;(3)大多数患者为经验性用药,且一部分患者未明确致病菌及 MIC,药敏试验仅为亚胺培南 MIC,无比阿培南和美罗培南 MIC,ICU 内病原菌对药物的敏感性与普通病房也存在一定差异。

参考文献

[1] 刘涛,臧远胜,修清玉. 碳青霉烯类抗生素研究进展[J]. 中国新药与临床杂志,2013,32(12):927-931.

[2] PAPPWALLACE K M, ENDIMIANI A, TARACILA M A, et al. Carbapenems:Past, Present, and Future[J]. Antimicrobial agents and chemotherapy, 2011, 55(11):4943.

[3] CARLOS R V K, JOSEPH L K, KATHRYN J E, et al. Pharmacodynamic profiling of imipenem, meropenem and ertapenem against clinical isolates of extended-spectrum-lactamase-producing Escherichia coli and Klebsiella spp. from Brazil[J]. International Journal of Antimicrobial Agents, 2006, 28(4):340-344.

[4] FOURNIER A, EGGIMANN P, PAGANI J L, et al. Impact of the introduction of real-time therapeutic drug monitoring on empirical doses of carbapenems in critically ill burn patients[J]. Burns, 2015, 41(5):956-968.

[5] 郭玲,罗雪梅,梁培,等. 高效液相色谱法测定重症患者亚胺培南血药浓度及 pk/pd 达标率研究[J]. 中国医院

药学杂志, 2017, 37(16): 1598-1601.
[6] DRUSANO G L. Prevention of Resistance: A Goal for Dose Selection for Antimicrobial Agents[J]. Clin Infect Dis, 2003, 36(supple 1): S42.
[7] LAMOTH F, BUCLIN T, CSAJKA C. Reassessment of recommended imipenem doses in febrile neutropenic patients with hematological malignancies[J]. Antimicrobial Agents & Chemotherapy, 2009, 53(2): 785.
[8] 瞿洪平. 重症患者感染治疗中抗菌药物的加量与减量[J]. 中华临床感染病杂志, 2016, 9(5): 403-406.
[9] SIME F B, ROBERTS M S, PEAKE S L, et al. Does beta-lactam pharmacokinetic variability in critically ill patient justify therapeutic drug monitoring? Asystematic review[J]. Ann Intensive Care, 2012, 2(1): 35.
[10] NOVELLI A, ADEMBRI C, LIVI P, et al. Pharmacokinetic evaluation of meropenem and imipenem in critically ill patients with sepsis[J]. Clin Pharmacokinet, 2005, 44(5): 539-549.
[11] DAILLY E, KERGUERIS M F, PANNIER M, et al. Population pharmacokinetics of imipenem in burn patients[J]. Fundam Clin Pharmacol, 2003, 17(6): 645-650.
[12] ROBERTS J A, PAUL S K, AKOVA M, et al. DALI: defining antibiotic levels in intensive care unit patients: are current beta-Lactarm antibiotic dose sufficient for critically ill patients?[J]. Clin Infect Dis, 2014, 58(8): 1072-1083.
[13] ONG C T, KUTI J L, NICOLAU D P. Pharmacodynamic modeling of imipenem-cilastatin, meropenem, and piperacillin-tazobactam for empiric therapy of skin and soft tissue infections: a report from the OPTAMA Program[J]. Surg Infect (Larchmt), 2005, 6(4): 419-426.
[14] SAMIR G S, ANNA K G, JURGEN B B, et al. Population pharmacokinetics and pharmacodynamics of continuous versus short-term infusion of imipenem cilastatin in critically ill patients in a randomized, controlled trial[J]. Antimicrobial Agents and Chemotherapy, 2007, 51(9): 3304-3310.
[15] 袁进, 赵树进. 亚胺培南/西司他丁诱发癫痫28例文献分析[J]. 药物流行病学杂志, 2007, 16(3): 165-167.
[16] 于斌, 刘丽霞, 邢冬, 等. 连续性肾脏替代治疗对合并急性肾损伤重症感染患者亚胺培南血药浓度的影响[J]. 中华危重病急救医学, 2015, (5): 359-365.
[17] SAUERMANN R, DELLE-KARTH G, MARSIK C, et al. Pharmacokinetics and pharmacodynamics of cefpirome in subcutaneous adipose tissue of septic patients[J]. Antimicrob Agents Chem, 2005, 49(2): 650-655.

（徐银丽　郭晓芳　江翊国　著，梁　培　审）
（苏州科技城医院）

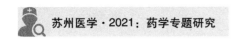

2种口服抗病毒药中、英文说明书内容的对比分析

【摘　要】　目的：为提高国内上市药品说明书质量提供参考，促进临床合理用药。方法：选取阿昔洛韦片、盐酸伐昔洛韦片具有代表性的中、英文说明书，对其内容分别进行对比分析。结果：阿昔洛韦片中、英文说明书在用法用量、不良反应、药物相互作用、药代动力学等项目内容上存在差异；盐酸伐昔洛韦片中、英文说明书在适应证、用法用量、不良反应、注意事项、孕妇及哺乳期妇女用药、儿童用药、老年用药、药代动力学等项目内容上存在差异。结论：国内上市药品说明书质量有待进一步提高，建议药品管理部门进一步规范我国药品说明书的撰写内容，以保障临床合理用药；医师和药师可通过查阅药品中、英文说明书，学习国内外相关指南的方式全面了解药品信息，以更合理地使用药物。

【关键词】　阿昔洛韦；伐昔洛韦；药品说明书；中国上市药品目录集；一致性评价

Comparative analysis of the contents of the Chinese and English instructions of two oral antiviral drugs

【Abstract】　Objective：To provide a reference for improving the quality of instructions of domestic marketed drug and promote rational drug use in the clinic. Methods：The representative Chinese and English instructions of acyclovir tablets and valacyclovir hydrochloride tablets were selected, and their contents were compared and analyzed. Results：Chinese and English instructions of acyclovir tablets differ in terms of dosage and administration, adverse reactions, drug interactions and pharmacokinetics. Chinese and English instructions of valacyclovir hydrochloride tablets have differences interms of indications and usage, dosage and administration, adverse reactions, warnings and precautions, pregnancyuse, lactationuse, pediatric use, geriatric use, and pharmacokinetics. Conclusion：The quality of marketed drug instructions in China needs to be further improved. It is suggested that the drug administration departments should further standardize the contents of drug instructions in China, so as to ensure the rational use of drugs in clinical practice；doctors and pharmacists can fully understand the drug information by consulting the Chinese and English drug instructions and learning relevant domestic and international guidelines, so as to use drugs more reasonably.

【Key words】　acyclovir；valacyclovir；drug instructions；China's approved drugs list；consistency evaluation

为贯彻中共中央办公厅、国务院办公厅《关于深化审评审批制度改革鼓励药品医疗器械创新的意见》[1]，维护公众用药权益，提高药品质量，降低用药负担，鼓励药物研发创新，2017年12月28日，国家食品药品监督管理总局药品审评中心正式发布《中国上市药品目录集》。该目录收录了基于完整规范的安全性和有效性的研究数据获得批准的创新药、改良型新药及进口原研药品，按化学药品新注册分类批准的仿制药，通过质量和疗效一致性评价的药品，经食品药品监管总局评估确定具有安全性和有效性的其他药品[2]。阿昔洛韦、伐昔洛韦为2种开环核苷类抗病毒药，适用于单纯疱疹病毒、水痘带状疱疹病毒引起的各类感染，《中国上市药品目录集》中已有安全、有效和质量可控的品种收录。本文以阿昔洛韦片、盐酸伐昔洛韦片为例，对比分析2种口服抗病毒药中、英文说明书内容的差异，提出了改进中文说明书的建议，希望能为提高国内上市药品说明书质量提供参考，并为临床合理用药提供依据。

一、资料与方法

（一）资料来源

通过美国食品药品监督管理局（FDA）网站（http：//www.accessdata.fda.gov/scripts/cder/drugsatfda/index.cfm）查询2种口服抗病毒药在美国的上市情况，选取Yiling Pharmaceutical Ltd生产的阿昔洛韦片仿制药作为考查样本（参比制剂已撤市[3,4]），选取GlaxoSmithKline LLC生产的盐酸伐昔洛韦片原研药作为考查样本，通过DailyMed（https：//dailymed.nlm.nih.gov/dailymed/index.cfm）查询2种口服抗病毒药的最新英文说明书（查询时间均为2020.03.04）。在国家食品药品监督管理局（CFDA）中国上市药品目录集数据库中查询阿昔洛韦片、盐酸伐昔洛韦片的收录信息（查询时间为2020.03.04），阿昔洛韦片共有3个规格收录，涉及2个生产厂家，均为通过一致性评价的国产仿制药，选取四川科伦药业生产的阿昔洛韦片作为考查样本；盐酸伐昔洛韦片共有1个品种收录，为Glaxo Wellcome S.A.生产的原研药，将其作为盐酸伐昔洛韦片的考查样本，中文说明书均为原件。

（二）方法

将收集到的阿昔洛韦片、盐酸伐昔洛韦片中、英文说明书内容分别进行对比，对存在差异的项目内容进行分析比较。

二、结果

（一）阿昔洛韦片中、英文说明书内容大部分描述一致，差异项目内容对比分析详见表1；盐酸伐昔洛韦片中、英文说明书内容差异较多，差异项目内容对比分析详见表2。

表1 阿昔洛韦片中、英文说明书差异内容对比分析

英文说明书项目	中文说明书项目	阿昔洛韦片英文说明书内容（E1）	阿昔洛韦片中文说明书内容（C1）	对比分析
Dosage And Administration	用法用量	急性带状疱疹的治疗：0.8 g, q4h, 1日5次。复发性生殖器疱疹的慢性抑制治疗：0.2 g, bid, 持续12个月，进行再评估。另对肾功能损伤者的剂量调整作了描述。	急性带状疱疹的治疗：0.2~0.8 g, q4h, 1日5次。复发性生殖器疱疹的慢性抑制治疗：0.2 g~0.4 g, bid, 持续4~6个月或12个月，进行再评估。另对肾功能损伤者的剂量调整作了描述。	有关急性带状疱疹、复发性生殖器疱疹的慢性抑制治疗两者描述不一致。其他内容一致。
Adverse Reactions（ADR）	不良反应	按临床试验数据及上市后收集的数据描述ADR，仅详细标注了临床试验获取的ADR发生率。	未说明ADR数据来源，标注了所有ADR发生率。	两者描述形式不同，E1区分了临床试验数据及上市后收集数据，描述更为详细，C1未区分数据来源。
Drug Interactions	药物相互作用	提及了与丙磺舒的相互作用及具体机制。	提及了与丙磺舒、西咪替丁、霉酚酸酯、茶碱、齐多夫定、干扰素、甲氨蝶呤的相互作用及具体机制。	C1提及的药物相互作用更多。两者均未提及具体药物剂量调整的方法。
Pharmacokinetics	药代动力学	描述了吸收、分布、代谢、排泄的药动学数据注明了食物对药物吸收不存在影响。描述了肾功能损伤者、老人、儿童的药动学数据。	描述了吸收、分布、代谢、排泄的药动学数据。描述了肾功能损伤者（国外数据）、儿童的药动学数据。	E1描述更详细。两者部分药动学数据存在差异。

表2 盐酸伐昔洛韦片中英文说明书差异内容对比分析

英文说明书项目	中文说明书项目	盐酸伐昔洛韦片英文说明书内容（E2）	盐酸伐昔洛韦片中文说明书内容（C2）	对比分析
Indications And Usage	适应证	分为成人患者、儿童患者、使用限制三方面进行描述，如：成人患者的适应证有唇疱疹、生殖器疱疹（初发期、复发期、抑制疗法、预防传染）、带状疱疹，另注明了不同疾病发病时间可能存在对疗效的限制。	适用于带状疱疹、单纯疱疹病毒感染、预防（抑制）单纯疱疹病毒感染的复发。	E2的适应证及适用人群更广，且描述更为详细。
Dosage And Administration	用法用量	按成人患者、儿童患者不同适应证具体的用法用量及疗程进行描述，注明了口服混悬液的制备方法，对肾功能不全患者用药剂量的调整进行了描述。	按不同适应证的用法用量进行描述，对肾功能不全患者用药剂量的调整进行了描述，提及了肝功能损害患者无需调整剂量。	C2未标注单纯疱疹病毒感染抑制治疗的具体疗程，未提及口服混悬液的制备方法；E2按不同人群、适应证具体描述了用法用量及疗程，未提及肝损患者的剂量调整。
Adverse Reactions	不良反应	按临床试验数据及上市后收集的数据描述ADR，仅详细标注了临床试验获取的ADR发生率。	按临床试验数据及上市后收集的数据描述ADR，临床试验获取的ADR描述十分简略，仅提及了神经系统及胃肠道系统常见的ADR，上市后获取的ADR描述相对详细些，且标注了发生率。	E2篇幅更长，临床试验获得的数据描述更为详细；C2着重描述上市后获取的ADR，且标注了发生率。
Warnings And Precautions	注意事项	提及了在特定人群中可能引起血栓性血小板减少性紫癜/溶血性尿毒症综合征、急性肾功能衰竭、中枢神经系统反应等严重ADR的风险及注意事项。	提及了应注意体液状态、肾损害患者及老年患者用药、对驾驶能力及和操作机械能力无特殊影响。	两者描述内容不完全一致，E2内容更详细，C2未提及严重ADR。
Pregnancy Use、lactation Use	孕妇及哺乳期妇女用药	孕妇：在孕妇中使用伐昔洛韦及其代谢物阿昔洛韦的临床数据中，尚未发现与药物相关的重大出生缺陷风险。关于使用伐昔洛韦导致流产或不良母婴结局的数据不足。妊娠期未经治疗的单纯疱疹对胎儿有风险。详细描述了动物试验数据及临床试验数据。哺乳期妇女：目前还没有关于伐昔洛韦或阿昔洛韦对母乳喂养儿童或产奶量影响的数据，建议权衡利弊后考虑在哺乳期妇女中使用伐昔洛韦，并描述了伐昔洛韦代谢物在乳汁中的分布情况的数据。	孕妇：妊娠病人使用本品资料有限，妊娠期妇女只有在接受治疗的预期疗效明显超过风险时，方能使用，简略地描述了临床数据。鉴于参加伐昔洛韦妊娠登记的女性患者数较少，关于妊娠期使用伐昔洛韦的安全性尚不能得到可靠且明确的结论。哺乳期妇女：描述了伐昔洛韦代谢物在乳汁中的分布情况的数据，建议哺乳期妇女慎用。	两者描述内容不完全一致，E2内容更详细，且提出了具体数据及理由。

续表

英文说明书项目	中文说明书项目	盐酸伐昔洛韦片英文说明书内容（E2）	盐酸伐昔洛韦片中文说明书内容（C2）	对比分析
Pediatric Use	儿童用药	适用于治疗12岁以上儿童的感冒疮，以及治疗2岁至18岁儿童的水痘，并对具体的临床数据进行描述。	目前尚没有治疗儿科病人的资料。	两者描述内容不一致，E2描述可在部分儿童患者中使用，且临床数据充分，C2未具体描述儿童患者的用药。
Geriatric Use	老年用药	在带状疱疹的临床试验中，65岁及以上的受试者痊愈后的疼痛持续时间（疱疹后神经痛）比年轻人更长。老年患者更可能肾功能下降，需要减少剂量。老年患者也更有可能发生肾或中枢神经系统不良事件。	不需调整剂量，除非肾功能明显损害者，应维持足够的水分。	两者描述内容不完全一致，E2描述更全面、具体。
Pharmacokinetics	药代动力学	描述了成年患者、特殊人群的药动学数据，并提及药物相互作用的研究。	简略地描述了药动学数据，未区分不同人群。	E2描述更详细，更具体。

三、讨论

（一）阿昔洛韦片中、英文说明书的差异

阿昔洛韦片中、英文说明书中"用法用量"项差异较大，以带状疱疹的治疗方案为例，英文说明书只有0.8 g/q4h一种给药方式，而中文说明书表述较为宽泛，可选择0.2~0.8 g/q4h给药，这可能与不同种族之间PK数据存在差异有关。如果是种族敏感型的药物，除了PK的研究，还需要综合考虑安全性和有效性，需要增加PK/PD等数据[5]，但中文说明书中"药代动力学"项并未提及。关于肾功能不全患者剂量调整的方案及药动学数据，中、英文说明书又描述一致，这又与带状疱疹治疗方案存在差异相矛盾。事实上，国外早有研究显示：只有一次0.8 g，每日5次给药的给药方式才能达到有效的血药浓度[6]，而国内已有多项随机对照试验证实大剂量（0.8 g/q4h）阿昔洛韦治疗带状疱疹更为有效，且有较高的安全性[7-9]。国内外指南[10,11]也均未推荐0.2 g/q4h的给药方式。因此，阿昔洛韦片中文说明书"用法用量"项部分内容缺乏循证依据，极有可能影响临床治疗效果。阿昔洛韦片中、英文说明书"不良反应"项的描述形式不同，这与中美两国对不良反应描述内容和形式要求的详尽程度不同有关。《化学药品和治疗用生物制品说明书规范细则》[12]对不良反应的规定内容相对简单，仅要求如实地详细列出该药品不良反应，并按不良反应的严重程度、发生的频率或症状的系统性列出；美国FDA《人用处方药和生物制品说明书的不良反应部分指导原则》则要求不良反应部分中最重要的临床资料应首选列出，对ADR的资料来源应说明[13]。将ADR数据来源标明，可满足医务人员对药品说明书信息科学性的需求[14]，阿昔洛韦片英文说明书较中文说明书在"不良反应"项更具有真实性、可靠性。"药物相互作用"项描述的完整性及详细度有利于指导临床更合理地联合使用药物[15]，与英文说明书相比，阿昔洛韦片中文说明书提及的药物相互作用更多，这有利于临床使用时更好地规避药物相互作用。

（二）盐酸伐昔洛韦片中英文说明书的差异

与英文说明书相比，盐酸伐昔洛韦片中文说明书适应证较窄，且未提及在儿童人群中的使用，适应证是临床选用药品的重要依据，这无疑会限制盐酸伐昔洛韦片在我国临床应用的范围。相应的，盐酸伐昔洛韦片中文说明书用法用量项也存在缺失，仅描述了其适应证中提及的带状疱疹、单

纯疱疹病毒感染、预防（抑制）单纯疱疹病毒感染的用法用量，且未描述单纯疱疹病毒感染抑制治疗的具体疗程。单纯疱疹病毒（HSV）分为HSV-1和HSV-2两种血清型，HSV-1感染可引起唇疱疹、疱疹性角膜结膜炎、脑炎等；HSV-2感染则可引起生殖系统疱疹、新生儿疱疹[16]。HSV引起的不同部位的感染，治疗方案各不相同，对于唇疱疹，伐昔洛韦治疗方案为2 g，每日2次，疗程1 d[17]；对于复发性生殖器疱疹，伐昔洛韦片治疗方案为0.5 g，每日2次，疗程5 d；对于生殖器疱疹频繁复发，伐昔洛韦片治疗方案为0.5 g，每日1次，疗程4~12个月[18]。因此，盐酸伐昔洛韦片中文说明书中适应证及用法用量的描述内容缺乏科学性，影响临床正确选用及使用药品。盐酸伐昔洛韦片中、英文说明书"不良反应"项的内容差异较大，中文说明书中临床试验数据描述过分简略，而着重描述上市后获取的ADR，还标注了其发生率。ADR的数据来源于临床试验及上市后的自发报告，由于自发报告来源于数量不定人群，故不可能准确判断其发生率[13]。因此，盐酸伐昔洛韦片中文说明书不良反应部分的内容缺乏科学性、可靠性。在"注意事项"项，中文说明书内容也有所缺失，未提示在特定人群中可能引起严重ADR的风险，这些内容的缺失会造成医务人员无法及时获取安全用药的相关信息，增加了特定人群的用药风险。孕妇、哺乳期妇女、儿童、老年人具有特殊的生理学特点，药品说明书中有关特殊人群的用药描述应详细、具体，且应该提供必要的药动学参数，否则就会给临床用药带来安全隐患[19]。在"孕妇及哺乳期妇女用药""儿童用药""老年用药"这几项，盐酸伐昔洛韦片英文说明书均详细描述了这些特殊人群的临床数据及合理用药的提示；"药代动力学"项也提供了这些特殊人群的药动学数据，为伐昔洛韦片在这些人群中的安全用药提供了有力的循征依据。相比之下，中文说明书在"孕妇及哺乳期妇女用药""老年用药"的描述内容相对简单，缺乏相关临床数据及安全用药提示，"儿童用药"则与其"适应证"相对应，未提供任何资料，"药代动力学"项也未提供特殊人群的药动学数据，这无疑会限制伐昔洛韦片在我国特殊人群中的合理使用[20]。

（三）建议

阿昔洛韦片说明书中、英文说明书的差异，反映了我国仿制药说明书内容的科学性、可靠性有待进一步提高。2016年CFDA发布的《化学药品注册分类改革工作方案》中强调了仿制药应与原研药品质量和疗效的一致，仿制药应当与原研药具有一致的活性成分、剂型、规格、适应证、给药途径和用法用量[21]，但尚未明确仿制药说明书的管理要求。虽然我国现有的法律规范[12,22,23]对药品说明书的内容与格式、更新等提出了具体要求，但仿制药说明书的规范性有待进一步完善[14,24]。建议我国药品管理部门在重视提高药品质量的同时，加强我国仿制药品说明书撰写要求的管理，可借鉴FDA和EMA对仿制药说明书的管理理念[25]，制订相关管理规范，来提高我国仿制药说明书的信息质量。盐酸伐昔洛韦片中、英文说明书的差异，反映了进口药品中、英文说明书存在差异。虽然大多数进口药品的中文说明书内容标注情况是符合我国现行的法律法规[12,22,23,26]的，但对比其英文说明书，存在内容翻译不一致、内容缺失的现象[27,28]。建议进口商在编制中文说明时加强管理，在符合我国国情的基础上，提高中文说明书的信息质量；另一方面，建议我国药品管理部门完善相关法律制度，提高进口药品的审核标准，在审批进口药品时要严格对照中、英文说明书内容，确保中文说明书的完整、无误。说明书是传递药品信息的法定文件，其描述内容的准确性、完整性直接影响到药物能否被安全、有效地使用。如果药品说明书信息存在缺失，内容缺乏科学性、可靠性，均会限制临床的合理用药。因此，建议医师、药师在临床使用药物的过程中，除了以药品中文说明书为参考外，还可以通过查看药品英文说明书，查阅国内外最新治疗指南等方式了解药物更多的治疗信息，以确保药物安全、有效地使用。

参考文献

[1] 中华人民共和国中央人民政府. 中共中央办公厅国务院办公厅印发《关于深化审评审批制度改革鼓励药品医疗器械创新的意见》[EB/OL].（2017-10-08）[2020-03-04］. http://www.gov.cn/zhengce/2017-10-08/content_

5230105.htm.

[2] 中华人民共和国中央人民政府. 食品药品监管总局关于发布《中国上市药品目录集》的公告[EB/OL]. (2017-12-28[2020-03-04]) http://www.gov.cn/xinwen/2017/12/29/content_5251405.htm.

[3] Administrative Committee of the Federal Register. Code of federal regulations title 21 314.94(a)(8)[EB/OL]. (2014-12-04)[2020-03-04]. https://www.ecfr.gov/cgi-bin/text-idx?SID=b833987316befe25dab993fc7b9db534&mc=true&node=se21.5.314_194&rgn=div8.

[4] FDA. Guidance for industry-updating ANDA labeling after the marketing application for the reference listed drug has been with-drawn[EB/OL]. (2016-07-08)[2020-03-04]. https://www.fda.gov/regulatory-information/sear chfda-guidance-documents/updating-anda-labeling-after-marketing-application-reference-listed-drug-has-been-withdrawn-guidance.

[5] 魏敏吉, 赵德恒, 赵明. 药品注册管理办法中3和4类药物人体药动学研究有关问题思考[J]. 中国新药杂志, 2014, 23(19): 2219-2223.

[6] MORTON P, THOMSON A N. Oral acyclovir in the treatment of herpes zoster in general practice[J]. N Z Med J, 1989, 102(863): 93-95.

[7] 郑晓红, 曹鸿玮. 不同剂量阿昔洛韦口服治疗带状疱疹疗效观察及安全性评价[J]. 中国医药导报, 2008, 5(25): 64-66.

[8] 姚旌, 陆魏, 孙丽华. 不同剂量阿昔洛韦治疗带状疱疹的疗效分析[J]. 中国医学创新, 2009, 6(19): 69-70.

[9] 唐树春, 李洪裕. 早期应用足量阿昔洛韦治疗带状疱疹的临床效果[J]. 临床医学研究与实践, 2019, 4(31): 54-56.

[10] DWORKIN R H, JOHNSON R W, BREUER J, et al. Recommendations for the management of herpes zoster[J]. Clin Infect Dis, 2007, 44(Suppl1): S1-S26.

[11] 中国医师协会皮肤科医师分会带状疱疹专家共识工作组. 带状疱疹中国专家共识[J]. 中华皮肤科杂志, 2018(6): 403-408.

[12] 国家药品监督管理局. 关于印发化学药品和生物制品说明书规范细则的通知[EB/OL]. (2006-05-10)(2006-05-10)[2020-03-04]. http://www.nmpa.gov.cn/WS04/CL2196/323547.html.

[13] 萧惠来. FDA对处方药说明书中药物不良反应部分的要求[J]. 中国临床药理学杂志, 2011, 27(08): 649-653.

[14] 王芳, 李永辉, 郭瑞锋, 等. 从用药安全的视角分析国内外注射用头孢曲松钠说明书差异[J]. 中国医药导报, 2018, 15(29): 157-160.

[15] 李桂丹, 何心. 原研与国产仿制左氧氟沙星注射液说明书的对比分析[J]. 中国药房, 2016, 27(25): 3598-3600.

[16] 李凡, 徐志凯. 医学微生物学(第九版)[M]. 北京: 人民卫生出版社, 2018: 287-289.

[17] LEUNG A K C, BARANKIN B. Herpes Labialis: An Update. [J]. Recent patents on inflammation & allergy drug discovery, 2017, 11(2): 107-113.

[18] 中国疾病预防控制中心性病控制中心, 中华医学会皮肤性病学分会性病学组, 中国医师协会皮肤科医师分会性病亚专业委员会. 梅毒、淋病、生殖器疱疹、生殖道沙眼衣原体感染诊疗指南(2014)[J]. 中华皮肤科杂志, 2014, 47(5): 365-372.

[19] 郝爱辉, 刘海净. 抗菌药物说明书中特殊人群用药情况的调查与分析[J]. 中国药业, 2012, 21(18): 6-7.

[20] 何晓静, 季颖, 李冰, 等. 妊娠期妇女用药说明书的特殊人群标注及与药学数据库的比较[J]. 实用药物与临床, 2018, 21(9): 1077-1080.

[21] 国家药品监督管理局. 总局关于发布化学药品注册分类改革工作方案的公告(2016年第51号)[EB/OL]. (2016-03-09[2020-03-04].) http://www.nmpa.gov.cn/WS04/CL2138/300130.html.

[22] 国家药品监督管理局. 药品注册管理办法[EB/OL]. (2007-07-10)[2020-03-04]. http://www.nmpa.gov.cn/WS04/CL2174/300629_9.html.

[23] 国家药品监督管理局. 药品说明书和标签管理规定[EB/OL]. (2006-03-15)[2020-02-04]. http://www.nmpa.gov.cn/WS04/CL2077/300623.html.

[24] 杨谨成, 杨珺, 何铁强. 美罗培南与头孢曲松钠国内外药品说明书对比分析[J]. 中国药业, 2014, 23(12): 8-10.

[25] 高丽丽,李敏,王玉珠,等.FDA和EMA对仿制药说明书的管理要求[J].中国新药杂志,2017(24):2903-2907.

[26] 国家药品监督管理局.药品进口管理办法[EB/OL].(2003-08-18)[2020-02-04].http://www.nmpa.gov.cn/WS04/CL2077/300635.html.

[27] 李杨华,邵寅.小议进口药品说明书的中英文翻译缺失问题[J].中国药师,2012,15(2):278-280.

[28] 萧惠来.进口药品注册报送的说明书样稿中典型问题案例分析[J].中国临床药理学杂志,2011,27(9):727-731.

(陈蕊欢 著,田 霞 审)
(苏州大学附属常熟医院 常熟市第一人民医院)

临床药师通过合理用药有效干预对药品不良反应发生率的影响

【摘要】 目的：比较临床药师实施合理用药干预对患者用药期间药品不良反应（ADR）发生率的影响。方法：随机选取2017年7月~2018年3月苏州市第九人民医院呼吸内科和心内科收治的200例患者为对照组，2018年3月~2019年11月我院呼吸内科和心内科收治的200例患者为研究组。对照组患者取药期间不予以用药干预，研究组采用患者取药期间由药师予以患者合理用药有效干预。比较两组科室常用药品不良反应的发生情况及用药不良反应的发生原因占比。结果：经用药干预后，研究组科室常用药品的药品不良反应发生率均明显低于对照组（$P<0.05$）；研究组中用药不良反应发生因素中的人数占比均低于对照组（$P<0.05$）。结论：通过临床药师参与医师的治疗方案，提高临床合理用药的水平，降低了用药安全事件的发生率。

【关键词】 临床药师；合理用药干预；药品不良反应；干预效果

The impact of effective intervention by clinical pharmacists on the incidence of adverse drug reactions through rational drug use

【Abstract】 Objective: To compare the effects of rational drug use interventions implemented by clinical pharmacists on the incidence of adverse drug reactions (ADR) during drug administration. Methods: Randomly select 200 patients admitted to the Department of Respiratory Medicine and Cardiology of Suzhou Ninth People's Hospital from July 2017 to March 2018 as the control group, and 200 patients admitted to the Department of Respiratory Medicine and Cardiology of our hospital from March 2018 to November 2019 the study group. Patients in the control group were not given medication intervention during the period of taking the medicine, and the study group adopted effective intervention by the pharmacist during the period of taking the medicine. The occurrence of common adverse drug reactions in the two departments and the proportion of the causes of adverse drug reactions were compared between the two groups. Results: After medication intervention, the incidence of adverse drug reactions of commonly used drugs in the department of the study group was significantly lower than that of the control group ($P<0.05$); and the proportion of the number of adverse drug reactions in the study group was lower than that of the control group ($P<0.05$). Conclusion: Through the participation of clinical pharmacists in the treatment plan of physicians, the level of clinical rational use of drugs has been improved, and the incidence of drug safety incidents has been reduced.

【Key words】 clinical pharmacist；rational drug use intervention；adverse drug reaction；intervention effect

临床药师干预是指临床药师利用所学的药学专业知识及相关的工具给需要的人员（包括医务人员、病人或其家属）提供与使用药物相关的各种服务[1]。随着药物类型的增加，各类药物在实际用药中的服用剂量及方法由于厂商的不同存在着较大的差异，导致患者在缺乏用药指导的情况下发生不良用药问题，诱发医患矛盾[2]。具有药学背景的临床药师对各类药品的药理作用及不良反应等知识掌握全面，可通过参与临床治疗方案制订帮助患者规避药物相互作用等引起的不良反应，同时通过指导患者正确用药，保证其依从性，减少不合理用药引发的不良事件[3,4]。本研究比较了临床药师实施合理用药干预对患者用药期间药品不良反应发生率的影响，报告如下：

一、资料与方法

（一）一般资料

随机选取2017年7月~2018年3月我院呼吸内科和心内科收治的200例患者为对照组，2018年3月~2019年11月我院呼吸内科和心内科收治的200例患者为研究组。对照组男112例，女88例，年龄23~58岁，平均年龄（40.23±7.29）岁，临床诊断为肺部感染者53例，支气管哮喘急性发作18例，慢性阻塞性肺疾病、肺气肿51例，高血压Ⅱ级、心功能不全30例，心房颤动、高血压Ⅱ级28例，冠心病、高血压Ⅲ级20例；研究组男109例，女91例，年龄22~60岁，平均年龄（41.07±7.33）岁，临床诊断为肺部感染者50例，支气管哮喘急性发作20例，慢性阻塞性肺疾病、肺气肿53例，高血压Ⅱ级、心功能不全32例，心房颤动、高血压Ⅱ级28例，冠心病、高血压Ⅲ级17例。两组患者一般在资料对比后无显著差异（$P>0.05$），具有可比性。纳入标准：研究在征得患者同意前提下进行，且患者知情后自愿参与研究并经我院医学伦理委员会审核同意。排除标准：排除存在严重心、肝、肾器质性病变者；存在严重遗传病者；存在严重免疫机能疾病者。

（二）方法

对照组患者用药期间不予以用药干预，按照主治医师处方开具给药，并将服用方法及剂量以口头或书写的方式告知患者。研究组患者用药期间由药师予以患者合理用药有效干预，主要措施如下。（1）加强临床药师培训力度：有研究表明，临床药师对药品知识的掌握程度对于患者用药安全性具有较大的影响作用，故需定期组织药师进行专业知识学习、培训，加强对其常用药物知识掌握力度的培训，为各类药物制剂的安全使用及多类药物联合用药安全性提供基础，降低用药风险[5]；（2）药物指导：用药指导的实施主要体现在以下几个方面，① 在实际用药指导中临床药师应与治疗医师建立有效沟通关系，并在此基础上根据患者实际病情及身体健康情况对患者治疗用药进行安全选取；② 当临床药师拿到主治医师开具处方后，可根据处方中的药物类型在病房中与患者积极进行沟通，特别是对患者是否存在心脑血管疾病、肝肾功能障碍等信息的详细询问，在收集有效信息后与患者主治医师就药物处方中存在的安全隐患进行讨论，及早调整处方及药物剂量[6]；③ 对于症状较为复杂的患者，应在用药后指导医护人员对患者可能存在或发生的药物不良反应进行观测，进一步确保患者治疗的安全性；（3）药物处方开具辅助：在实际药物处方开具中，应采用的主治医师与临床药物相互合作的模式进行开具，当药师拿到主治医师处方时，需根据患者其他类型药物服用情况、药物过敏情况及症状表现对处方进行分析，可通过服用药物调换或服用方法的调整确保患者用药安全[7,8]。

（三）观察指标

比较两组干预后科室常用药品（抗菌药物、消化系统药物、抗凝药物、中药注射剂）的药品不良反应的发生情况及用药不良反应的发生原因（用药剂量有误、联合用药、用药方法有误、用药禁忌）占比。

（四）统计学方法

研究所得数据均使用SPSS 21.0统计学软件进行数据分析，同类数据组间比较采用χ^2检验，$P<0.05$为差异有统计学意义。

二、结果

（一）各类药品不良反应发生情况比较

经用药干预后，研究组患者科室常用药品的不良反应发生率均明显低于对照组（$P<0.05$），见表1。

（二）用药不良反应的发生原因占比比较

研究组用药不良反应发生因素中的人数占比均低于对照组（$P<0.05$），见表2。

表 1　常用药品的不良反应发生情况比较 N（占比%）

组别	抗菌药物	消化系统药物	抗凝药物	中药注射剂
对照组	11（5.50）	9（4.50）	12（6.00）	10（5.00）
研究组	3（1.50）*	2（1.00）*	3（1.50）*	2（1.00）*
χ^2	4.737 2	4.580 5	5.610 4	5.498 3
P	0.036 2	0.032 3	0.017 9	0.019 0

注：* 为 $P<0.05$

表 2　用药不良反应的发生原因占比比较 N（占比%）

组别	用药剂量有误	联合用药	用药方法有误	服药禁忌
对照组	15（7.50）	9（4.50）	10（5.00）	8（4.00）
研究组	4（2.00）**	2（1.00）	3（1.50）*	1（0.50）*
χ^2	6.686 0	4.580 5	3.895 8	5.178 1
P	0.009 7	0.032 3	0.048 4	0.022 8

注：* 为 $P<0.05$，** 为 $P<0.05$

三、讨论

研究结果表明：经用药干预后，研究组患者各类药品不良反应发生率均明显低于对照组（$P<0.05$）；研究组各类用药不良反应发生因素中的人数占比均低于对照组（$P<0.05$）。不良反应发生的药物种类主要集中在抗菌药物、抗凝药物、中药注射剂以及消化系统类药物，抗菌药物和中药注射剂引起的不良反应主要为用药剂量及联合用药所致，抗凝药物的不良反应主要由联合用药及服用禁忌引起，消化系统类药物的不良反应则是联合用药和用药方法引起。针对上述药物引起的不良反应，临床药师通过对不良反应的汇总分析，并在工作中对这几类药物进行学习研究，进行药学干预，跟主治医师沟通交流，以及在用药期间对患者的宣教指导后，研究组患者发生药品不良反应率明显较对照组降低，且对照组发生的不良反应均较轻，并及时得到了处理，未引起患者的担忧，提高了患者对医务工作者的满意度。

临床治疗过程中，药品不良反应的发生多与用药缺乏合理性有着较为密切的关系，如服用剂量过大、药物配伍禁忌不明、联合用药中药物成分相互作用等均是造成患者药品不良反应的主要原因，可对患者治疗进度造成影响而延长住院时间，或引发严重疾病，增加治疗难度[9]。近年来，社会发展水平的进步促进了患者医疗安全意识的提升，故药品不良反应的发生，从更深层次而言是对医院医疗水平的一项重要体现，院方须采取一定措施进一步加强对不合理用药情况的有效杜绝[10]。在学术上，对于临床药师干预有着自身的定义，即临床药师对病患的药物治疗需要承担义务，并且对该义务加以负责的实践过程[11]。随着医疗改革的发展，大家已逐渐认识到医、药统一，将会使一些用药不规范行为被整治[12]。为促进医院合理用药水平提高，临床药师应积极参与到整个临床治疗过程中去。

合理用药有效干预的实施主要具有以下优势：(1) 通过对药师培训力度的加强，不断推动药师专业技能水平的提升，通过对各类药品基础用药知识、配伍禁忌等信息的有效掌握，为患者安全用药的实现提供基础；(2) 通过药物指导的实施，与患者及主治医师积极建立有效沟通，并根据对患者基础信息的收集情况，进一步与主治医师确认患者用药安全性，及时对药物类型、服用剂量或使用方法进行有效调整，并指导医护人员加强对患者不良药品反应的监测，进一步提升患者用药安全性；(3) 通过对治疗药物处方的辅助开具，可配合主治医师在掌握患者病情、治疗需求、基础用药情况等信息的基础上，为患者提供具有较高合理性的用药处方，进而在实现有效治疗的基础上，尽可能规避不良用药事件的发生,提升用药安全水平[13];(4)定期统计发生不良的情况,并与医生护士及时沟通,加强对合理用药知识的培训学习,保证后期工作中药物治疗的合理性,尽量减少药品不良反应的发生,最终可以更安全、有效、经济地提高疾病的治愈率[14,15]。

综上所述,实施合理用药有效干预,因临床药师参与医师的治疗方案而提高了临床合理用药的水平,同时还因临床药师对患者不良用药因素进行有效杜绝而提高了患者合理用药的依从性,进而实现对药品不良反应的有效规避,最终有效降低患者用药安全事件的发生。

参考文献

[1] 叶超雄,周敏华.临床药师干预前后儿童中成药处方用药合理性分析[J].中国医院用药评价与分析,2017,17(12):1717-1719.

[2] 董自军,王争艳.临床药师在干预药品不良反应方面的价值分析[J].中国继续医学教育,2018,10(27):141-143.

[3] 李静,赵振寰,张宏.医院药师在合理用药中的作用[J].中国医院药学杂志,2009,29(15):1330.

[4] 杨丽英,赵志刚.高校医院开展药学服务之探讨[J].中国药房,2009,20(8):636.

[5] 蒯碧华.临床药师合理用药干预对药品不良反应发生率的影响[J].中国处方药,2016,14(9):29-30.

[6] 李红岩.临床药师干预在促进心血管辅助用药合理应用中的作用分析[J].中国病案,2019,6(90):51-52.

[7] 赵佳佳,马晓蓓,张宇洁.临床药师干预在降低药品不良反应发生率中的作用[J].临床合理用药杂志,2018,11(27):111-112.

[8] 彭洋,黄琪,杨志玲.临床药师干预对我院药品不良反应监测的影响[J].中国药物应用与监测,2018,15(2):96-98.

[9] 李义秀,王永龙,章新晶,等.临床药师开展药物重整的药学服务实践[J].中国医院药学杂志,2016,36(12):1028-1031.

[10] 刘艳红.药师药学干预临床不合理用药的临床效果[J].中西医结合心血管病电子杂志,2018,6(12):187.

[11] 王肇辉,解红霞.临床药师医嘱优化干预手段研究进展[J].医学综述,2017,23(22):4506-4512.

[12] 许菲,张士洋,姚立敏,等.药师干预对呼吸内科抗菌药物应用情况的影响[J].淮海医药,2016,34(6):720-722.

[13] 孙丽翠.临床药师对呼吸内科106例不合理用药的干预和分析[J].泰山医学院学报,2018,39(9):1031-1033.

[14] 王本进.我国医院普遍忽视的重要问题:药师在临床治疗中的作用[J].首都医学,2007,7(1):10.

[15] 胡晋红.药学服务与全程化药学服务[J].药学服务与研究,2008,8(3):161-165.

(张利芳 胡晓波 著,姚星烂 审)
(苏州大学附属苏州九院 苏州市第九人民医院)

·论著·

抗菌药物临床应用专项整治后某院骨科围手术期抗菌药物使用情况

【摘 要】 目的：分析抗菌药物临床应用专项整治后某院骨科围手术期使用抗菌药物的合理性，为加强管理和规范化用药提供依据。方法：抽取某院骨科2017年10月至2018年1月出院的所有使用抗菌药物的手术病历，对其使用合理性进行评价。结果：抗菌药物的使用率为15.3%，同一时间均为单一用药，无联合用药，其中105份为静脉滴注抗菌药物，1份为口服抗菌药物；抗菌药物品种涉及两大类四个品种，使用最多的为第一代头孢菌素头孢硫脒100例（94.34%）；术前0.5~1 h内给药的病历数有83例，给药时机合格率为80%，术前给药时机<0.5 h有7例，术前给药时机>1 h有9例，术前未使用术后用药的有7例；20例术前使用一次术后未用，术后使用24 h内停用的有76例（其中包含术后再发感染的治疗性使用），有10例在无特殊情况下使用超过24 h，其中48 h内停用的有7例，使用时间最长者达6天。结论：经过几年抗菌药物的专项整治，某院骨科在掌握预防性使用抗菌药物指征上做得较好，但仍有不足之处，主要为给药时机不合理，经与骨科医生、手术室护士的沟通，希望某院围手术期预防性使用抗菌药物的合理性能得到进一步提高。

【关键词】 抗菌药物；专项整治；骨科；围手术期

Perioperative use of antibiotics in an orthopedic department in a hospital after special treatment for clinical application of antibiotics

【Abstract】 Objective：To analyze the rationality of the use of antibiotics in the perioperative period of the Department of Orthopedics in our hospital after the special rectification of clinical application of antibiotics, and to provide a basis for strengthening management and standardizing drug use. Methods：All surgical medical records of antibiotics used in the orthopedics department of a hospital discharged from October 2017 to January 2018 were selected, and the rationality of their use was evaluated. Results：The usage rate of antibiotics was 15.3%. At the same time, they were all single drugs and no combination drugs. Among them, 105 were intravenous drip antibiotics and 1 was oral antibiotics. The types of antibiotics involved two categories and four varieties. The first-generation cephalosporin cefathiamidine was used most in 100 cases (94.34%); There were 83 cases of medical records with administration within 0.5-1 h before operation, and the qualified rate of administration timing was 80%. There were 7 cases with preoperative administration time<0.5 h, 9 cases with preoperative administration time>1 h, 7 cases did not use postoperative medication before operation; 20 patients used it once before surgery and did not use it after surgery, and 76 patients stopped using it within 24 hours after surgery (including the therapeutic use of postoperative recurrence of infection), 10 cases were used for more than 24 hours without special circumstances, of which 7 cases were discontinued within 48 hours, and the longest use time was 6 days. Conclusion：After several years of special treatment of antibacterial drugs, the department of orthopedics in a hospital has done a good job in grasping the indications for preventive use of antibacterial drugs, but there are still shortcomings, mainly in the timing of administration. After communicating with orthopaedic surgeons and operating room nurses, it is hoped that the rational performance of preventive use of antibiotics in the perioperative period in a hospital will be further improved.

【Key words】 antibacterial drugs; special rectification; orthopedics; perioperative period

自2009年"卫办医政发〔2009〕38号"文《卫生部办公厅关于抗菌药物临床应用管理有关问题的通知》以来，抗菌药物的合理应用一直是医院合理用药所关注的重要部分，围手术期的抗菌药物合理应用是抗菌药物合理应用的一个重要环节[1]，其中Ⅰ类切口手术的围手术期预防用药则为重点。随后出台的一系列相关文件如《抗菌药物临床应用管理办法》（卫生部令第 84 号）、《2011 年全国抗菌药物临床应用专项整治方案》（卫办医政发〔2011〕56 号）、《2012 年全国抗菌药物临床应用专项整治方案》（卫办医政发〔2012〕32 号）、《2013 年全国抗菌药物临床应用专项整治方案》（卫办医政发〔2013〕37 号）等均有强调Ⅰ类切口围手术期抗菌药物预防使用的管理。我院针对Ⅰ类切口手术预防性使用抗菌药物的合理性加强管理，不定期抽查病历，分析其使用的规范合理性。

骨科手术常需要内固定或人工假体植入等，故为减少手术感染常在围手术期预防性使用抗菌药物。现对某院 2017 年 10 月至 2018 年 1 月骨科围手术期抗菌药物使用情况进行调查与分析，为促进骨科围手术期合理使用抗菌药物提供参考。

一、资料与方法

（一）一般资料

选取某院骨科 2017 年 10 月至 2018 年 1 月出院的所有使用抗菌药物的手术病历，共 106 份出院病历。

（二）方法

采用回顾性点评分析方法，对围手术期抗菌药物的使用性进行分析点评。设计外科手术预防性使用抗菌药物点评表，主要内容包括：病历号、患者姓名、性别、年龄出院诊断、手术名称、手术时间、给药时间、抗菌药物使用情况、合理情况点评。围手术期抗菌药物用药合理性的判定依据主要为 2015 版《抗菌药物临床应用指导原则》。

（三）统计学分析

分别统计用药例数、占比（%）。

二、结果

（一）一般资料

同期骨科手术病历共有 693 份，而所选取的 106 例患者中，男性 69 例，女性 37 例，其中年龄最大 98 岁，最小为 8 岁，平均 51.8 岁，大于等于 70 岁的有 12 例，患有糖尿病者 8 例。

（二）手术情况

106 例患者手术中，有内固定术 92 例、人工股骨头置换术 4 例、全髋关节置换术 1 例；另外 9 例手术分别为清创植皮术 1 例、手指肌腱止点修复术 2 例、内固定取出术 2 例、髂内动脉栓塞术 1 例、食指坏死解脱残端修整术 1 例和腰椎间盘突出症后路髓核摘除+椎管扩大减压术+腰椎植骨融合内固定术 1 例、腰椎椎体压缩性骨折经皮球囊后凸成形术 1 例。手术时间平均时长为 78 min，最长为 250 min，最短为 20 min。

（三）抗菌药物使用情况

骨科手术病历抗菌药物的使用率为 15.3%，在围手术期有预防性使用抗菌药物的 106 例患者中，单纯预防性使用抗菌药物的有 98 例，另有 5 份术前有开放性伤口存在感染，术前控制感染后再给予围手术期手术预防性使用抗菌药，还有 3 例术后出现新发感染延长抗菌药物使用时间或再次加用抗菌药物的。

（四）抗菌药物给药方法

106 例患者中，同一时间均为单一用药，无联合用药者，其中 105 例为静脉滴注抗菌药物，1 例为口服抗菌药物。

（五）抗菌药品种选择

使用品种方面，以第一代头孢菌素头孢硫脒为主，共有 100 例，其余 6 例使用的药品分别为头孢呋辛片 1 例、头孢呋辛针 2 例、克林霉素 2 例、头孢曲松 1 例。骨科患者围手术期抗菌药品种选择见表 1。

表1　骨科患者围手术期抗菌药品种选择

抗菌药类别	用药例数	占比/%	药品名称	用药例数	占比/%	单次最大剂量/g	给药频率
一代头孢	100	94.34	头孢硫脒	100	94.34	2	st bid
二代头孢	3	2.83	头孢呋辛针	2	1.89	2.25	bid
			头孢呋辛片	1	0.94	0.25	bid
三代头孢	1	0.94	头孢曲松	1	0.94	2	qd
林可霉素类	2	1.89	克林霉素	2	1.89	0.75	bid tid

注：st表示立即，bid表示每天2次，qd表示全年1次，tid表示每天3次

（六）抗菌药物给药时机和时长

从抗菌药物的给药时机看，106份病历中，术前0.5~1 h内给药的病历数有83例，给药时机合格率为80%，术前给药时机<0.5 h有7例，术前给药时机>1 h有9例，术前未用药术后用药的有7例。骨科患者围手术期预防性使用抗菌药物给药时机和时长见表2。抗菌药物预防性使用时长方面，术前使用一次术后未用的有20例，术后使用24 h内停用的有76例（其中包含术后再发感染的治疗性使用），有10例在无特殊情况下使用超过24 h，其中48 h内停用的有7例，使用时间最长者达6 d。

表2　骨科患者围手术期预防性使用抗菌药物给药时机和时长

术前预防用药时机			术中			术后用药时间		
<0.5 h	0.5~1 h	>1 h	追加	未追加	未用	≤24 h	24~48 h	>48 h
7	83	9	1	105	20	76	7	3

注：另有7份为术前未用术后用

三、讨论

（一）骨科围手术期抗菌药物预防性使用征

通常情况下Ⅰ类切口手术不需要预防性使用抗菌药物[2,3]，骨科患者的骨组织血液供给差且术后卧床时间长，加上机体免疫力下降，极易在术后出现切口感染[4]，甚至还会出现骨髓炎等严重并发症，严重危害患者的身心健康[5-7]，故对骨科Ⅰ类切口手术患者围手术期合理的预防性使用抗菌药物具有重大意义。

围手术期抗菌药物的合理应用是预防术后感染的一项重要措施，但忽视预防用药指征而广泛使用亦会增加细菌耐药率[8,9]。《抗菌药物临床应用指导原则》中指出，Ⅰ类切口清洁手术，手术部位无污染，通常不需要预防用抗菌药物，但如存在下列情况时可考虑预防用药：① 手术范围大，手术时间长，污染机会增加；② 手术涉及重要脏器，一旦发生感染将造成严重后果者，如头颅手术、心脏手术等；③ 异物植入手术，如人工心瓣膜植入、永久性心脏起搏器放置、人工关节置换术等；④ 有感染高危因素如高龄、糖尿病、免疫功能低下（尤其是接受器官移植者）、营养不良等[10]。

本次调查的106份病历中，其中有3例无内固定物植入；1例患者在围手术期未预防性使用抗菌药物，抗菌药物用于术后28天时出现感染的治疗性使用；1例患者有糖尿病高危因素，预防性使用抗菌药物；另1例患者不具备可预防性使用抗菌药物的条件，属于无指征预防性使用抗菌药物。故在围手术期抗菌药物预防性使用指征上合格率达99%，该院骨科在该方面做得较好。

（二）骨科围手术期抗菌药物选药品种

理想的围手术期抗菌药物应具有高效杀菌力、抗菌谱广、高度的组织渗透力、有效浓度持续时间长、副作用少且经济等特点。《抗菌药物临床应用指导原则》指出，在抗菌药物品种选择方面，应选用对可能污染菌针对性强、有充分的预防有效的循证医学证据、安全、使用方便及价格适当的

品种，并应尽量选择单一抗菌药物预防用药，且给药途径大部分应为静脉输注[10]。《抗菌药物临床应用指导原则（2015年）》中附表2"抗菌药物在围手术期预防应用的品种选择"中明确指出骨科相关手术抗菌药物选择方面应选择第一、二代头孢菌素±甲硝唑，耐甲氧西林金黄色葡萄球菌感染高发医疗机构的高危患者可用（去甲）万古霉素。并指出"有循证医学证据的第一代头孢菌素为头孢唑林，第二代头孢菌素为头孢呋辛"。在本次调查的106份病历中，预防性使用中有100例使用第一代头孢菌素，但因该院药品品种采购问题，该院的第一代头孢菌素只有头孢硫脒注射剂和头孢拉定胶囊口服剂型，故均选用了头孢硫脒注射剂静脉滴注；另有1份病历使用了第二代头孢菌素头孢呋辛片口服，且未术后给药，不能有效达到围手术期的预防作用，评价为不合理；另有2份病历选用了克林霉素注射剂给药，该2名患者均有β内酰胺类药物过敏史，故可选用克林霉素；还有1份病历选用了头孢曲松作为围手术期预防性用药，评价为选用品种不合理。

（三）骨科围手术期抗菌药物给药时间与时长

预防使用抗菌药物的时机对于预防手术部位感染极为关键，过早、过晚使用抗菌药物均不能起到较好地预防感染的作用[11]。一般要求是在细菌侵入组织时，抗菌药物的组织浓度或者血药浓度应达到较高水平足以杀灭细菌。故应在皮肤、黏膜切开前0.5~1 h或麻醉开始时静脉输注给药。而术后给予抗菌药物不能有效杀灭已经入组织并繁殖的细菌。此次调查结果中术前0.5~1 h内给药的病历数有83例，给药时机合格率为80%，术前给药时机<0.5 h有7例，术前给药时机>1 h有9例，术前未使用术后用药的有7例。其中给药时机问题在查看病历时显示术前给药的医嘱要求均为术前30 min，但在医嘱执行时却未严格按照要求实施，已及时与相关科室沟通，并与护理部手术室协调，统一由手术室执行医嘱，并严格把握好给药时机。而术前未使用术后使用的7份病历中主要是由于医生对围手术期预防性使用抗菌药物的时机未理解，应予重视并改正。

抗菌药物预防性使用时长方面，20例患者术前使用一次术后未用，术后使用24 h内停用的有76例（其中包含术后再发感染的治疗性使用），故在24 h内停用的占比为90.57%，有10例在无特殊情况下使用超过24 h，其中48 h内停用的有7例，使用时间最长者达6 d。结果显示在使用疗程方面整体控制得较好，仍有个别医生对围手术期抗菌药物预防性应用的目的和针对性认识不够明确。预防性使用抗菌药物的时间应控制在24 h内[12]，术后连续用药数日，甚至到拆线并不能进一步降低手术部位感染的发生率[13]，临床医师应高度重视。

此次调查结果显示，经过前几年抗菌药物的专项整治，在抗菌药预防性使用指征的掌握上，我院骨科做得较好，但仍有不足的方面，主要表现在给药时机方面，对于该方面的问题已与骨科医生沟通联系，要求骨科医生严格掌握围手术期预防性使用抗菌药物的给药时机，严格控制在术前0.5~1 h内用药，同时与手术室护士进行沟通，希望在执行手术医嘱时严格执行医生医嘱的备注要求。希望通过一系列的持续改进，该院围手术期预防性使用抗菌药物的合理性能得到进一步的提高。

参考文献

[1] 杨静谟,徐维平,周芮伊,等. 某院Ⅰ类切口清洁手术围手术期预防用抗菌药物合理性分析[J]. 安徽医药, 2015, 19(10): 2028-2030.

[2] 张楠. 临床药师对骨折患者围手术期抗菌药物使用的干预效果探讨[J]. 中国冶金工业医学杂志, 2017, 34(6): 737-738.

[3] 张晓辉,张宗召,刘怡斐,等. 骨科Ⅰ类切口围手术期预防性抗菌药物应用分析[J]. 医学动物防治, 2018, 34(1): 84-87.

[4] 王苑,唐智佳,张国洪,等. 抗菌药物在骨科Ⅰ类切口手术中不合理使用情况的临床分析[J]. 北方药学, 2016, 13(3): 177-178.

[5] 刘俊臣,熊伟,董志军,等. 某院Ⅰ类切口手术围手术期患者预防用抗菌药物的合理性评价[J]. 抗感染药学, 2017, 14(4): 755-757.

[6] 李亚琼. 对骨科手术患者在围手术期使用抗菌药物情况的分析[J]. 当代医药论丛, 2016, 14(5): 97-98.

[7] 林意菊,李宏发,杨磊,等. 我院Ⅰ类切口围手术期抗菌药物的使用分析与评价[J]. 中国合理用药探索,2017,14(3):18-21.

[8] 覃金爱,黄小红,黄娟,等. 清洁切口手术围手术期抗菌药物预防性应用的干预与成效[J]. 中华医院感染学杂志,2011,21(12):2562-2564.

[9] 宋攀,黄垂国,李云龙,等. 抗菌药物在外科的不合理应用及对策[J]. 中华医院感染学杂志,2017,27(3):717-720.

[10]《抗菌药物临床应用指导原则》修订工作组. 抗菌药物临床应用指导原则[M]. 2015版. 北京:人民卫生出版社,2015.

[11] 曾姝,晁小云. 某院Ⅰ类切口围手术期抗菌药物使用分析[J]. 中国处方药,2016,14(12):39-40.

[12] 徐建飞,张斌,张春雷. 骨科Ⅰ类切口患者围手术期间合理应用抗菌药物的效果监测分析[J]. 临床合理用药杂志,2016,35(9):84-85.

[13] 孙善华,倪国珍,胡忠秀. 骨科Ⅰ类切口手术围手术期使用抗菌药物调查分析[J]. 中华医院感染学杂志,2011,21(11):2315-2316.

(张利芳 姚星烂)
(苏州大学附属苏州九院 苏州市第九人民医院)

紫杉醇脂质体联合氟尿嘧啶衍生物治疗进展期胃癌的疗效及安全性研究

【摘　要】　目的：探讨紫杉醇（PTX）脂质体联合氟尿嘧啶衍生物（S-1）治疗进展期胃癌的疗效及不良反应。方法：选取2016年1月至2018年6月苏州大学附属张家港医院治疗的进展期胃癌患者97例，根据患者最终选取的治疗方案分为观察组（$N=47$）和对照组（$N=50$）。观察组给予PTX脂质体联合S-1治疗，对照组给予紫杉醇注射液联合氟尿嘧啶衍生物（S-1）治疗，观察两组疗效、中位无进展生存时间和不良反应。结果：两组近期疗效比较，差异无统计学意义（$P>0.05$），两组有效率分别为44.68%和46.00%；两组中位无进展生存时间分别为7个月（95% CI：6.57，7.43）和6个月（95% CI：5.67，6.33），差异比较无统计学意义（$P>0.05$）；观察组骨髓抑制、脱发及肌肉关节疼痛较对照组轻（$P<0.05$）；观察组和对照组恶心呕吐、肝功能受损及外周神经不良反应比较，差异无统计学意义（$P>0.05$）。结论：PTX脂质体联合S-1治疗进展期胃癌有一定疗效，具有不良反应轻的优点。

【关键词】　胃肿瘤；紫杉醇脂质体；氟尿嘧啶衍生物

Efficacy and safety of paclitaxel liposome combined with fluorouracil derivatives in the treatment of advanced gastric cancer

【Abstract】　Objective：To investigate the efficacy of paclitaxel（PTX）liposome combined with fluorouracil derivatives（S-1）in the treatment of advanced gastric cancer. Methods：97 patients with advanced gastric cancer treated in Zhangjiagang Hospital Affiliated to Soochow University from January 2016 to June 2018 were divided into observation group（$N=47$）and control group（$N=50$）according to the final treatment plan, the observation group was treated with PTX liposome combined with S-1, while the control group was treated with conventional PTX combined with S-1, the curative effect, median progression free survival time and adverse reactions of the two groups were observed. Results：There was no significant difference in short-term efficacy between the observation group and the control group（$P>0.05$）, the effective rates of the two groups were 44.68% and 46.00% respectively；The median progression-free survival time in the observation group and the control group were 7 months（95% CI：6.57，7.43）and 6 months（95% CI：5.67，6.33）, the difference was not statistically significant（$P>0.05$）；The bone marrow suppression, alopecia and muscle joint pain in the observation group were lighter than those in the control group（$P<0.05$）；There were no significant difference in nausea and vomiting, liver function impairment and peripheral nerve adverse reactions between the observation group and the control group（$P>0.05$）. Conclusion：PTX liposome combined with S-1 is effective in the treatment of advanced gastric cancer, and has the advantage of mild side effects.

【Key words】　gastric cancer；paclitaxel liposome；S-1

　　进展期胃癌的病情持续性进展，能够导致患者总体生存时间的下降，进而增加患者的病死风险[1]。部分地区的流行病学研究发现，进展期胃癌的发病率可超过384~595人/1万人[2]。在进展期胃癌的治疗过程中，发现以紫杉醇或者氟尿嘧啶类药物为基础的相关治疗方式，能够通过促进胃癌细胞的坏死吸收，促进癌细胞的凋亡，抑制胃癌细胞的持续性复制过程，进而改善胃癌的整体临床预后。但临床随访观察研究发现，紫杉醇注射液治疗后，进展期胃癌患者的副反应发生率较高，胃肠道反应、骨髓抑制、皮肤黏膜损伤的表现较为严重[3]。紫杉醇脂质体（PTX）是囊泡包裹缓慢释放的制剂，其能够在发挥紫杉醇抗肿瘤活性的基础上，提高药物的有效作用时间，延长药物的消除相半衰期，进而避免了相似疗效的药物浓度对于组织器官的损伤[4]。本研究探讨了PTX联合氟尿嘧啶衍生物（S-1）化疗的临床效果，现报道如下。

一、资料与方法

（一）一般资料

选取 2016 年 1 月至 2018 年 6 月苏州大学附属张家港医院治疗的进展期胃癌患者 97 例。纳入标准：① 无法手术切除的局部进展、复发或Ⅲb、Ⅳ期；② 卡诺夫斯凯计分（Kanofsky performance score，KPS）>60 分；③ 预计生存时间>3 个月；④ 具有客观测量的病灶；⑤ 患者及家属知情同意。排除标准：① 接受过其他化疗后≤6 个月出现疾病进展或接受过紫杉类和氟尿嘧啶类药物后≤1 年出现疾病进展；② 合并有心、肺、肝、肾等其他重要脏器疾病；③ 有其他恶性肿瘤者。根据患者最终选取的治疗方案分为观察组（$N=47$）和对照组（$N=50$）。

（二）治疗方法

对照组：紫杉醇注射液（批号：20110457，生产厂家：先锋药业）135 mg/m²，静脉滴注 3 h，D1；餐后口服 S-1（国药准字：H20080802，生产厂家：山东新时代药业有限公司），80 mg/（m²·d），早晚分 2 次口服，D1~D14。观察组：采用紫杉醇脂质体（国药准字：H20030357，生产厂家：南京绿叶制药有限公司）135 mg/m²，静脉滴注 3 h，D1；餐后口服 S-1，80 mg/（m²·d），早晚分 2 次口服，D1~D14，21 d 为 1 个周期，连续化疗 6 个周期。化疗前的预处理：使用紫杉醇脂质体前 30 min 内，采用地塞米松 5 mg 静脉注射，采用异丙嗪 25 mg 肌肉注射，预防紫杉醇过敏，化疗的过程中同时予以护胃、止吐、保肝等对症治疗，并维持每日补液量 2 500~3 000 mL。

（三）判断标准

（1）参照 RECIST 实体瘤疗效评价标准[5]分为：① 完全缓解（CR）——病灶完全消失；② 部分缓解（PR）——肿瘤最大直径及最大垂直直径的乘积缩小>50%；③ 疾病稳定（SD）——肿瘤最大直径及最大垂直直径的乘积缩小<50%，或增大<25%；④ 疾病进展（PD）——肿瘤最大直径及最大垂直直径的乘积增大≥25%。有效=CR+PR。（2）不良反应采用 WHO 推荐的抗癌药物不良反应分级标准分为 0~Ⅳ度[6]，分级越高，不良反应越严重。

（四）统计学方法

数据分析采用 SPSS 19.0 统计软件，计量资料以均数±标准差（$\bar{x}±s$）表示，组间比较使用 t 检验；计数资料以例（%）表示，使用 χ^2 检验；等级资料采用秩和检验，生存曲线采用 Kaplan-Meier 描绘，采用 Two-stage 检验。$P<0.05$ 为差异有统计学意义。

二、结果

（一）一般资料比较

两组患者性别、年龄等，差异无统计学意义（$P>0.05$）具有可比性，见表 1。

表 1　两组一般资料比较　　　　　　　　　　　　　　　　　　　　　$N=97$

组别	N	男(N)/女(N)	年龄岁（$\bar{x}±s$）	KPS 评分（$\bar{x}±s$）	HER2 阳性例数（占比/%）	分化程度例数（占比/%）	
						低分化	中高分化
观察组	47	29/18	62.01±7.92	78.28±3.22	26（55.32）	30（63.83）	17（36.17）
对照组	50	30/20	61.11±8.03	77.63±3.10	27（54.00）	33（66.00）	17（34.00）
t/χ^2		0.029	0.555	1.013	0.017	0.050	
P		0.864	0.580	0.314	0.896	0.823	

（二）两组近期疗效比较

两组近期疗效比较，差异无统计学意义（$P>0.05$），见表 2。

表2 两组近期疗效比较 [例数（占比/%）]   N=97

组别	N	CR	PR	SD	PD	Z	P
观察组	47	0（0.00）	21（44.68）	20（42.55）	6（12.77）	-0.250	0.802
对照组	50	0（0.00）	23（46.00）	22（44.00）	5（10.00）		

（三）两组中位无进展生存时间比较

观察组和对照组中位无进展生存时间分别为7个月（95%CI：6.57，7.43）和6个月（95%CI：5.67，6.33），两组比较，差异无统计学意义（$\chi^2=2.011$，$P=0.322$），见图1。

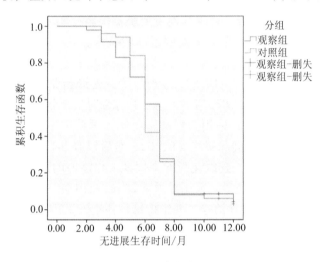

图1 生存曲线图

（四）两组不良反应比较

观察组骨髓抑制、脱发及肌肉关节疼痛较对照组轻（$P<0.05$）；观察组和对照组恶心呕吐、肝功能受损及外周神经不良反应比较，差异无统计学意义（$P>0.05$），见表3。

表3 两组不良反应比较 N=97

组别	观察组（N=47）			对照组（N=50）			Z	P
	0	Ⅰ、Ⅱ	Ⅲ、Ⅳ	0	Ⅰ、Ⅱ	Ⅲ、Ⅳ		
骨髓抑制	16	23	8	10	23	17	-2.049	0.036
恶心呕吐	18	24	5	20	22	8	-0.166	0.868
肝功能损伤	20	23	4	19	25	6	-5.8	0.562
外周神经不良反应	23	21	3	23	24	5	-2.094	0.036
脱发	14	26	7	10	22	18	-2.134	0.033
肌肉关节疼痛	14	25	8	9	23	18	-2.130	0.033

三、讨论

早期恶性肿瘤筛查水平的不足，进展期胃癌患者的患病比例较高，特别是在经济欠发达或者部分高危流行病区，进展期胃癌的发病率可进一步地上调[7]。临床观察发现，进展期胃癌的3年或5年的病死率可超过25%以上，癌细胞分化程度较差或者发生淋巴结转移的患者中，进展期胃癌的生存预后恶化更为明显[8,9]。静脉化疗药物能够在胃癌的中晚期治疗过程中发挥重要的作用，能够抑制肿瘤的病情进展，改善患者短期内的高肿瘤负荷表现，并能够延长患者的总体生存时间[10]。

PTX脂质体是卵磷脂和胆固醇包裹的化疗药物，能够通过卵磷脂的包裹实现对于紫杉醇缓慢释放,通过其双层分子囊状结构,延长药物的作用半衰期,改善紫杉醇的表观药物分布容积。相关研究认为,PTX脂质体在体内的停留时间更长,在病灶组织内部的凝集浓度更高,进而更好地发挥其对于纺锤体分裂的阻断和细胞周期的调控作用,进一步促进胃癌上皮细胞的凋亡[11]。部分研究者探讨了PTX脂质体辅助治疗进展期胃癌的临床效果,认为PTX脂质体能够提高短期内疾病的治疗总体有效率[12],但对治疗后的脱发、肌肉关节疼痛、消化道反应等的分析不足。

本研究发现,采用PTX脂质体化疗后的观察组患者,化疗后的近期疗效无差异($P>0.05$),治疗后的病情完全缓解率或者部分缓解率无明显的上升,提示PTX脂质体不能改善患者的近期治疗效果。但部分研究者认为PTX脂质体治疗,能够提高进展期胃癌的病情部分缓解率,与本研究的结论有差异,考虑可能由于PTX脂质体化疗的周期的不同或者化疗剂量的不同等因素有关。

本研究发现,治疗后两组患者疾病无进展生存期无差异($P>0.05$),提示PTX脂质体能够达到相似的远期预后治疗效果,但不能进一步延长患者的无进展生存时间,主要由于无进展生存时间的不同与患者的临床分期、癌细胞分化程度或者组织学分级等因素有关,而与不同药物加工形式或者药物剂型并无密切的关系。

本研究重点探讨PTX脂质体治疗后患者不良反应的发生情况,发现观察组患者化疗后,骨髓抑制、脱发及肌肉关节疼痛的发生率均下降,低于对照组,提示PTX脂质体对于患者不良反应的改善作用。分析其原因,考虑源于PTX脂质体的下列几个方面的药物作用优势有关[13,14]:① PTX脂质体具有较高的组织相容性和细胞亲和性,能够提高局部肿瘤病灶组织内的有效弥散浓度,降低对于正常组织细胞的损伤;② PTX脂质体的药物消除半衰期是普通紫杉醇注射液的2倍,进而避免了药物浓度过高对于组织器官的损伤,提高了PTX脂质体的药物安全性。杨凌玲等[15]研究者也发现,PTX脂质体治疗后,患者骨髓抑制的发生率可平均下降5%以上,特别是4度骨髓抑制或者严重肝肾损伤的风险也明显的下降。

综上所述,PTX脂质体能够有效辅助治疗进展期胃癌,药物安全性更高,对于骨髓、关节肌肉或者皮肤黏膜的损伤程度较其非脂质体轻。

参考文献

[1] 祁烁,董青,张雅月,等. 进展期胃癌营养缺乏症中医证素的回顾性研究[J]. 癌症进展,2017,15(12):1484-1487.

[2] AWASTHI N, SCHWARZ M A, ZHANG C, et al. Augmentation of nab-paclitaxel chemotherapy response by mechanistically diverse antiangiogenic agents in preclinical gastric cancer models[J]. Molecular Cancer Therapeutics, 2018, 34(6): 489-491.

[3] 刘传亮. 氟尿嘧啶注射剂联合紫杉醇注射液治疗晚期胃癌的临床研究[J]. 中国临床药理学杂志,2017,33(15):1428-1430.

[4] 李政,李康,王巍,等. 紫杉醇脂质体联合复方苦参注射液、益气养胃汤治疗晚期胃癌伴有恶性腹腔积液临床疗效评价[J]. 辽宁中医药大学学报,2016,18(11):138-140.

[5] 杨学宁,吴一龙. 实体瘤治疗疗效评价标准:RECIST[J]. 循证医学,2004,4(2):85-90.

[6] 李玲,马桂霞,司壮丽,等. 甲氧氯普胺联合氟哌啶醇改善癌性恶心呕吐及乏力的临床研究[J]. 中国癌症杂志,2018,28(5):394-400.

[7] 解亦斌,王年昌,陶金华,等. 24例局部进展期胃癌术中放疗预后分析[J]. 癌症进展,2017,15(1):179-181.

[8] HORITA Y, NISHINO M, SUGIMOTO S, et al. Phase Ⅱ clinical trial of second-line weekly paclitaxel plus trastuzumab for patients with HER2-positive metastatic gastric cancer[J]. Anti-Cancer Drugs, 2018, 35(7): 1-4.

[9] HE M, WANG F, JIN Y, et al. Phase Ⅱ clinical trial of S-1 plus nanoparticle albumin-bound paclitaxel in untreated patients with metastatic gastric cancer[J]. Cancer Science, 2018, 28(7): 90-93.

[10] 刘在亮,蔡剑雄,张珊. 紫杉醇脂质体注射液与普通紫杉醇治疗胃癌疗效与安全性的Meta分析[J]. 中国实验方剂学杂志,2016,22(5):221-225.

[11] 彭为,王龙,王亚运,等.紫杉醇脂质体联合改良FOLFOX方案对胃癌术后复发的疗效观察[J].兰州大学学报(医学版),2017,43(3):43-47.

[12] 王安峰,赵武杰,李亚星,等.紫杉醇脂质体联合替吉奥新辅助化疗治疗进展期胃癌疗效观察[J].河北北方学院学报(自然科学版),2015,34(2):64-66.

[13] 周宁,周洋,唐勇.曲妥珠单抗联合紫杉醇+替吉奥二线治疗HER-2阳性转移性晚期胃癌的疗效[J].中国肿瘤生物治疗杂志,2016,26(1):79-82.

[14] 张瑾,刘艳屏.贝伐珠单抗联合紫杉醇脂质体对老年晚期胃癌患者血清CEA、CA199、MMP-2及MMP-9水平的影响[J].中国老年学杂志,2018,38(5):1108-1110.

[15] 杨凌玲,李继昌,谭莉,等.洛铂联合紫杉醇治疗晚期胃癌患者的临床观察[J].广西医科大学学报,2016,33(5):824-826.

(许晓东　谢　君　著,徐志英　审)

(苏州大学附属张家港医院 张家港市第一人民医院,南京中医药大学附属张家港医院 张家港市中医医院)

2018年糖尿病合并感染患者抗生素使用情况的统计分析

【摘　要】 目的：统计苏州大学附属苏州九院苏州市第九人民医院2018年糖尿病合并感染的住院患者的病原学特点及抗生素使用情况，分析其特征性和合理性。方法：统计2018年我院糖尿病合并感染的住院患者的年龄、性别、血糖控制情况、感染部位、感染菌种、抗生素的使用品种、抗感染治疗时间、治疗结果，进行相关分析。结果：共收集病例118例，其中大于65岁的患者为71人（60.17%），感染部位为呼吸道、消化道、泌尿道、皮肤软组织和口腔等，以呼吸道感染最多；42例检出病原菌，主要为铜绿假单胞菌（11例）、大肠埃希菌（9例）和金黄色葡萄球菌（8例）；抗生素使用以哌拉西林他唑巴坦使用频次最高（27次），其次为左氧氟沙星（23次），头孢曲松（21次）；32例患者进行药物联用，使用频次最高的为β-内酰胺抑制剂+喹诺酮类；29例患者更换过抗生素；治疗时间2~15 d不等，平均5.7 d；118例患者中，115例好转或治愈，3例转诊上级医院。结论：我院治疗糖尿病合并感染用药基本合理，药物的选择基本符合《抗菌药物临床使用原则》（2015年）和《桑坦福抗微生物治疗指南》（2018年）。

【关键词】 糖尿病；感染；抗生素

随着我国国民生活水平的不断提升，我国的糖尿病患病率也在逐年升高。数据显示，1980年我国糖尿病患病率为0.67%，2013年飙升到10.4%[1]，跃居世界前列。

糖尿病是一种慢性代谢性疾病，当胰岛无法产生足够的胰岛素或者人体内的胰岛素无法被有效利用时，血糖就会升高，进而产生糖尿病。糖尿病对心脑血管以及神经等带来不可逆危害。由于高糖成分是天然的细菌培养基，糖尿病患者的感染风险往往高于非糖尿病患者，且时间长、愈后差、危险性高。因此，有研究发现，糖尿病患者死亡的总风险远远高于未患糖尿病的同龄人[2]。

本文以苏州市第九人民医院2018年住院的糖尿病合并感染的患者为研究对象，对他们的感染情况和抗生素使用情况进行统计分析，探讨糖尿病患者感染的特点及治疗的有效性和合理性。

一、资料与方法

（一）一般资料

2018年住院的糖尿病患者共1 021人，其中伴感染的患者有118人，占11.6%。收集其性别、年龄、病程、血糖控制情况、感染部位、感染的病原菌、抗感染治疗时间、抗生素使用情况及治疗结果等相关资料。

（二）诊断标准

糖尿病诊断按WHO（1999年）标准，糖尿病症状（多饮、多尿、多食不明原因的体重下降）加上以下3条中任一：（1）随机血糖≥11.1 mmol/L；（2）空腹血糖≥7.0 mmol/L；（3）葡萄糖负荷后2 h≥11.1 mmol/L。感染疾病诊断标准：参考临床相应的感染诊断标准或指南。

（三）统计方法

利用医院HIS系统收集和确定研究对象，并将其一般资料和相关资料录入Excel，进行统计分析，根据《抗菌药物临床应用指导原则》（2015年）和《桑坦福抗微生物治疗指南》（2018年）进行分析评价。

二、结果

（一）一般数据

本次共收集病例118例，其中男性62人，占52.54%，女性56人，占47.46%。年龄在21岁至89岁，平均年龄63岁，其中小于35岁的有12人，占10.17%；35~65岁的有35人，占29.66%；

大于 65 岁的老年患者为 71 人，占 60.17%。病程在 0~5 年，其中 5 年以内的有 21 人，占 17.80%；病程 6~20 年的 45 人，占 38.14%；病程 20 年以上的 23 人，占 44.06%。118 例患者糖化血红蛋白全部未达标，其中 76 例≥10.0%，占 64.40%。

（二）感染相关数据

118 例病例中，全部符合相关感染临床诊断，主要涉及的感染部位有呼吸道、消化道、泌尿道、皮肤软组织和口腔，其中 5 例合并有两种感染，具体数据见表 1。根据《抗菌药物临床应用指导原则》（2015 年）相关要求，118 例患者中，106 例患者进行了病原菌检测和药敏试验，其中 42 例检测出了病原菌并报告了药敏试验结果，主要涉及菌种有铜绿假单胞菌、大肠埃希菌和金黄色葡萄球菌等，另外还有少量的肺炎克雷伯胞菌、表皮葡萄球菌、黏质沙雷菌等，其中有 2 例同时感染了大肠埃希菌和铜绿假单胞菌，具体数据见表 2。

表 1 感染涉及部位或器官

感染部位	例数（占比/%）	感染部位	例数（占比/%）
呼吸道感染	36（29.27）	泌尿道感染	22（17.89）
上呼吸道感染	5	尿路感染	17
肺炎	10	肾盂肾炎	2
支气管炎	21	阴道炎	3
消化道感染	14（11.38）	皮肤软组织感染	26（21.13）
胃肠炎	2	糖尿病足	16
HP 感染	7	表皮感染	10
胆囊炎	2	口腔感染	7（5.69）
肝脓肿	3	支气管炎+尿路感染	3（2.44）
		肺炎+糖尿病足	2（1.63）
		其他	8（6.50）
共计			123（100）（含 5 例合并 2 种感染）

表 2 感染患者的病原菌检出结果

感染病原菌	例数（占比/%）	感染病原菌	例数（占比/%）
铜绿假单胞菌	11（26.19）	表皮葡萄球菌	2（4.76）
大肠埃希菌	9（21.43）	铜绿假单胞菌+大肠埃希菌	2（4.76）
金黄色葡萄球菌	8（19.05）	其他	5（11.91）
肺炎克雷伯胞菌	5（11.90）	共计	44（100）（含 2 例感染 2 种细菌）

（三）抗生素使用情况

118 例病例中，主要使用抗生素种类有 β-内酰胺类及其酶复合制剂、喹诺酮类、大环内酯类，其中以哌拉西林他唑巴坦使用频次最高，其次为左氧氟沙星和头孢曲松，具体见表 3。两药联用 32 例，占 27.12%，主要为 β-内酰胺类及其酶复合制剂+喹诺酮类或大环内酯类，其中以哌拉西林他唑巴坦+左氧氟沙星使用频次最高；其余 86 例均为单药使用，占 72.88%。治疗期间更换药物 29 例，占 24.58%。治疗中，通过静脉给药的有 99 例，占 83.9%；口服 17 例，占 14.4%；外用 2 例，占 1.7%。抗生素使用时间最少 2 天，最多 15 天，平均使用时间为 5.7 天。118 例患者中，115 例好转或治愈，3 例转诊上级医院。

表 3 抗生素使用情况

抗生素种类	频次	抗生素种类	频次
β-内酰胺类及其酶复合制剂	68	大环内酯类	6
哌拉西林他唑巴坦	9	阿奇霉素	6
头孢呋辛	8	其他	9
头孢曲松	21	亚胺培南西司他汀	3
头孢他啶	8	甲硝唑	6
头孢西丁	15	β-内酰胺类及其酶复合制剂+喹诺酮类	22
头孢吡肟	6	哌拉西林他唑巴坦+左氧氟沙星	11
头孢哌酮舒巴坦	1	哌拉西林他唑巴坦+莫西沙星	4
喹诺酮类	23	头孢他啶+左氧氟沙星	4
左氧氟沙星	15	头孢哌酮舒巴坦+左氧氟沙星	3
莫西沙星	6	β-内酰胺类及其酶复合制剂+大环内酯类	10
莫匹罗星	2	阿莫西林+克拉霉素	7

三、讨论

（一）糖尿病患者合并感染特点

由于糖尿病患者血液中糖分偏高，而葡萄糖能为细菌的生长代谢提供能量，加之高糖状态时血浆渗透压升高，血液中杀灭和吞噬细菌的细胞吞噬作用和杀菌能力降低，因此糖尿病患者合并感染的风险一般较正常人高。感染又会加重血糖的控制难度，两者形成一个恶性循环，使糖尿病患者感染后易出现急重症，如酮症酸中毒、糖尿病性高渗血症等，甚至危及生命。本研究显示，绝大部分合并感染的患者为老年人，本身抵抗力较弱，患者糖化血红蛋白均偏高，表明平时血糖控制不佳，因此属于感染的高危人群。本研究中的 118 例病例病情相对较轻（治疗时间较短，三分之二以上单用一种抗生素即可控制），除 3 例患者转诊上级医院外，其余均好转或治愈，考虑原因有二：（1）本地区的群众自我健康意识较强，同时医保覆盖面较广，绝大多数患者有不适症状都会及时就医，早发现、早治疗是糖尿病合并感染的最有效的应对方式。（2）我院为基层医院，由于医疗条件限制，收住的相对来说都是一些轻中症患者，严重的感染患者一般都会直接建议到上级医院治疗，因此相对来说治愈率比较高。本次统计分析可见，感染涉及最多的部位是呼吸道，其次为泌尿道和皮肤。呼吸道感染主要由于细菌、病毒等入侵呼吸道引起，糖尿病患者抵抗力差，易受感染。加之糖尿病患者有大量的肺炎克雷伯菌寄存于口咽部及较多的金黄色葡萄球菌寄存于鼻腔[3]，因此容易引起呼吸系统感染。另外，由于糖尿病患者尿液中含糖量较高，易孳生细菌，所以罹患泌尿道感染的风险也较高[4]。出现皮肤感染的原因则主要与神经病变和血液循环相关。糖尿病患者由于常伴随神经病变，平时对于痛觉、温度觉的感知度下降，所以较易发生皮肤破溃，尤其是足部，容易罹患糖尿病足，加之末梢循环功能的下降使得破溃不易愈合，所以糖尿病患者出现皮肤感染的风险往往相对较高，不及时医治预后较差，甚至导致截肢[5,6]。本研究中转诊上级医院的三例病例中有两例是糖尿病足患者。

（二）糖尿病患者合并感染后抗生素的使用

研究表明，革兰阴性杆菌是糖尿病合并泌尿道感染的主要病原菌[7]，包括大肠埃希菌、铜绿假单胞菌等，糖尿病足部感染主要感染的病原菌也是革兰阴性菌，其次为葡萄球菌[8]。本研究显示，我院 2018 年用于糖尿病患者最多的抗生素为哌拉西林他唑巴坦，其次为左氧氟沙星和头孢曲松。头孢曲松属于三代头孢，对革兰阴性杆菌有较强的抗菌作用，且抗菌谱较广，对革兰阳性菌也有一定的疗效。另外很多糖尿病患者往往合并肾功能减退，而头孢曲松对于肾功能不全者无须调整剂量，且只需口服给药，使用方便，因此临床上常经验性首选头孢曲松进行治疗。但随着近年来对头孢的广泛使用，β-内酰胺类的耐药率也在逐年升高，因此当抗感染效果不佳时往往会更换为 β 内酰胺酶抑制剂，如哌拉西林他唑巴坦。而且，糖尿病患者合并感染时，经验性治疗过程中常需考虑铜绿假单胞菌[9]，而哌拉西林他唑巴坦对铜绿假单胞菌又有较好的疗效，本研究发现哌拉西林他唑巴坦在糖尿病合并感染的患者中使用率最高。另外使用率较高的药物为左氧氟沙星，主要通过抑制细菌 DNA 复制而发挥抗菌作用，可以很好地覆盖泌尿道感染和呼吸道感染所包括的微生物。由于糖尿病患者一旦合并感染，相对普通人往往程度更严重，可能涉及多种细菌或多个部位，一种抗生素有时难以控制住，因此需要进行联合治疗。本研究发现，118 例病例中，两药联用 32 例，使用最多的是 β-内酰胺酶抑制剂+喹诺酮类。从药理作用来看，两者机制互补，一个通过破坏细胞壁来达到杀菌作用，另一个通过抑制细菌 DNA 复制达到抗菌效果。而从抗菌谱来看，β-内酰胺酶抑制剂一般能覆盖常见的革兰氏阴性菌，在产 ESBL 的耐药革兰氏阴性菌等的治疗中也有一定的地位。而喹诺酮类药物，如左氧氟沙星、莫西沙星等，除对革兰氏阴性菌有相应的抗菌效果外，对支原体、衣原体、军团菌等社区获得性肺炎常见的不典型病原体亦有较好的抗菌效果；两者联合应用可进一步扩大抗菌谱，有效覆盖肺部感染常见病原菌。

综上，我院糖尿病合并感染的患者以老年人居多；病原菌以革兰阴性菌为主；在抗生素使用上以 β-内酰胺类及其酶复合制剂和喹诺酮类为主。根据《抗菌药物临床应用指导原则》（2015 年）建议，以革兰阴性菌为主的感染一般首选 β-内酰胺类，如三代头孢。但由于过去这些年里对 β-内酰胺类的广泛使用，耐药率出现了明显的升高，因此本次统计发现不少病例单用 β-内酰胺类抗生素的效果并不明显，最后不得不改用 β-内酰胺酶抑制剂或同时与其他类抗生素进行了两药联用，从而使得 β-内酰胺酶抑制剂成了使用频次最高的药物，抗生素使用级别略显偏高。因此，为进一步规范抗生素使用，提高糖尿病患者的治疗效果，建议糖尿病合并感染的患者在抗感染治疗中尽量早发现、早治疗，在积极控制血糖的基础上根据药敏试验选择合适的抗生素，对于严重感染可进行联合用药，必要时也可降阶梯治疗[10]。同时加强抗菌药物的管理，加大临床药师的监督指导作用，加深医生与药师的交流合作，以便全方位保障患者的生命健康，提高患者的生活质量。

参考文献

[1] 中华医学会糖尿病学分会. 中国 2 型糖尿病防治指南(2017 年版)[J]. 中华糖尿病杂志, 2018, 10(1)：4-67.

[2] CAREY I M, CRITCHLEY J A, DEWILDE S, et al. Risk of infection in type1 and type 2 diabetes compared with the general population：amatched cohort study[J]. Diabetes Care, 2018, 41(3)：513-521.

[3] 陈家伦, 宁光, 潘长玉, 等. 临床内分泌学[M]. 上海：上海科学技术出版社, 2011.

[4] 骆恒芳, 陈健珍, 梁丽仪. 糖尿病患者并发泌尿系统感染常见病原体及其耐药性分析[J]. 检验医学与临床, 2019, 16(5)：618-620.

[5] 黄德斌, 李晓行, 邵芬, 等. 糖尿病足发生多重耐药菌感染的危险因素分析[J]. 中国全科医学, 2012, 15(15)：1689-1692.

[6] 黄勋, 邓子德, 倪语星, 等. 多重耐药菌医院感染预防与控制中国专家共识[J]. 中国感染控制杂志, 2015, 14(1)：1-9.

[7] 张文, 汪琳, 徐文科. 医嘱审核对糖尿病合并尿路感染患者抗菌药物合理使用的影响[J]. 中国临床药理学与治疗学, 2015, 20(4)：420-424.

[8] 李蒙, 单媛媛, 李婷. 193 例糖尿病足感染患者病原学特点及用药情况分析[J]. 中国糖尿病杂志, 2018, 26(10)：825-829.

[9] 徐小芳, 康园超, 朱春黎, 等. 合并感染的糖尿病住院患者抗菌药物应用情况分析[J]. 山东医药, 2016, 56(31)：55-57.

[10] 王鑫. 单纯肺部感染与糖尿病合并肺部感染患者的病原菌分布及耐药性分析[J]. 河北医药, 2019, 41(7)：1087-1089, 1092.

（宋秋萍）

（苏州大学附属苏州九院 苏州市第九人民医院）

·论著·

红景天苷通过 bFGF、VEGF 抵抗成骨细胞凋亡的研究

【摘 要】 目的：探讨红景天苷通过碱性成纤维细胞因子（bFGF）、血管内皮细胞生长因子（VEGF）抵抗成骨细胞凋亡的作用。方法：选取 MG-63 人成骨细胞接种于 96 孔板进行培养，依据随机数字表分为红景组和对照组，每组 48 孔，对照组给予常规培养，红景组在此基础上给予 100 nmol/L 红景天苷培养，采用 Western blot（WB）法检测 bFGF、VEGF 表达水平，采用细胞增殖实验（MTT）检测 MG-63 人成骨细胞增殖活性，采用骨化结节染色实验检测 MG-63 人成骨细胞骨化活性。结果：红景组培养 1、3 d 后，bFGF 和 VEGF 的 WB 值、MTT 值（A492）、骨化结节数均明显高于对照组（$P<0.05$）。结论：红景天苷可能通过上调 bFGF、VEGF 表达来抵抗 MG-63 人成骨细胞的凋亡，有助于改善 MG-63 人成骨细胞的骨化活性。

【关键词】 红景天苷；碱性成纤维细胞因子；血管内皮细胞生长因子；成骨细胞；凋亡

The effect of salidroside inhibits osteoblast apoptosis through the bFGF and VEGF

【Abstract】 Objective：To discuss the effect of salidroside inhibits osteoblast apoptosis through the basic fibroblast growth factor（bFGF）and vascular endothelial growth factor（VEGF）. Methods：MG-63 osteoblasts were cultured on 96-well plate. According to the random number table, they were divided into Hongjing group and control group, 48 holes in each group. The control group was given routine culture, and the Hongjing group was given 100 nmol/L salidroside culture on this basis. The Western blot（WB）was used to detect the expression of bFGF and VEGF, MTT was used to detect the proliferation activity of MG-63 human osteoblasts, and nodule ossification test was used to detect the ossification activity of MG-63 human osteoblasts. Results：After cultivating the Rhodiola group for 1, 3 days, The WB value, MTT value（A492）and number of ossified nodules of bFGF and VEGF were significantly higher than those of the control group（$P<0.05$）. Conclusions：Salidroside may inhibit the apoptosis of MG-63 human osteoblasts by up-regulating the expression of bFGF and VEGF, which is helpful to improve the ossification activity of MG-63 human osteoblasts.

【Key words】 salidroside；basic fibroblast growth factor；vascular endothelial growth factor；osteoblast；apoptosis

骨质疏松症是临床上常见的骨科疾病之一，以骨量减少和骨微结构的破坏为主要特征，具有较高的骨折风险，随着社会老龄化和人们生活饮食的改变，其发病率逐年增加，严重影响患者的身体健康[1,2]。近年来，相关研究报道，血管新生在骨形成过程中具有重要作用，可为成骨细胞形成新骨提供充足的血供，其中碱性成纤维细胞因子（bFGF）、血管内皮细胞生长因子（VEGF）是刺激血管新生的重要因子[3,4]。而红景天苷是一种由红景天提纯制成的中药成分，具有活血化瘀、通脉止痛之功效，有助于改善血液循环及促进血管新生[5]，但其对成骨细胞凋亡的作用报道较少。对此，本研究通过给予 MG-63 人成骨细胞进行红景天苷培养，检测 bFGF、VEGF 表达情况，以深入了解红景天苷抵抗成骨细胞凋亡的作用机制，以为临床防治骨质疏松症提供依据，报道如下。

一、资料与方法

（一）材料和仪器

MG-63 人成骨细胞（美国 ATCC 公司生产，武汉大学中国典型培养物保藏中心提供），红景天

苷（A0076）购自中国药品生物制品检定所，DMEM培养基（中国上海GIBICO公司），磷酸盐缓冲液（PBS）（北京Solarbio公司），二甲基亚砜（DMSO）和四甲基偶氮唑蓝（MTT）（美国Sigma公司），新生胎牛血清（杭州四季青生物工程材料有限公司），鼠抗人bFGF、VEGF抗体（上海联世生物科技有限公司），茜素红、硝酸银染色显色试剂盒（美国Pierce公司），成骨诱导分化培养基试剂盒（赛业生物科技有限公司），其余试剂均购自上海贝博有限公司；680型酶标仪（美国Bio-Rad公司），显微镜和共聚焦荧光显微镜（日本Olympus公司），核酸蛋白测定仪和化学发光凝胶成像仪（美国GE公司），CO_2培养箱（美国Thermo公司），超净工作台（苏州净化设备厂），其余设备均购自苏州净化设备厂。

（二）方法

1. 成骨细胞的培养

将复苏后的MG-63人成骨细胞置入质量浓度为100 g/L的胎牛血清的DMEM培养基，37 ℃、5%的CO_2的培养箱中培养1~3 d，隔天换液，显微镜下观察细胞生长状态和密度，选择生长状态良好和密度为85%以上时的细胞进行传代培养后，换含10 g/L的FBS、DMEM放入孵育箱培养1 d以使细胞同步化。

2. 成骨细胞的细胞增殖实验（MTT）

取对数生长期MG-63人成骨细胞接种于96孔板，调整细胞浓度为$5×10^4$个/孔、PBS为200 μL/孔、设6个复孔，在37 ℃、5%的CO_2培养箱中培养，待细胞贴壁后，依据随机数字表将其分为红景组和对照组，每组48孔，对照组给予常规培养3 d，红景组在此基础上给予100 nmol/L红景天苷培养3 d，并于培养当日和培养1、3 d后加入每孔加10 μL的浓度为5 g/L的MTT孵育4 h，每孔加100 μL的DMSO，震荡10 min，酶标仪检测492 nm波长吸光度（MTT值），测3次并取平均值。

3. bFGF、VEGF的Western blot（WB）法检测

于培养当日和培养1 d、3 d后提取细胞总蛋白、检测蛋白浓度后，定量、加上样缓冲液99 ℃变性10 min，蛋白上样后，电泳、转硝酸纤维素膜，50 g/L的脱脂牛奶封闭2 h后，设β-actin对照组，分别加1∶1 000的bFGF和1∶20 000的GAPDH一抗，4 ℃过夜杂交后，洗膜、加入二抗室温杂交1 h，洗膜后加入显影液显影，测3次并取平均值，以相同方法检测VEGF表达水平。

4. 成骨细胞的骨化结节染色实验

于培养当日和培养1 d、3 d取MG-63人成骨细胞经0.25%胰蛋白酶消化并培养至第三代后，以细胞数$2.5×10^5$个/孔接种于96孔板中，待细胞铺至孔底>70%时加入100 μL的30 nmol/L成骨细胞诱导液培养3 d，吸去培养液、PBS清洗2次、4%多聚甲醛固定30 min后，行茜素红和硝酸银染色，并观察骨化结节情况。

（三）统计学方法

采用SPSS 22.0软件，计数资料以（%）表示，采用χ^2检验，计量资料以（$\bar{x}±s$）表示，符合正态分布的采用独立样本t检验，$P<0.05$为差异有统计学意义。

二、结果

（一）两组bFGF、VEGF的WB值比较

红景组和对照组培养当日bFGF、VEGF的WB值比较，差异无统计学意义（$P>0.05$），红景组培养1 d、3 d后bFGF、VEGF的WB值明显高于对照组，差异有统计学意义（$P<0.05$），见图1、2和表1、2。

（二）两组MTT值（A492）比较

红景组和对照组培养当日MTT值（A492）比较，差异无统计学意义（$P>0.05$），红景组培养1 d、3 d后MTT值（A492）明显高于对照组，差异有统计学意义（$P<0.05$），见图3、4和表3。

(三）两组骨化结节数比较

红景组和对照组培养当日骨化结节数比较，差异无统计学意义（$P>0.05$），红景组培养 1 d、3 d 后骨化结节数明显高于对照组，差异有统计学意义（$P<0.05$），见图 5、6 和表 4。

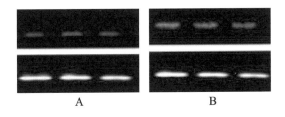

图 1　对照组 bFGF 的 WB：A 为 bFGF，B 为 VEGF，从左至右分别为培养当日和培养 1 d、3 d 后

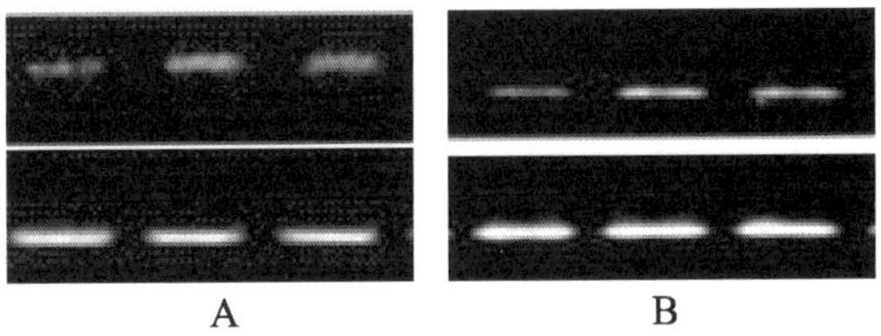

图 2　红景组 VEGF 的 WB：A 为 bFGF，B 为 VEGF，从左至右分别为培养当日和培养 1 d、3 d 后

表 1　两组 bFGF 的 WB 值比较

组别	N	培养当日	培养 1 d	培养 3 d
对照组	48	0.42±0.05	0.46±0.07	0.48±0.07
红景组	48	0.43±0.06	0.57±0.10	0.64±0.11
t		0.887	6.243	8.502
P		0.377	<0.001	<0.001

表 2　两组 VEGF 的 WB 值比较

组别	N	培养当日	培养 1 d	培养 3 d
对照组	48	0.51±0.07	0.53±0.09	0.54±0.09
红景组	48	0.50±0.07	0.62±0.10	0.71±0.11
t		0.700	4.635	8.287
P		0.486	<0.001	<0.001

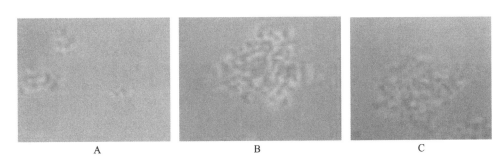

图 3　对照组 MTT 观察（×100）：A 为培养当日，B 为培养 1 d，C 为培养 3 d

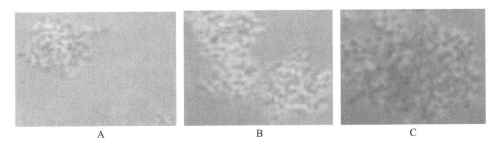

图 4　红景组 MTT 观察（×100）：A 为培养当日，B 为培养 1 d，C 为培养 3 d

表3 两组MTT值（A492）比较

组别	N	培养当日	培养1 d	培养3 d
对照组	48	0.661±0.072	0.705±0.083	0.817±0.087
红景组	48	0.654±0.074	0.961±0.098	1.302±0.134
t		0.470	13.811	21.032
P		0.639	<0.001	<0.001

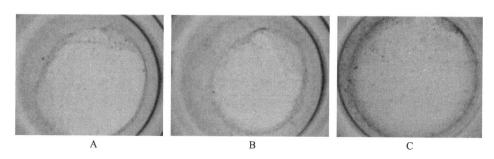

图5 对照组骨化结节数观察（×100）：A为培养当日，B为培养1 d，C为培养3 d

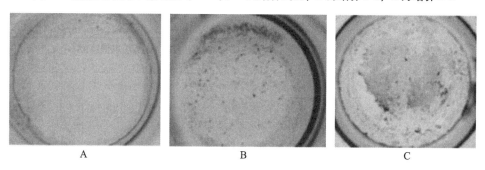

图6 红景组骨化结节数观察（×100）：A为培养当日，B为培养1 d，C为培养3 d

表4 两组骨化结节数比较（个/孔）

组别	N	培养当日	培养1 d	培养3 d
对照组	48	183.42±20.37	271.21±28.67	344.42±38.46
红景组	48	182.17±20.45	375.14±40.42	527.14±65.12
t		0.300	14.530	16.739
P		0.765	<0.001	<0.001

三、讨论

骨质疏松症是一种由多原因引起骨密度和骨质量下降的骨病，可导致骨微结构损害和骨脆性增加，主要表现有腰背痛、驼背、脆性骨折等症状，严重影响患者的生活质量[1,2]。大量研究证实，骨骼的正常生长是由成骨细胞与破骨细胞的细胞功能共同维持的骨代谢动态平衡所决定的，当机体出现骨质疏松症时，会使成骨细胞凋亡增加、破骨细胞凋亡减少，导致骨形成平衡被破坏而使骨化减弱，导致骨微结构损害和骨密度、骨质量下降，最终导致骨折的发生[6,7]。

近年来，研究显示，血供不足所致缺血缺氧在骨质疏松症骨形成减少中具有重要的作用，尤其是毛细血管数量及血流减少，可使成骨细胞处于低血供低氧状态而加速其凋亡，从而引起骨代谢的变化，导致骨生成减少、骨量丢失[8,9]，红景天苷是一种具有活血化瘀、通脉止痛功效的中药成分，具有抗缺氧、促血管新生、改善血供等多种药理作用[10,11]。近年来，相关研究报道，红景天苷被逐渐应用于多种骨病的治疗中，有助于促进骨形成而受到关注和重视，但关于其对成骨细胞凋亡的作用机制尚未明确[5]。

此外，bFGF是一种能够促进成纤维细胞生长的物质，对成纤维细胞、骨细胞、软骨细胞、血管内皮细胞等具有强效的促细胞分裂增殖活性作用，可参与血管形成、组织修复再生和神经组织生长发育等[12,13]。而VEGF是一种高度特异性的促血管内皮细胞生长因子，可促进血管内皮细胞生长及诱导血管新生，在血管形成中具有强效的促进作用[14,15]。

本研究结果显示，红景组培养1 d、3 d后bFGF、VEGF的WB值明显高于对照组，红景组培养1、3 d后MTT值（A492）明显高于对照组，表明红景天苷可能通过上调bFGF、VEGF表达来抵抗MG-63人成骨细胞的凋亡。可能由于bFGF、VEGF与骨的形成与修复密切相关，其表达水平直接影响到成骨细胞的血供、形成速度与骨化质量。本研究给予MG-63人成骨细胞进行红景天苷培养，红景天苷具有抗缺氧、促血管新生、改善血供等多种药理作用，能够刺激多种细胞因子的合成分泌，尤其是可能上调bFGF、VEGF的表达，通过VEGF诱导血管新生而改善成骨细胞的供血供氧状态，从而对成骨细胞产生保护的作用；bFGF能够促进予MG-63人成骨细胞的细胞分裂增殖活性而抵抗其凋亡，并能够进一步促进VEGF的合成而有效促进血管内皮细胞增殖及血管形成，从而有效促进成骨细胞的增殖、减少成骨细胞的凋亡。

此外，本研究中，红景组培养1 d、3 d后骨化结节数明显高于对照组，表明红景天苷能够有效改善MG-63人成骨细胞的骨化活性。可能由于本研究红景天苷培养中，其具有活血化瘀、通脉止痛之功效，能够有效上调bFGF、VEGF等细胞因子的表达，有助于诱导血管新生而改善了成骨细胞的供血供氧状态，从而对成骨细胞具有保护作用，使成骨细胞的凋亡减少，并有助于成骨细胞的分化成熟，调节了骨代谢动态平衡而促进了骨形成，并最终骨化形成了骨结节组织。

综上所述，红景天苷可能通过上调bFGF、VEGF表达来抵抗MG-63人成骨细胞的凋亡，有助于改善MG-63人成骨细胞的骨化活性，为全面深入阐明红景天苷促进骨生成的作用机制奠定了基础，应能够为红景天苷防治骨质疏松症提供依据。

参考文献

［1］ 杨震，吴兴林，李建扬，等．BMP-2和VEGF基因活化纳米骨浆对去势雌性山羊椎骨骨质影响［J］．中华显微外科杂志，2016，39(5)：469-473．

［2］ HU K, OLSEN B R. OSTEOBLAST-DERIVED VEGF regulates osteoblast differentiation and bone formation during bone repair[J]. J Clin Invest, 2016, 126(2)：509-526.

［3］ 刘巍，袁超，王海文，等．下颌骨骨折兔愈合过程中在半枝莲多糖干预下对VEGF、SGF、bFGF表达的影响研究［J］．贵州医药，2017，41(1)：6-8．

［4］ SAIKI A, MOTOYOSHI M, MOTOZAWA K, et al. EMMPRIN Inhibits bFGF-Induced IL-6 Secretion in an Osteoblastic Cell Line, MC3T3-E1[J]. Int J Med Sci, 2017, 14(12)：1173-1180.

［5］ 李泽福，温玉华，唐凤荣，等．中药红景天配合维生素D治疗老年女性骨质疏松的临床研究［J］．山西医药杂志，2018，47(19)：2304-2306．

［6］ SCHLICKEWEI C, KLATTE T O, WILDERMUTH Y, et al. A bioactive nano-calcium phosphate paste for in-situ transfection of BMP-7 and VEGF-A in a rabbit critical-size bone defect：results of an in vivo study[J]. J Mater Sci Mater Med, 2019, 30(2)：15.

［7］ 林佳琼，吴文．血管内皮生长因子与骨质疏松的关系［J］．中华骨质疏松和骨矿盐疾病杂志，2015，8(4)：374-378．

［8］ SANUI T, TANAKA U, FUKUDA T, et al. Mutation of Spry2 induces proliferation and differentiation of osteoblasts but inhibits proliferation of gingival epithelial cells[J]. J Cell Biochem, 2015, 116(4)：628-639.

［9］ 陈琼，王亮．微循环与骨质疏松的关系［J］．中国骨质疏松杂志，2017，23(8)：1086-1089．

［10］ 凌卓彦，吴蕾，史高龙，等．红景天苷对骨折愈合Runt相关转录因子2调控机制研究［J］．中华实验外科杂志，2016，33(5)：1292-1294．

［11］ 周丽萍，李馨，唐超园，等．红景天苷对间充质干细胞缺氧损伤后增殖及抗氧化能力影响的初步研究［J］．浙江中医药大学学报，2016，40(9)：643-647．

［12］ 户小伟，李巍，韦达隆，等．碱性成纤维细胞生长因子对兔骨髓间充质干细胞向成骨细胞分化的影响［J］．山东医药，2016，56(48)：8-11．

［13］ GANGULY S S, DAFT P G, CAO J, et al. Loss of Myeloid-Specific TGF-β Signaling Decreases CTHRC1 to Downregulate bFGF and the Development of H1993-Induced Osteolytic Bone Lesions［J］. Cancers (Basel), 2018, 10(12)：E463.

［14］ 谢睿锋，李岩，王东．不同浓度表儿茶素没食子酸酯对体外培养成骨细胞的影响［J］．中国现代医生，2018，56(11)：34-37．

［15］ ZHANG Z, ZHANG Y, ZHOU Z, et al. BDNF regulates the expression and secretion of VEGF from osteoblasts via the TrkB/ERK1/2 signaling pathway during fracture healing［J］. Mol Med Rep, 2017, 15(3)：1362-1367.

（夏永严）

（苏州大学附属张家港医院 张家港第一人民医院）

品管圈在缩短中心药房出院带药发放时间中的应用

【摘　要】 目的：通过品管圈活动，缩短中心药房出院带药发放时间，减少患者等待时间。方法：统计2017年1月15日至2017年1月26日出院带药的发放时间，对药品不能及时下送的原因进行分析，实施品管圈活动并验证。结果：开展品管圈活动之后，中心药房出院带药（一批次）发放时间显著下降，由51 min下降到27 min，目标达标率106.2%，进步率47.06%。结论：开展品管圈活动能够有效地缩短中心药房出院带药发放时间，可提高科室凝聚力，增加科室员工的团队合作意识，提高患者满意度。

【关键词】 品管圈；中心药房；出院带药

Application of QCC in shortening the time of drug release in the inpatient pharmacy

【Abstract】 Objective：Reduce drug release time and patient waiting time by applying quality control circle (QCC) activities. Methods：Data on drug release time in hospitalized pharmacies from January 15 to January 26, 2017 were collected, factors for delaying drug delivery were analyzed, and QCC activities were implemented. Results：By QCC, the delivery time of the hospital pharmacy discharge prescription (a batch) decreased (from 51 minutes to 27 minutes), the compliance rate was 106.2%, and the improvement rate was 47.06%. Conclusion：By carrying out QCC activities, it is possible to effectively shorten the time for hospitalization pharmacy to discharge prescriptions, improve cohesiveness, enhance employee teamwork awareness, and improve patient satisfaction.

【Key words】 quality control circle；inpatient pharmacy；discharge prescription.

品管圈（Quality Control Circle，QCC）管理模式自20世纪60年代开启以来，世界各国与地区相继引入并使用该管理模式，其中医疗管理机构中QCC的应用尤属我国台湾及亚太地区最为广泛[1]。QCC在我国从试点变为全面开展，从单一部门变为跨专业、多学科合作。随着QCC规模的不断深入开展，QCC自身也得到了革新与进步。实践证明，在众多品质管理工具中，QCC可短期见效，且易于持续开展，是质量改进的利器，同时也是保障医疗质量的有效手段[2]。2017年1月，我院中心药房开展了以"缩短出院带药发放时间"为主题的第一期QCC活动，通过7个月的活动，显著缩短了出院带药的发放时间，圈员的积极性与QCC手段得到提升，个人素质与团队能力得到了增强[3]，报告如下。

一、资料与方法

（一）资料

调查2017年1月至2017年7月苏州科技城医院中心药房开展QCC活动前后中心药房出院带药发放时间记录[4]。

（二）方法

1. 成立圈

成立以科室主任担任辅导员，中心药房负责人为圈长以及通过成员自愿报名的形式组建平均年龄30岁，共有圈员9名的QCC活动小组。经圈员共同讨论商议，定圈名为砝码圈。圈徽的设计灵感来源于砝码这个词的含义，图案由天平两端的药师与砝码以及图案下方的桥梁与麦穗组成，绿色代表良好的医疗环境，托起生命的希望之色，双环代表药品的闭环管理，守护患者用药安全。天平代表衡量用药合理性，承担起患者对我们的期望。双桥梁代表医药护沟通的桥梁，麦穗代表药师成长的喜悦和蓬勃的生命力。寓意着我们药师要以专业的知识和一丝不苟的态度扛起药学发展的责任。

2. 主题选定

通过531评价法对6个备选主题根据主题的上级政策、可行性、迫切性以及圈能力进行投票评分，最终选出最高分，即缩短中心药房出院带药发放时间为本期QCC的活动主题[5]。

3. 活动拟定

通过召开圈会，根据3421法则制定出相应工作图，依照品管圈的十大步骤，对QCC活动进行时间及人员的安排。

4. 统计分析

把握通过依照日常工作制作出的出院带药工作流程图，对2017年1月15日至2017年1月26日出院带药的发放时间进行汇总统计分析，制作改善前柏拉图[6]。依照八二法则，根据图表分布的结果显示"工勤人员送药时间""审核医嘱时间""药师摆药时间"三个因素在所有的时间中占了80.40%（图1），故将此三项列为本期活动的改善重点[7]。

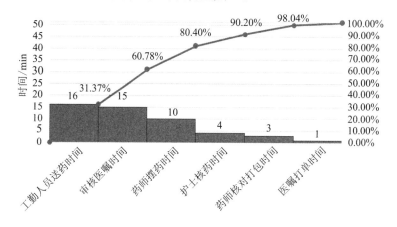

图1 改善前柏拉图

5. 目标设定

目标值=现况值-改善值=现况值-（现况值×改善重点×圈能力）=51-（51×80.40%×55%）=28.4 min，以及降幅=（现况值-目标值）/现况值=44.31%。

6. 解析

召开圈会并从人员、设备、环境、方法四个角度入手分析，绘制鱼骨图（图2）。通过对鱼骨图中的原因进行分析评价，确定其中"药品位置不熟悉""审核医嘱不及时""沟通更改医嘱时间长""医嘱单排序混乱""出院带药区域不固定""耗材分散不固定""送药方式选择不合理"为药品不能及时下送的主要原因。制定真因验证查验表，统计每日耽误下送次数，以此进行真因验证，经验证，"药品位置不熟悉""送药方式选择不合理""医嘱单排序混乱""出院带药区域不固定""审核医嘱不及时"为本期活动的真因[8]。

7. 对策拟定

针对以上5个真因，召开圈会进行讨论，商讨对策。圈员使用531评价法依照可行性及圈能力等指标对拟定的对策进行相关评价，依照总分高低进行排序选择。主要为：将轨道小车作为首选方式、安排专人负责出院带药工作、增加药品货位码、为出院带药划分专门区域、为出院带药设置固定电话专线、信息系统上货位码排序等。

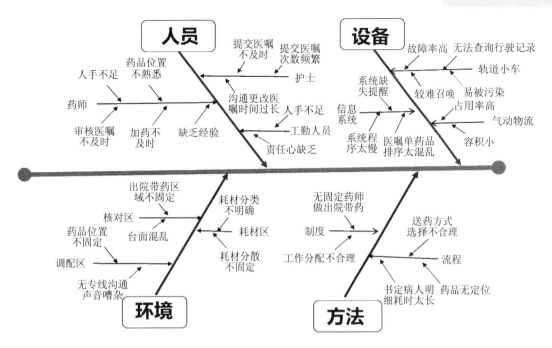

图 2　解析鱼骨图

二、结果

（一）对策——PDCA

对策 1：将轨道小车作为首选方式。改善前：出院带药与长期医嘱均集中在上午进行，平均单个病区长期医嘱发放时间较长，送药工勤人员有限，出院带药送药多为送长期医嘱时顺带送达，且轨道小车卫生状况不达标，病区护士小车操作不回库，无法追踪小车运行轨迹等因素，无法将轨道小车作为首选运送方式，使送药时间相对延长。对策：（1）多数药品优先由轨道小车运送[9]，仅冷链药品及贵重药品由工勤人员运送。（2）反馈后勤保障部以规范病区轨道小车的使用，取药后应及时回库。（3）轨道小车操作界面添加运行轨迹查询、呼叫到达时间两项功能。（4）要求专业人员定期对轨道小车进行维护、清洁。对策效果确认：药品送药时间下降 8 min。该对策为有效对策，可常态化实施。

对策 2：维护药品货位码。改善前：出院带药处方单药品顺序混乱，且无药品商品名及规格等（如噻托溴铵吸入粉思力华，有无吸入装置并无标注，辨别只能靠查询药品的价格），对药师发药存在很大的风险，也增加了发药时间。对策：（1）制定药品货位码编写规则，并定期维护药品货位码。（2）医嘱单增加货位列，药品按货位码排序。对策效果确认：药师摆药找药频次下降 62%。该对策为有效对策，可常态化实施。

对策 3：专人负责出院带药。改善前：未设置出院带药岗位，人员不足无法及时进行出院带药医嘱的审核及调配。对策：（1）设置出院带药岗位（兼职），明确岗位职责，相对固定一组人员。（2）合理安排出院带药审核间隔时间。（3）合理安排出院带药班组工作内容与时间。对策效果确认：出院带药医嘱审核时间下降 9 min。该对策为有效对策，可常态化实施。

对策 4：为出院带药划分专区专线。改善前：出院带药审方、核对区域划分不合理，物品摆放混乱。病区相关电话不能及时精准传达至相关人员，耗费时间。拆零药品需至口服摆药室拿取，现点现包，流程不顺畅。对策：（1）设置专有区域，使审方、核对流程在固定区域顺利进行。（2）增配专有电话线路，使病区与出院带药班组就相关事项进行直接对接。（3）拆零药品按协定处方分包，集中摆放至出院带药专区，触手可及。对策效果确认：药品摆药时间下降 5 min。该对策为有效对策，可常态化实施。

（二）出院带药发放时间缩短

出院带药发放时间由原来的 51 min，下降到 27 min，改善后柏拉图显示效果显著（图 3）。根据推移图表示，效果维持良好。目标达标率＝(改善后-改善前)/(目标值-改善前)×100%＝(27-51)/(28.4-51)×100%＝106.2%。进步率＝(改善前-改善后)/改善前×100%＝(51-27)/51×100%＝47.06%。

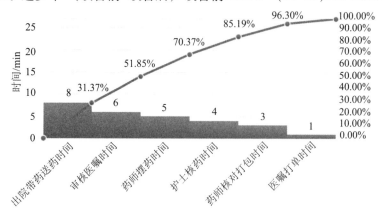

图3 改善后柏拉图

（三）患者满意度提高

本次品管圈通过缩短出院带药发放时间，提高了患者对医院的满意度，维护了医院良好的品牌，有利于医院长远发展。同时团队的多种核心能力得到提升，QCC使用更加熟练。

（四）标准化有改进

本次QCC活动共新增3份标准作业书，分别为《出院带药班组工作流程》，《出院带药送药流程》及《药品货位码维护》。

三、讨论

品管圈的管理是过程管理，品管圈活动的评价不只是在效果确认一个步骤中出现和完成的，融合在10大步骤中，而这十大步骤又要有逻辑地进行，不可随意跳跃，所以每一步都需要进行科学的、严谨的评估确认。本次QCC活动，通过多种QCC手段，充分调动圈员们的积极性，使得品管圈得以有效地推动下去。此过程中，圈员们又可以保持持续的质量改进意识，自发、自下而上地参与QCC活动中，不断提高自身QCC知识。

本次QCC圆满完成，同时也遗留了问题，如冷链药品、贵重药品是否使用轨道小车，须进一步验证。

参考文献

[1] 陈志敏. 品管圈活动在降低门诊药房发药差错率中的应用[J]. 临床合理用药杂志, 2016, 9(23): 152.

[2] 陈春玲, 朱华, 许建国. 缩短住院药房药品调配时间的品管圈活动实践[J]. 中国药业, 2016, 25(6): 72-75.

[3] 张海波, 赵萍, 张小林, 等. 品管圈在药房精益化管理中的探索与实践[J]. 中国执业药师, 2010, 7(8): 41-44.

[4] 陈敏, 窦志华. 品管圈在我市医院药事管理中的应用[J]. 中国药事, 2016, 30(6): 615-619.

[5] 周波波, 芦小燕, 任燕萍. 应用柏拉图分析法减少门诊药房发药差错[J]. 医药导报, 2011, 30(2): 270-271.

[6] 万维香. 品管圈在药房管理工作中的实践[J]. 泰州职业技术学院学报, 2016, 16(05): 46-48.

[7] 祝子明, 刘小芳, 季茜之, 等. 品管圈活动在减少病区药房调剂差错件数中的应用[J]. 安徽医药, 2015, 19(7): 1412-1414.

[8] 李莉, 江红星. 品管圈活动在降低住院药房出院带药漏取率中的应用[J]. 安徽医学, 2014, 35(12): 1753-1756.

[9] 吕志杰, 应苗法, 吴丽, 等. 结合智能化轨道物流传输系统的无窗口出院带药工作模式[J]. 中国医院药学杂志, 2016, 36(8): 674-677.

（金涛 黄菲 王进 著，钱晓萍 审）

（苏州科技城医院）

门诊癌痛患者麻醉药品用药回访分析

【摘　要】　目的：分析门诊癌痛患者的麻醉药品使用和麻醉药品的回收状况。方法：对苏州科技城医院2017年1月至12月在门诊建立癌痛患者除痛病历并在本院门诊调配麻醉药品的患者通过电话回访进行药学调查分析。结果：用药依从率为65.4%；麻醉药品导致的不良反应发生率达44.6%；芬太尼废贴回收率为51.6%；盐酸吗啡注射液空安瓿回收率为71.4%。结论：回访可提高患者用药的依从性，强化用药知识，提高癌痛患者的生存质量，促进麻醉药品的管理及回收。

【关键词】　麻醉药品；用药回访；癌痛患者

Analysis of return visits of narcotic drugs in patients with outpatient cancer pain

【Abstract】　Objective：Analysis of narcotic drug use and recovery of narcotic drugs in patients with outpatient cancer pain. Methods：From January to December 2017 in The Suzhou Science & Technology Town Hospital, patients who had painful medical records in patients with cancer pain and who were assigned anesthetic drugs in our hospital were interviewed by telephone for pharmacy investigation and analysis. Results：According to the doctor's prescription use the drug rate is 65.4%; the incidence of adverse reactions caused by narcotic drugs was 44.6%; the recovery rate of fentanyl was 51.6%; the recovery rate of morphine hydrochloride injection was 71.4%. Conclusion：The return visit can improve the compliance of patients with medication, strengthen the knowledge of medication, improve the quality of life of patients with cancer pain, and promote the management and recovery of narcotic drugs.

【Key words】　narcotic drugs; outpatients; cancer pain

我国每年发现癌症病人约300万例，其中62%伴有疼痛[1]。缓解癌症患者疼痛，提高癌症患者的生活质量，是癌症治疗的一项工作重点。尤其是晚期癌症患者，WHO统计，70%的晚期癌症患者认为疼痛是主要症状，30%具有难以忍受的剧烈疼痛。为更好地服务患者，本院建立了癌痛患者除痛门诊。药学部设立门诊癌痛患者、慢病患者麻醉、精神药品回访登记，针对患者用药进行合理指导。本文对回访内容进行分析，报告如下。

一、资料与方法

（一）资料

2017年1月至12月在苏州科技城医院门诊建立除痛病历并在门诊调配麻醉药品的癌症患者68人。

（二）方法

患者在门诊调配麻醉药品时进行病历登记，在所配麻醉药品使用日期最后2天进行电话回访，回访的内容：是否按医嘱用药；用药后的疼痛评估，包括疼痛的性质、疼痛的部位、疼痛次数；用药后的不良反应；患者的生活指导；麻醉药品的无偿回收；芬太尼透皮贴剂的废贴和盐酸吗啡注射液空安瓿的回收。

二、结果

（一）用药依从情况

全年回访到46人，回访率67.6%；有效回访78次。回访时遵医嘱用药依从率65.4%，见表1。

表1　遵医嘱用药依从率分析

	按时按量用药	不按时	不按量	不按时按量	无人接听	患者过世
人次	51	8	0	6	7	6
发生率/%	65.4	10.3	0.0	7.7	9.0	7.7

（二）不良反应发生率

回访了解到麻醉药品导致的不良反应发生率达44.6%，分类统计见表2。

表2　回访时麻醉药品不良反应发生率分析

	便秘	头晕	恶心、呕吐	排尿不畅	过度镇静	其他	合计
人次	19	7	4	2	1	2	35
发生率/%	24.4	9.0	5.1	2.6	1.3	2.6	44.9

（三）麻醉药品无偿回收情况统计

全年共使用芬太尼透皮贴剂386贴，废贴共收回199贴，回收率51.6%；盐酸吗啡注射液共使用110支，空安瓿共回收85支，回收率71.4%。已过世6人，未用完无偿交回麻醉药品3人。

三、讨论

电话回访是一种快捷、经济、实用并容易被患者接受的方式，其目的是使患者就诊完之后仍能得到医务人员及时的帮助与指导，体现医院对患者的关怀，改善医患关系[2]。在电话回访时要注意精细化，回访人员需要责任心强，专业知识储备量大，指导患者合理用药，帮助患者以及家属更改错误的用药理念。回访时采用患者更容易接受的方式、方法，以增加患者的依从性。接受癌痛相关知识普及教育的患者及家属对疼痛管理的障碍减少，患者能更好地控制疼痛，其生活质量也大大提高[3]。

用药的依从性指患者遵守医师制定的药物治疗方案，服从用药指导。药物治疗的效果不仅决定于医师的正确用药，更取决于患者是否合作，是否严格遵医嘱服药[4]。回访中发现，按时、按量用药患者仅占65.4%，分析原因，主要是患者以及家属不清楚按医嘱用药的重要性。很多患者在痛时才用药，或者感到疼痛加剧时自行用药，从而导致疼痛控制不佳。针对不能按时用药的患者，回访时会告知患者及家属要遵医嘱，按时给药可以使镇痛药的血药浓度维持在一个相对恒定的有效剂量水平，既避免血药浓度峰值过高导致的毒性作用，也避免血药浓度过低而无法维持疗效。药品的使用剂量是医师进行剂量滴定后制定的个体化给药方案，只有坚持个体化的给药原则，才能使患者获得最佳的镇痛效果，以达到让患者无痛的目标[5]。癌痛患者大多需要长期用药，口服给药是慢性疼痛的首选治疗方式。有些晚期癌症患者已无法进食，口服麻醉药品无法吞食，导致患者停止服药，疼痛加剧，无法缓解，此时需要更改用药途径。针对使用缓释片剂的患者在回访时提示家属不可掰开或者研碎服用，指导其采用肛门给药。有研究表明，吗啡以及羟考酮肛门给药均不影响疗效[6,7]。也可以选择其他给药途径的麻醉药品，如芬太尼透皮贴剂或者盐酸吗啡注射液。部分患者以及家属担心麻醉药品使用太过频繁出现耐受，自行减少用药剂量或频次。麻醉药品的耐受性是使用麻醉药品的正常生理学、药理学反应，不影响其继续使用。麻醉药品按常规剂量产生耐受性的时间为2～3周，剂量越大、给药间隔时间越短，耐受性产生越快越强。缓控释制剂药片有骨架，它通过压制或者融合技术制成，已达到缓释或者控释的目的，在药物吸收之后骨架会随着患者的粪便一起排出体外，患者以及家属误以为是药物无法吸收，不敢再用药。很多癌症晚期患者已不能行走，无法来院复诊，疼痛情况为家属转述，医师无法充分了解病情，可导致患者疼痛评估不准，用药发生偏差。

回访中发现麻醉药品的不良反应影响患者的生活质量。便秘发生率为24.4%，是麻醉药品中最常见的不良反应，可指导患者多饮水，多吃新鲜绿色蔬菜和水果，每天养成排便习惯，根据身体情况适当地运动；不能下床者，教会患者做下腹部顺时针按摩，以促进肠蠕动[8]。对于生活干预无效或者效果不佳的患者，可指导其使用一些软化剂、润滑剂或者缓泻剂。恶心呕吐者占5.1%，通常发生于用药初期。恶心呕吐患者几天后可以耐受，症状逐渐减轻，并完全消失[5]。可以在用药初期预防性地使用甲氧氯普胺或者其他止吐药物。轻度眩晕的患者在使用阿片类药物数日后可能会自行缓解[4]。初次使用从小剂量开始，规范剂量滴定方法进行剂量调整，可预防过度镇静，同时须避免使用镇静剂，增加活动量[9]。排尿不畅发生率为2.6%，如果出现尿潴留，使用水流刺激、温水热敷会阴部或轻轻按摩膀胱区的方法有助于解决此问题[5]。

《医疗机构麻醉药品、第一类精神药品管理规定》第二十七条中规定："患者使用麻醉药品、第一类精神药品注射液或者贴剂的，再次调配时，应当要求患者将原批号的空安瓿或者用过的贴剂交回，并记录收回的空安瓿或者废贴数量。"针对麻醉药品的特殊性，加强对患者家属无偿归还的法律知识的宣教，以提高麻醉药品无偿归还率。尽管反复提醒患者需要归还废贴以及空安瓿，可还是存在患者用完后自行丢弃的现象。有些患者以及家属理解错误，把外包装进行归还，并不知道需要归还的是里面的贴剂，导致没有把真正存在危害的内容物交回。空安瓿的回收较芬太尼贴剂要高，但也存在患者以及家属忘记归还，直接丢弃或者保存不当被他人当作废物丢弃的情况。部分家属在回访时表示是否可以来医院退钱，觉得麻醉药品昂贵，不能理解为何须无偿归还，担心归还后医院会重复使用，导致患者不愿意交回。在患者身体情况较差的情况下提醒家属，麻醉药品要适量调配，避免患者过世致不必要的经济损失，未用完的麻醉药品需要无偿归还。回访时向患者和家属告知无偿归还的义务以及药品流落在外的危害，但患者过世后有些家属未能执行好，存在直接丢弃或者自行销毁的现象。建议建立健全的退药补偿机制，对自觉上交剩余药品的患者家属给予适当的经济补偿或奖励，才能有效防止这类药品流入非法渠道[10]。

充分发挥回访功能，以患者为中心，延伸药学服务。癌症患者普遍情绪低落，对其施以援助，帮助其建立与疾病抗争的信心，指导其合理用药，可以帮助患者减轻痛苦，实现临终关怀。定期有效的回访可以解答患者的用药困惑，普及用药知识，间接提高患者的生存质量。麻醉药品是一把双刃剑，合理使用可以缓解癌症患者的疼痛，提高生活质量，而未用完的麻醉药品流失落入不法渠道，将会对社会造成危害。

回访能促进麻醉药品的管理、合理使用以及回收；加强麻醉药品管理，可减轻癌症患者的痛苦。

参考文献

[1] 张友干,谢顶仁.癌痛麻醉药品使用手册[M].北京：人民军医出版社,2011.
[2] 曾健芬,陈沛亨.利用电话回访延伸门诊药房的药学服务[J].临床合理用药,2014,7(11):164-165.
[3] 程贤敏,陈克琼.癌痛知识普及率对癌痛治疗效果的影响[J].医药前沿,2017,7(31):39-41.
[4] 夏淑莲,李先馨.延续性护理干预提高出院高血压患者口服降压药依从性观察[J].现代中西医结合杂志,2013,22(33):3756-3757.
[5] 阚全程.麻醉药品和精神药品的管理与临床应用[M].北京：人民卫生出版社,2015.
[6] 莫娟梅,崔建东,宋向群.盐酸吗啡缓释片不同给药途径对缓解癌症疼痛的分析研究[J].中国医学装备,2014,11(4):49-52.
[7] 华松.盐酸羟考酮缓解晚期癌症疼痛临床研究[J].临床合理用药,2013,6(11C):27-28.
[8] 杨月彩,陆燕琼.电话回访在出院癌痛患者规范化治疗中的应用[J].世界最新医学信息文摘,2013,13(12):275.

［9］ 陈清环. 回访调查羟考酮治疗晚期癌痛的不良反应率及护理体会［J］. 中国医药指南, 2013, 11(19): 409-410.

［10］ 蓝桂彬, 李凤仪. 医院麻醉药品与精神药品管理存在问题与对策［J］. 现代医院, 2012, 12(1): 98-100.

（徐晓云　程　萍　著）
（苏州科技城医院）

356例住院患者小牛脾提取物注射液应用分析

【摘　要】　目的：调查住院患者小牛脾提取物注射液（CSEI）的使用情况，评价用药合理性。方法：采用病例回顾性研究，调查2017年1~8月常熟市第一人民医院356例住院患者使用CSEI的资料，对科室分布、年龄及临床诊断、CSEI用法与用量、用药疗程及联合用药等统计分析。结果：肿瘤科患者最多（188例，占52.81%）；>50岁患者328例（占92.13%）；临床诊断为肿瘤的患者共312例（占87.64%）。CSEI的平均使用疗程为4.80 d；均采用"静脉滴注，1日1次"的方式；溶剂选择与药品说明书基本相符；但仍存在给药浓度过高等不合理用药。结论：我院CSEI的使用存在一些不合理现象，今后应严格按照药品说明书规范用药，确保安全、合理和经济用药。

【关键词】　小牛脾提取物注射液；住院患者；免疫增强剂；辅助用药；合理用药；分析

Analysis of the Use of Calf Spleen Extractive Injection in 356 Inpatients

【Abstract】　Objective：Investigate the use of calf spleen extract injection (CSEI) in hospitalized patients, and evaluate the rationality of the medication. Methods：A retrospective study of cases was used to investigate the data of 356 inpatients in Changshu First People's Hospital from January to August 2017, and statistical analysis of department distribution, age and clinical diagnosis, CSEI usage and dosage, medication course and combination medication, etc. Results：The most widely used department of CSEI was the oncology department (52.81%). The proportion of inpatients over 50 years of age was 92.14%. The proportion of cancer inpatients used the drug was 87.64%. The average course of treatment was 4.80 days. They were all given intravenous drip once a day. The choice of solvents was basically consistent with the instructions. However, there were still unreasonable uses, such as excessive concentration, etc. Conclusion：There are still some unreasonable phenomena in the use of CSEF in our hospital. In the future, the drug should be strictly regulated according to the instructions to ensure safe, reasonable and economical use.

【Key words】　calf spleen extractive injection; inpatients; immunoenhancers; adjuvant drug; rational drug use; analysis

小牛脾提取物注射液（calf spleen extractive injection，CSEI）是由健康乳牛（出生24 h内）脾脏为原料经去脂肪、冻融使细胞破碎、沉淀和超滤等提取制成的无菌水溶液，主要成分为多肽及核糖。CSEI通过激活机体非特异性免疫功能，促进骨髓干细胞增殖，升高外周血细胞计数，促进造血功能恢复，可有效缓解放化疗所致血细胞数减少，改善患者的一般状况，提高患者的生活质量[1]；可促进T淋巴细胞成熟、诱生干扰素、诱导抗肿瘤因子释放等，对免疫功能低下小鼠的免疫功能具有增强作用[2]；可通过升高白细胞计数，增加自然杀伤细胞数及上调T细胞亚群功能等，适用于肿瘤化疗患者的辅助治疗[3]；联合化疗可减轻老年急性髓系白血病常见不良反应，提高患者的生活质量[4]；并对肿瘤相关性红细胞减少症具有明显的治疗作用[5]。CSEI的临床应用广泛。现对常熟市第一人民医院住院患者CSEI的使用情况进行回顾性分析，探讨其使用的合理性。

一、资料与方法

（一）资料

通过医院信息系统，调取2017年1~8月使用CSEI的住院患者病历，共356例。统计患者姓名、性别、费用类别、年龄、科室、入院与出院时间、出院临床诊断、药品名称、规格、数量、药品费用及住院总费用等资料,导入 Excel 软件。

(二) 方法

统计患者的基本情况,如性别、年龄、科室、费用类别、住院时间及费用等;依据患者病历号、入院与出院时间等信息,查阅用药医嘱及病历记录,对使用 CSEI 的适应证、用法与用量、用药疗程、联合用药及药品不良反应等进行统计分析。

(三) 评价标准

CSEI 说明书中的适应证为:提高机体免疫功能,可在治疗再生障碍性贫血、原发性血小板减少症、放射线引起的白细胞减少症、各种恶性肿瘤及改善肿瘤患者恶病质时配合使用。其说明书中的用法与用量为:肌内注射,1 次 2~8 mL,1 日 1 次,或遵医嘱;静脉滴注,1 次 10 mL,溶于 0.9%氯化钠注射液或 5%~10%葡萄糖注射液 500 mL 中,1 日 1 次,或遵医嘱。

二、结果

(一) 使用 CSEI 患者科室分布及费用

356 例患者分布于 9 个临床科室,主要来自肿瘤科、中医科;职工医保患者最多;平均住院费用 14 070.36 元,血液科患者平均住院费用最高;平均 CSEI 费用 677.90 元,肾内科患者平均 CSEI 费用最高,见表 1。

表 1 使用 CSEI 患者的科室、性别、费用类别分布及费用情况　　$N=356$

科室	病例数	构成比/%	性别		费用类别			平均住院时间/d	平均住院费用/元	平均 CSEI 费用/元
			男性	女性	居民医保	职工医保	自费			
肿瘤科	188	52.81	95	93	35	151	2	12.70	12 438.88	724.98
中医科	104	29.21	61	43	19	83	2	16.17	11 440.15	653.67
血液科	38	10.67	18	20	7	30	1	20.87	32 603.13	517.50
消化内科	8	2.25	3	5	1	7	0	12.84	11 671.88	452.48
心内科	6	1.69	4	2	1	5	0	12.35	8 191.98	602.46
肾内科	5	1.40	2	3	0	5	0	11.46	7 400.26	1 086.86
呼吸内科	5	1.40	2	3	0	5	0	15.65	10 061.77	769.50
神经内科	1	0.28	1	0	1	0	0	11.82	9 540.66	444.18
普外科	1	0.28	1	0	0	1	0	14.02	16 137.44	427.50
合计	356	100.00	187	169	64	287	5	14.61	14 070.36	677.90

(二) 使用 CSEI 患者的年龄分布

使用 CSEI 患者的年龄为 32~92 岁,平均 64.73 岁;60~70 岁患者最多,其次为 50~60 岁患者,见表 2。

表 2 使用 CSEI 患者的年龄分布　　$N=356$

年龄/岁	≤40	>40~50	>50~60	>60~70	>70~80	>80
病例数(占比/%)	5 (1.40)	23 (6.46)	89 (25.0)	139 (39.04)	79 (22.19)	21 (5.91)

(三) CSEI 的用法与用量及溶剂分布

356 例患者 CSEI 的给药方式均为静脉滴注,单次给药,给药剂量为 6~10 mL;选择的溶剂有 0.9%氯化钠注射液、5%葡萄糖注射液和 5%木糖醇注射液,溶剂用量为 250~500 mL;CSEI 6 mL 加入至 0.9%氯化钠注射液 250 mL 中静脉滴注的病例最多(271 例,占 76.12%),见表 3。

表3　CSEI的用法与用量及溶剂分布　　　　　　　　　　　　　　　　　　　　　　　　　　　　　　　　$N=356$

溶剂类别	溶剂量/mL	CSEI/例			合计/N（占比/%）
		6 mL 静滴 1 日 1 次	8 mL 静滴 1 日 1 次	10 mL 静滴 1 日 1 次	
0.9%氯化钠注射液	250	271	1	1	285（80.06）
	500	6	2	4	
5%葡萄糖注射液	250	57	0	1	65（18.65）
	500	3	3	1	
5%木糖醇注射液	250	6	0	0	6（1.69）
	500	0	0	0	

（四）CSEI的使用疗程分布

356例患者使用CSEI的疗程为1~17 d，平均（4.80±2.87）d；疗程1~5 d的患者最多，见表4。患者住院时间为3~52 d，平均（14.61±10.11）d。

表4　CSEI的使用疗程分布　　　　　　　　　　　　　　　　　　　　　　　　　　　　　　　　　　　　　$N=356$

用药疗程/d	病例数（占比/%）	用药疗程/d	病例数（占比/%）
1~5	230（64.61）	11~15	13（3.65）
6~10	112（31.46）	≥16	1（0.28）

（五）使用CSEI患者的临床诊断

356例使用CSEI的患者中，肿瘤患者312例（占87.64%），血细胞减少症患者11例（占3.09%），其他33例（占9.27%）。使用CSEI病例数排序居前11位的出院临床诊断见表5。

表5　使用CSEI病例数排序居前11位的出院临床诊断

出院临床诊断	病例数（占比/%）	出院临床诊断	病例数（占比/%）
恶性肿瘤的姑息性医疗	81（22.75）	胃癌	9（2.53）
恶性肿瘤化疗	80（22.47）	结肠癌	8（2.25）
肺癌	20（5.62）	急性白血病（M98010/3）	7（1.97）
恶性肿瘤术后化疗	18（5.16）	恶性肿瘤联合治疗后的随诊检查	6（1.69）
恶性肿瘤放疗	15（4.21）	肝癌	6（1.69）
食管癌	9（2.53）	小计	259（72.75）

（六）CSEI使用的安全性

未发现与CSEI相关的不良反应；有3例为CSEI与10%氯化钾注射液配伍使用。

（七）CSEI与其他免疫增强剂或相关辅助用药的联合应用

存在CSEI与其他免疫增强剂或相关辅助用药等联合应用的情况。356例患者中，CSEI与注射用复合辅酶联合应用的有67例（占18.82%），CSEI与香菇多糖注射制剂联合应用的有44例（占12.36%），CSEI与注射用胸腺法新联合应用的有1例（占0.28%）；上述提及的67例和44例患者中，包含3例CSEI同时与注射用复合辅酶、香菇多糖注射制剂联合应用；部分病例为CSEI与升白细胞药、升血小板药等联合应用。

三、讨论

CSEI作用机制的研究显示，其可激活机体免疫系统、促进机体释放多种细胞因子、刺激骨髓干细胞增殖、诱导抗肿瘤因子释放和阻滞恶性肿瘤细胞进一步转化等，可用于多种恶性肿瘤的辅助治疗[2]。

（一）用法与用量

CSEI 肌内注射给药时，药品说明书推荐剂量为 1 次 2~8 mL，1 日 1 次，或遵医嘱。本调查结果显示，356 例患者均未采用肌内注射的给药方式。该药静脉滴注给药时，356 例患者均采用静脉滴注，1 日 1 次的方式给药，其中 343 例（占 96.35%）患者的用药剂量为 1 次 6 mL，6 例（占 1.69%）患者的用药剂量为 1 次 8 mL，共 349 例（占 98.03%）患者低于推荐剂量，该类患者所占比例高于文献报道（56.62%）[6]。建议临床按照药品说明书推荐剂量使用，用量为 2~8 mL 时，可采用肌内注射方式给药；用量为 10 mL 时，采用静脉滴注方式给药。

（二）溶剂种类选择及溶剂用量

调查发现，有 6 例使用 5% 木糖醇注射液作为溶剂，该 6 例患者有糖尿病史或血糖偏高，因木糖醇代谢不依赖胰岛素的参与，直接透过细胞参与糖代谢而不增加血糖水平，故应用基本合理；有 285 例使用 0.9% 氯化钠注射液、65 例使用 5% 葡萄糖注射液作为溶剂，均符合药品说明书的要求。静脉滴注给药时，药品说明书要求 CSEI 1 次 10 mL 溶于溶剂 500 mL 中，药物体积分数为 2.0%。本调查中 334 例（占 93.82%）CSEI 6 mL 加入溶剂 250 mL 中（体积分数为 2.4%）；1 例 CSEI 8 mL 加入溶剂 250 mL 中（体积分数为 3.2%），2 例 CSEI 10 mL 加入溶剂 250 mL 中（体积分数为 4.0%），药物体积分数均高于药品说明书的要求；有 9 例 CSEI 6 mL 加入溶剂 500 mL 中（体积分数为 1.2%），5 例 CSEI 8 mL 加入溶剂 500 mL 中（体积分数为 1.6%），药物浓度均低于药品说明书的要求。药物浓度过高，易致不良反应。梁嘉欣等[6]报道，因 CSEI 的药物浓度过高而发生身体突发寒战、头晕及胸闷等过敏症状。因为药物浓度偏高，可造成渗透压相对过高，使得短时间内进入血管的药物过多，导致血药浓度升高过快而发生过敏反应。另外，药物浓度过低可致药效降低，或使输注时间延长而增加不稳定性。建议严格按照药品说明书的要求使用，药物浓度不宜过高。

（三）用药疗程

CSEI 的说明书中未明确用药疗程。本调查发现，疗程最短为 1 d，最长为 17 d，疗程 1~5 d 的病例数最多（占 64.61%），其次为 6~10 d（占 31.46%），平均疗程为 4.80 d，短于文献报道的 8.21 d[7]。患者平均住院时间为 14.61 d。调查结果显示，患者用药疗程与住院时间长短基本相关，部分病例因医院对辅助用药实施限量供应致药房缺货造成疗程不足或偏短。

（四）适应证

本调查结果显示，CSEI 大多用于肿瘤患者，共 312 例（87.64%），大大高于文献报道[6,7]。其中，涉及肺癌、肝癌、肾癌、乳腺癌、消化道恶性肿瘤、膀胱癌、鼻咽癌和妇科恶性肿瘤及其转移癌等的辅助治疗有 292 例（占 82.02%）；涉及白血病、骨髓肿瘤及异常增生、恶性淋巴瘤和神经胶质瘤等的辅助治疗有 20 例（占 5.62%）。另外，CSEI 用于全血细胞减少症、白细胞减少症、血小板减少性紫癜和溶血性贫血共 11 例（占 3.09%）。上述病例的使用基本符合药品说明书适应证的要求。但有 33 例（占 9.27%）用于其他疾病，涉及呼吸道感染、眩晕综合征、冠心病或心功能不全、消化道出血或肠炎、慢性肾功能不全或急性肾盂肾炎、低蛋白血症和带状疱疹等，可能存在超适应证用药，应多加注意。

（五）与免疫调节剂或相关辅助用药的联合应用

1. CSEI 与注射用复合辅酶联合应用

注射用复合辅酶是含有多种辅酶和活性物质的复合物，其中的辅酶 A、辅酶 I 及还原型谷胱甘肽等成分是人体内乙酰化反应、氧化还原反应、转甲基反应和能量代谢的重要酶的辅酶，对体内糖、脂肪、蛋白质及能量代谢起着重要作用，与糖酵解、三羧酸循环、脂肪酸 β 氧化、肝糖元的合成与分解、乙酰胆碱的合成、组织呼吸、能量转移、保肝解毒及抗放射（辐射）等方面都密切相关。由于细胞内的大多数生化反应都是多步骤或链式反应，需要多种辅酶和相关活性物质的参与。

因此，注射用复合辅酶在调控和保证机体代谢顺利完成、维持和恢复细胞正常功能方面起到了积极作用。刘颖等[8]报道，注射用复合辅酶在食管癌放疗中的辅助治疗作用明显，可降低放疗引起的血液毒性，对食管和心脏有保护作用。CSEI 联合注射用复合辅酶用于恶性肿瘤的放化疗、姑息治疗可能有一定的辅助协同作用。但是，2 种辅助用药联合应用，有重复用药之嫌，应注意辅助用药的合理应用，减少卫生资源的浪费。

2．CSEI 与香菇多糖注射剂联合应用

香菇多糖注射剂为新型的具有抑制肿瘤和提高免疫功能的多糖类生物反应调节剂，能促进 T、B 淋巴细胞增殖，提高自然杀伤细胞活性，主要用于恶性肿瘤的辅助治疗[9]。但 CSEI 与香菇多糖注射剂联合应用，有重复用药之嫌。叶倩倩等[10]调查的 969 份病例中，免疫增强剂的不合理使用率为 33.7%，联合应用的药物品种数多也是不合理用药情况之一。为减轻患者的经济负担，应避免不合理的联合用药。

3．CSEI 与注射用胸腺法新联合应用

注射用胸腺法新为免疫应答增强剂，在病毒性肝炎、感染性疾病、免疫缺陷性疾病、脓毒血症和肿瘤等疾病的治疗方面均显示出良好的免疫调节作用[11]。但 CSEI 与胸腺法新同为免疫增强剂，联合应用似有重复用药之嫌，应注意合理用药。

（六）安全性

本调查未发现与 CSEI 相关的药品不良反应，但有 CSEI 与 10% 氯化钾注射液配伍使用的情况。文献报道，CSEI 静脉滴注可发生变态反应[12]。故建议在用药时应询问患者有无药物过敏史，对于有过敏史或过敏体质者，应谨慎使用；首次用药时，开始滴注的速度要慢，控制在 10~20 滴/min；注意监测用药过程中患者的反应，如发生不良反应，应立即停药并迅速采取有效的抢救措施。另外，应注意配伍禁忌，CSEI 应单独使用，药物浓度不宜过高；一旦发现溶液混浊、颜色异常或有沉淀异物，瓶身细微破裂或漏气，则不得使用。

综上所述，我院 CSEI 多数用于老年、肿瘤患者，均采用静脉滴注单次给药，适应证、给药频次基本合理，使用溶剂种类与药品说明书基本相符，未发现相关药品不良反应。但仍存在不合理用药情况，如未首选肌内注射的给药方式、静脉滴注浓度过高或过低、与其他免疫增强剂及相关辅助用药等联合应用不够经济、与药物的配伍不适宜；另外，尚存在用药剂量偏低、疗程不足等情况。因此，需加强对 CSEI 等辅助用药临床应用的监管与干预，借鉴先进、成熟的经验[13,14]，严格按照药品说明书规范用药，确保用药安全、合理和经济。

参考文献

[1] 王跃珍，刘林林，杜向慧，等．斯普林治疗放、化疗所致血小板减少和改善症状的临床观察[J]．肿瘤，2004，24(5)：494-496．

[2] 孙燕，王冬梅．小牛脾提取物注射液对免疫功能低下小鼠的免疫调节作用[J]．中国生化药物杂志，2014，34(2)：58-60．

[3] 刘杰，吴格怡．小牛脾提取物注射液对肺癌患者免疫功能的影响[J]．齐齐哈尔医学院学报，2015，36(11)：1638-1639．

[4] 田红旗．小牛脾提取物联合化疗治疗老年急性髓系白血病临床分析[J]．中国农村卫生，2016(15)：77，79．

[5] 彭恩兰．小牛脾提取物注射液治疗肿瘤相关性红细胞减少的临床观察[J]．实用癌症杂志，2013，28(6)：623-624．

[6] 梁嘉欣，肖胜都，肖敏，等．小牛脾提取物注射液在我院的应用调查[J]．中国实用医药，2017，12(20)：189-191．

[7] 陶娌娜，张四喜，柯巍，等．小牛脾提取物注射液临床应用分析[J]．实用药物与临床，2016，19(2)：231-234．

[8] 刘颖，杨红武，陈雪梅，等．注射用复合辅酶对食管癌放疗保护作用的临床观察[J]．北方药学，2012，9(3)：22-23．

[9] 马维娜. 香菇多糖的作用机制及临床应用进展[J]. 医学综述, 2016, 22(22): 4396-4399.

[10] 叶倩倩, 王萍, 朱樱, 等. 我院2011年7月—2012年6月免疫增强剂使用合理性分析[J]. 中国药房, 2015, 26(2): 164-166.

[11] 司继刚, 曹原, 赵群. 胸腺法新的临床应用进展[J]. 中国药房, 2015, 26(23): 3304-3306.

[12] 张俊, 陶连方. 小牛脾提取物注射液致变态反应2例[J]. 医药导报, 2012, 31(3): 396.

[13] 司宏, 徐艳艳, 倪美鑫. 我院抗肿瘤辅助用药分析及干预措施[J]. 中国药房, 2015, 26(11): 1565-1567.

[14] 韩爽, 钟敏涛, 李锦, 等. 我国辅助用药应用现状及管理对策初探[J]. 中国药学杂志, 2016, 51(8): 678-682.

(吴晓镒 邹 音 著，张桂芬 审)
(苏州大学附属常熟医院 常熟市第一人民医院)

·论著·

2020年住院患者人血白蛋白使用的合理性分析

【摘 要】 目的：分析昆山市第二人民医院2020年住院患者人血白蛋白使用的合理性。方法：通过住院患者信息系统收集2020年1月~12月住院接受过人血白蛋白注射液的患者568例相关信息进行回顾性分析。结果：使用人血白蛋白的患者568名，分布于12个科室，其中重症监护室占比18.31%（104/568），其次为骨科（16.73%）和肾内科（12.32%）。单次用药剂量20 g/L的占比33.80%，30 g/L的占比7.39%，日剂量超过20 g/L的患者超50%。排前三位的主要为营养支持（20.77%）、低蛋白血症（17.07%）和脑水肿（11.44%）。17.96%患者治疗前白蛋白水平为30~35 g/L，8.80%患者治疗前白蛋白水平>35 g/L，而6.51%患者未检测白蛋白就应用人血白蛋白。结论：本院2020年住院患者中人血白蛋白的使用在用法用量、用药原因及用药前白蛋白水平检测方面存在不合理现象，需进一步加强与临床药师的沟通，建立健全白蛋白使用原则和评价标准，加强相关人员知识培训等。

【关键词】 人血白蛋白；低蛋白血症；用法用量

Rational analysis of the use of human serum albumin in hospitalized patients in 2020

【Abstract】 Objective：To analyze the rationality of the use of human serum albumin in inpatients in Kunshan Second People's Hospital in 2020. Methods：A retrospective analysis was performed on 568 patients who had received human serum albumin injection from January to December 2020 through the inpatient information system. Results：568 patients were treated with human albumin, distributed in 12 departments, among which the intensive care unit accounted for 18.31% (104/568), followed by orthopedics (16.73%) and nephrology (12.32%). Single-use drug dose of 20 g/L accounted for 33.80%, 30 g/L accounted for 7.39%, and more than 50% of patients with a daily dose of more than 20 g/L. The top three were nutritional support (20.77%), hypoalbuminemia (17.07%) and cerebral edema (11.44%). 17.96% of the patients had an albumin level of 30~35 g/L before treatment, 8.80% of the patients had an albumin level of more than 35 g/L before treatment, serum albumin was not measured in 6.51% of patients before human albumin was administered. Conclusion：The use of human albumin in hospitalized patients in our hospital in 2020 is unreasonable in terms of usage and dosage, reasons for medication, and detection of albumin levels before medication. It is necessary to further strengthen communication with clinical pharmacists, and establish and improve the principles and evaluation standards for albumin use, strengthen the knowledge training of relevant personnel, etc.

【Key words】 human serum albumin；hypoalbuminemia；usage and dosage

白蛋白是一种产生于肝脏的血清蛋白，具有提供大量血浆抗氧化活性、结合多种化合物及维持血浆胶体渗透压等重要生理功能，为临床上广泛使用的血液制品之一[1]。人血白蛋白注射液（以下简称人血白蛋白）指的是用健康人的乙型病毒性肝炎免疫的血浆提取的溶液，可以用于补充白蛋白和替代血浆，受到临床广泛关注[2]。近年来，人血白蛋白的临床需求量与日俱增，但供应量十分有限，导致临床供不应求。该药价格贵，临床使用缺乏监督，容易造成不合理使用现象，不仅影响了该药的价格，还限制了有效分配的合理性[3]。住院患者是使用人血白蛋白的主要群体，但多个研究发现其存在严重不合理使用情况[4,5]。为规范本院的人血白蛋白合理使用，本研究通过分析我院2020年间住院患者人血白蛋白的使用情况，提出使用建议，为临床合理使用人血白蛋白提供借鉴。

一、资料与方法

（一）一般资料

通过昆山市第二人民医院住院患者信息系统收集2020年1月～12月住院接受过人血白蛋白的患者568例，其中男324例，女244例，年龄25～82岁，平均（67±5.3）岁。

（二）方法

1. 回顾性分析患者的性别、年龄、住院科室、住院时间（d）和临床诊断。

2. 根据美国大学医院联合会（UHC）制定的《人血白蛋白、非蛋白胶体及晶体溶液使用指南》[6]、人血白蛋白药品说明书和相关文献[7]评估使用合理性。人血白蛋白的适应证包括：① 肝硬化腹水以及肺、脑水肿；② 低蛋白血症（白蛋白水平≤25 g/L）；③ 烧伤、休克；④ 脑血流灌注（存在脑水肿危险时，建议使用25%白蛋白）；⑤ 提高血浆胶体渗透压；⑥ 肝肾移植；⑦ 新生儿高胆红素血症；⑧ 大容量血浆置换；⑨ 肾病综合征（建议使用25%白蛋白联合利尿剂）；⑩ 血液透析、烧伤及体外循环的辅助治疗。

3. 统计分析应用人血白蛋白的目的、单次剂量、频次、总用量（g）、单剂费用及总费用、用药适应证和禁忌证、是否手术以及手术情况、用药前后血清白蛋白水平和胆碱酯酶水平等。

二、结果

（一）使用科室分布

共12个科室使用人血白蛋白，见表1，其中重症监护室104例（18.31%），其次为骨科95例（16.73%）和肾内科70例（12.32%）。

表1 使用人血白蛋白患者的科室分布

排序	科室	例数（占比/%）	排序	科室	例数（占比/%）	排序	科室	例数（占比/%）
1	重症监护室	104（18.31）	5	泌尿外科	50（8.80）	9	心内科	23（4.05）
2	骨科	95（16.73）	6	神经内科	44（7.75）	10	妇产科	19（3.35）
3	肾内科	70（12.32）	7	神经外科	40（7.04）	11	肿瘤内科	15（2.64）
4	心胸外科	62（10.92）	8	消化内科	34（5.99）	12	内分泌科	12（2.11）

（二）用法用量分析

患者均采用静脉滴注方式，均为单独给药，且白蛋白浓度均为20%。然而，单次用药剂量20 g/L的患者为205例（33.80%），30 g/L的86例（7.39%），日剂量超过20 g/L的患者超过50%。见表2。

表2 患者人血白蛋白用法和用量统计

用法用量	分类	例数（占比/%）	用法用量	分类	例数（占比/%）
单剂量/g	10	334（58.80）	日剂量/g	10	235（41.37）
	20	192（33.80）		20	205（36.09）
	30	42（7.39）		30	86（15.14）
				40	42（7.39）
频次	一日一次	230（40.49）			
	一日两次	176（30.99）			
	一日三次	108（19.01）			
	一日四次	54（9.51）			

（三）使用原因分析

排前三位的主要为营养支持 118 例（20.77%）、低蛋白血症 97 例（17.07%）和脑水肿 65 例（11.44%）。其中，营养支持非 UHC 指南和人血白蛋白说明书所列适应证，低蛋白血症非 UHC 指南推荐适应证。见表 3。

表 3 本院住院患者人血白蛋白用药原因

排序	用药原因	病例数（N）	占比/%	UHC 指南	说明书
1	营养支持	118	20.77	否	否
2	低蛋白血症（<25 g/L）	97	17.08	否	是
3	脑水肿	65	11.44	是	是
4	感染性休克	60	10.56	是	是
5	心脏手术	48	8.45	是	是
6	肝硬化腹水	44	7.75	是	是
7	肾病综合征	36	6.34	是	否
8	呼吸窘迫综合征	30	5.28	是	是
9	呼吸衰竭	25	4.40	否	否
10	手术后白蛋白流失	20	3.52	否	是
11	血液透析辅助治疗	15	2.64	是	是
12	烧伤辅助治疗	10	1.76	是	是

（四）用药前白蛋白水平

17.96%患者治疗前白蛋白水平为 30~35 g/L，8.80%患者治疗前白蛋白水平>35 g/L，18.84%患者无其他适应证 6.51%患者未检测白蛋白，见表 4。

表 4 本院住院患者用药前白蛋白水平

用药前白蛋白水平/（g·L^{-1}）	例数（占比/%）	无其他适应证例数（占比/%）
<25	245（43.13）	—
25~30	134（23.59）	68（11.97）
30~35	102（17.96）	12（2.11）
>35	50（8.80）	27（4.75）
用药前未检测	37（6.51）	—

三、讨论

人血白蛋白临床应用近 50 年，挽救了大量患者的生命。2000 年 UHC 颁布了《人血白蛋白、非蛋白胶体及晶体溶液使用指南》后，国际上未见其他公开发表相关指南，人血白蛋白使用说明书中的适应证范围大，界限不明确，对使用疗程或用法用量无明确规定。由于缺乏权威性文件，人血白蛋白的不合理用药逐年增加，存在超剂量、超范围、主观性用药等，导致滥用，增加了患者及社会的经济负担[8]。

本研究回顾分析了 2020 年在本院接受人血白蛋白治疗的 568 例住院患者资料，结果显示，104 例（18.31%）在重症监护室，95 例（16.73%）在骨科，70 例（12.32%）在肾内科。

单次用药剂量 20 g/L 的占比 33.80%，30 g/L 的占比 7.39%，均超过《血液制品处方点评指南》和人血白蛋白说明书中允许的范围，属于用药剂量偏大。笔者认为，人血白蛋白临床使用时应以最低剂量获得最佳治疗效果，避免过量使用造成药物浪费。血清白蛋白水平是判断临床是否需要应用人血白蛋白的重要指标之一，其正常值范围为 35～50 g/L[9]。UHC 认为，在无其他适应证时，严重低白蛋白血症（即白蛋白水平<25 g/L）患者需要补充人血白蛋白。但本院 17.96%患者治疗前白蛋白水平为 30～35 g/L，8.80%患者治疗前白蛋白水平>35 g/L，18.84%患者无其他适应证，6.51%患者未检测白蛋白，说明大量患者未遵循 UHC 指南进行用药。

由于人血白蛋白资源匮乏，临床应严格按照说明书和指南进行用药。但本调查显示，排前三位的主要为营养支持（20.77%）、低蛋白血症（17.07%）和脑水肿（11.44%）。其中，营养支持非 UHC 指南和人血白蛋白说明推荐适应证，低蛋白血症非 UHC 指南推荐适应证。肾病综合征、呼吸衰竭和手术虽存在白蛋白流失，但不是 UHC 指南推荐的适应证，说明应用人血白蛋白存在不合理现象。

笔者通过分析本院情况，结合人血白蛋白的说明书和 UHC 指南以及相关文献，提出下列建议：① 制定人血白蛋白使用评价标准和原则、专项处方点评制度和临床使用审批流程等；② 加强临床药师全程参与，根据患者病情判断是否需要使用以及用法、用量和疗程等；③ 加强医师相关知识内容培训，了解白蛋白使用适应证，减少不必要的处方和资源浪费。

参考文献

[1] CHOI J, WAHLGREN M, EK V, et al. Characterization of binding between model protein GA-Z and human serum albumin using asymmetrical flow field-flow fractionation and small angle X-ray scattering[J]. PLoS One, 2020, 15(11): 0242605.

[2] LIN Y, WAN Y, DU X, et al. TAT-modified serum albumin nanoparticles for sustained-release of tetramethylpyrazine and improved targeting to spinal cord injury[J]. J Nanobiotechnology, 2021, 19(1): 28.

[3] 林莹, 苏丹. 2013—2016 年常州市第二人民医院人血白蛋白注射液应用调查及合理性分析[J]. 中国医院用药评价与分析, 2017, 17(9): 1238-1241.

[4] 陶赟, 殷秋忆. 某院 2017 年住院患者白蛋白临床使用专项点评情况分析[J]. 临床医药文献电子杂志, 2019, 6(26): 175, 178

[5] 郑丽丽, 姜倩, 赵生俊. 某院住院患者人血白蛋白临床使用情况调查及合理性分析[J]. 实用医药杂志, 2020, 37(3): 262-264.

[6] Adapted from UHC guidelines for the use of albumin, nonprotein colloid and crystalloid solutions[EB/OL]. (2022-01-29). http://www.wenku.baidu.com/view/.

[7] 管晓敏. 干预前后南通市第二人民医院肝胆外科人血白蛋白的使用情况分析[J]. 现代药物与临床, 2018, 33(1): 178-183.

[8] 欧阳生珀, 童荣生. 人血白蛋白的合理应用概述[J]. 中国医院药学杂志, 2021, 41(4): 425-429.

[9] 褚燕琦, 邢晓璇, 李文超, 等. 临床药师主导的 PDCA 循环在人血白蛋白合理使用中的应用研究[J]. 中国药物应用与监测, 2020, 17(6): 408-411.

（蔡国强）

（昆山市第二人民医院）

·论著·

基于问题导向的慢性病干预行为对慢性阻塞性肺疾病老年患者的影响

【摘要】 目的：探讨临床药师应用基于问题导向的慢性病干预行为对老年慢性阻塞性肺疾病（COPD）患者的临床价值。方法：选取2019年1月~4月苏州市第九人民医院收治的COPD患者212例，随机分为对照组和研究组各106例。对照组给予常规治疗，研究组增加应用基于问题导向的慢性病干预，比较两组患者临床改善情况。结果：研究组在日常生活管理、自我效能管理、情绪管理、症状管理和信息管理评分均高于对照组（$P<0.001$）；研究组在积极乐观、有呼吸机、有家庭氧疗、熟悉疾病知识、知晓用药安全、生活规律饮食健康、已戒烟或正在戒烟等问题改善评分均高于对照组（$P<0.001$）；研究组的生活的活力、社会功能、生理功能、情感职能、生理职能、躯体疼痛、心理健康及总体健康评分均高于对照组（$P<0.001$）；治疗前SAS、SDS组间评分差异无统计学意义（$P>0.05$），治疗后两组SAS和SDS评分均低于治疗前（$P<0.001$），研究组更低于对照组（$P<0.001$）；研究组用药总依从率高于对照组（$P<0.05$）。结论：基于问题导向的慢性病干预行为对老年COPD患者临床价值较高，能提高患者自我管理能力、缓解负性情绪、提高日常生活质量和用药依从性。
【关键词】 老年慢性阻塞性肺疾病；慢性病干预；基于问题导向

The impact of problem-oriented chronic disease intervention on elderly patients with chronic obstructive pulmonary disease

【Abstract】 Objective：To investigate the application value of problem-oriented chronic disease intervention behavior of clinical pharmacists in elderly patients with chronic obstructive pulmonary disease (COPD). Methods：A total of 212 COPD patients admitted to Suzhou Ninth People's Hospital from January to April 2019 were selected, randomly divided into the control group and the study group with 106 cases each. The control group was given conventional treatment, and the study group increased the use of problem-oriented chronic disease intervention to compare the clinical improvement of the two groups of patients. Results：The scores of the study group in daily life management, self-efficacy management, emotion management, symptom management, information management, etc. were all higher than those of the control group ($P<0.001$); The study group's improvement scores for issues such as positive and optimistic, ventilator, family oxygen therapy, familiarity with disease knowledge, knowledge of medication safety, lifestyle and healthy diet, quit smoking or quitting smoking were all higher than the control group ($P<0.001$); The scores of vitality, social function, physiological function, emotional function, physiological function, physical pain, mental health and overall health of the study group were higher than those of the control group ($P<0.001$); there was no statistical difference in the scores between SAS and SDS groups before treatment scientific significance ($P>0.05$). After treatment, the SAS and SDS scores of the two groups were lower than those before treatment ($P<0.001$), and the study group was even lower than the control group ($P<0.001$); the total compliance rate of the study group was higher than that of the control group ($P<0.05$). Conclusion：The problem-oriented chronic disease intervention behavior is of high clinical value for elderly COPD patients, and it can improve the self-management ability of patients, relieve negative emotions, improve the quality of daily life and medication compliance.
【Key words】 elderly chronic obstructive pulmonary disease; chronic disease intervention; problem-based orientation

慢性阻塞性肺疾病（chronic obstructive pulmonary disease，COPD）的病程较长，患者多属于中老年人，自身抵抗力减弱，难以痊愈[1,2]。对此类患者，帮助其开展自我疾病管理，对预后至关重要[3,4]。慢性疾病自我管理是一种新型医学模式，是指患者及其家属在医护人员的帮助下，自觉并主动承担对疾病的预防及治疗性活动[5]，目前，国内有关基于问题导向的慢性病干预对老年 COPD 患者中应用效果的相关研究较少，本研究主要对此进行调查，报告如下。

一、资料与方法

（一）资料

选取苏州市第九人民医院 2019 年 1 月~4 月接收的 COPD 患者 212 例，按随机数字表法将其分为研究组和对照组。每组 106 例，其中研究组男 59 例，女 47 例；年龄（61.15±1.42）岁。对照组男 55 例，女 51 例；年龄（61.17±1.48）岁。两组一般资料比较，差异无统计学意义（$P>0.05$），具有可比性。本研究经我院医学伦理委员会批准。纳入标准：① 符合 COPD 诊断标准[6]；② 疾病处于稳定状态；③ 患者及其家属知情同意，签署知情同意书。排除标准：① 血液流变学不稳定，需要机械辅助者；② 合并呼吸衰竭、肺性脑病等严重并发症者；③ 存在结核、糖尿病及高血压等疾病者；④ 在干预阶段通过其他途径接受 COPD 相关健康宣教者；⑤ 合并重要器官疾病者；⑥ 合并认知功能障碍及精神疾病者。

（二）方法

两组患者均进行常规药物治疗。对照组采用常规干预方法，通过发放 COPD 手册、健康宣教等形式为患者普及基本的健康知识宣教，增进患者对 COPD 的相关发病原因、临床症状及治疗方法等的了解，出院前告知患者相关注意事项并嘱其遵医嘱用药。研究组在对照组的基础上加行基于问题导向的慢性病干预方法，成立专业的干预小组，通过收集文献资料并咨询经验丰富的专家，整理以问题为导向的慢性病干预的相关内容，综合制定干预的内容及具体实施方法，具体包含以下几点：① 普及疾病知识。通过相关视频或健康宣传手册向患者介绍疾病等相关信息，增加患者对疾病的了解，与患者进行交流沟通，安慰开导患者积极面对疾病。② 正确使用呼吸兴奋剂。为患者讲解呼吸兴奋剂的使用方法、可能出现的不良反应及相关禁忌事项，出现不适时及时随诊给予对症治疗。③ 氧疗问题。告知患者及其家属氧疗的作用及注意事项等，指导患者及其家属氧疗的具体方法。④ 呼吸机的正确使用方法。告知患者及其家属呼吸机使用的适应证及禁忌，对需要长期呼吸支持的患者，在出院前，指导其家属进行呼吸机的实际操作练习。⑤ 心理辅导。将患者组织在一起，进行疾病相关知识及自我管理的交流，普及相关心理调节的方式，叮嘱家属多陪护患者进行室外活动等转移患者注意力的事情，多关注患者，开导患者，使患者能够改善负面的心理状况。⑥ 其他如营造清新、安静的居住环境，保持良好的饮食作息，戒烟禁酒、制定合理的作息时间表及食谱，进行适当的运动锻炼，增强机体免疫力，定期回医院进行肺功能检查。

干预时间：住院期间，每周访谈 2 次，0.5 h/次，对患者的疑问进行解答和指导；出院后，进行电话随访，每周 1 次，0.5 h/次，连续干预 6 个月。

（三）观察指标

1. 自我管理能力

根据张彩虹等[7]编制的 COPD 患者自我管理量表比较两组患者干预 6 个月后的自我管理情况，包含日常生活管理、情绪管理、症状管理、信息管理及自我效能管理 5 个维度，一共 51 个条目，分值为 51~255 分，分数高低与自我管理水平呈正比。

2. 问题改善情况

对两组患者的有呼吸机、有家庭氧疗、熟悉疾病知识及知晓用药安全等问题改善情况进行调查，满分 100 分，分数越高提示患者问题改善情况越好。

3. 生活质量情况

根据健康状况问卷量表（SF-36）[8]对患者干预后（干预 6 个月）的生活质量改善情况进行分析。

4. 负性情绪

采用焦虑自评量表（SAS）[9]和抑郁自评量表（SDS）[10]对干预前后（干预6个月）患者的情绪改善情况进行评判，分数越高，代表患者焦虑及抑郁程度越严重。

5. 用药依从性

采用本院自制依从性量表，统计患者在干预期间，服药剂量、次数、时间是否遵医嘱，是否有自行更换、加减或停用药物的情况，是否定期回院复查等方面来评估患者的用药依从性情况，不依从为1分，部分依从为2分，完全依从为3分，评分在15分以上为依从性良好。本研究测得其Cronbach's α系数为0.85，内容效度指数为0.93。总依从率=（完全依从+部分依从）例数/总例数×100%。

6. 统计学方法

采用SPSS 23.0统计软件进行数据处理。计量资料以均数±标准差（$\bar{x}\pm s$）表示，采用独立样本 t 检验；计数资料以例数和百分率表示，采用 χ^2 检验。$P<0.05$ 为差异有统计学意义。

二、结果

（一）患者自我管理能力比较

研究组日常生活管理、自我效能管理、情绪管理、症状管理及信息管理评分均高于对照组（$P<0.001$），见表1。

表1　两组患者自我管理能力比较　　　　　　　　　　　　　　　　　　　单位：分

分组	例数	日常生活管理	自我效能管理	情绪管理	症状管理	信息管理
对照组	106	36.81±3.34	23.01±4.12	32.14±5.97	21.63±4.66	12.71±3.27
研究组	106	40.84±4.07	26.54±3.82	39.31±5.64	28.83±5.02	16.33±3.28
t		7.881	6.469	8.998	10.882	8.047
P		<0.001	<0.001	<0.001	<0.001	<0.001

（二）患者问题改善情况比较

研究组积极乐观、有呼吸机、有家庭氧疗、熟悉疾病知识、知晓用药安全、生活规律饮食健康、已戒烟或正在戒烟等改善评分均高于对照组（$P<0.001$），见表2。

表2　两组患者问题改善情况比较　　　　　　　　　　　　　　　　　　　单位：分

组别	例数	积极乐观	有呼吸机	有家庭氧疗	熟悉疾病知识	知晓用药安全	生活规律饮食健康	已戒烟或正在戒烟
对照组	106	60.73±6.74	60.78±4.62	60.23±4.40	62.69±4.51	60.03±6.25	60.74±4.29	60.49±5.04
研究组	106	70.86±14.79	76.71±15.54	72.97±9.05	71.41±16.83	74.88±9.04	80.71±14.52	80.88±14.27
t		6.417	10.116	13.035	5.153	13.912	13.580	13.871
P		<0.001	<0.001	<0.001	<0.001	<0.001	<0.001	<0.001

（三）患者生活质量情况比较

研究组活力、社会功能、生理功能、情感职能、生理职能、躯体疼痛、心理健康及总体健康评分均高于对照组（$P<0.001$），见表3。

表3　两组患者生活质量情况比较　　单位：分

分组	例数	活力	社会功能	生理功能	情感职能
对照组	106	26.43±3.69	45.84±1.53	61.43±2.23	62.66±3.94
研究组	106	32.74±4.46	47.01±1.49	64.11±2.94	65.36±4.32
t		11.223	5.640	7.478	4.754
P		<0.001	<0.001	<0.001	<0.001

分组	例数	生理职能	躯体疼痛	心理健康	总体健康
对照组	106	15.29±3.15	61.51±2.34	48.26±2.88	31.04±2.36
研究组	106	19.26±4.79	71.61±5.09	51.88±2.55	34.18±1.08
t		7.130	18.562	9.689	12.456
P		<0.001	<0.001	<0.001	<0.001

（四）患者负性情绪改善情况比较

治疗前，两组SAS和SDS评分比较差异无统计学意义（$P>0.05$）；治疗后两组SAS和SDS评分均低于治疗前（$P<0.001$），研究组加行基于问题导向的慢性病干预方法，SAS和SDS评分均低于对照组（$P<0.001$），见表4。

表4　两组患者负性情绪改善情况比较　　单位：分

组别	例数	SAS评分				SDS评分			
		干预前	干预后	t	P	治疗前	治疗后	t	P
对照组	106	62.32±9.21	55.56±8.79	5.467	<0.001	66.45±9.45	60.21±9.45	4.807	0.001
研究组	106	61.34±9.32	40.32±8.56	17.100	<0.001	67.21±9.89	42.32±8.76	19.396	<0.001
t		0.770	12.778			0.572	14.294		
P		0.442	<0.001			0.568	<0.001		

（五）患者用药依从性比较

研究组总依从率高于对照组（$P<0.05$），见表5。

表5　患者用药依从性情况比较 N（占比/%）

分组	例数	完全依从	部分依从	不依从	总依从
对照组	106	42（39.62）	35（33.02）	29（27.36）	77（72.64）
研究组	106	50（47.17）	39（36.79）	17（16.04）	89（83.96）
χ^2					3.998
P					0.046

三、讨论

多项研究[11-14]发现，具有针对性的干预方法，能够帮助患者建立健康行为，主动参与治疗，能改善患者的治疗依从性和治疗效果。基于问题导向的慢性病干预模式，是一种有据可依的新型干预方法，通过对既往COPD患者治疗过程中的问题的评估及分析，在患者住院期间及出院后，以患者自身健康问题为导向，采取的一系列干预方案，向患者普及疾病相关知识，耐心倾听患者的疑惑，解答患者的问题，并要求患者及其家属掌握COPD的病因及症状等，指导其掌握呼吸机使用、氧疗操作、咳痰技巧及呼吸操练习等技术，监督患者养成良好的生活作息及饮食习惯，树立战胜疾病的信心，加强对治疗的依从性[15-18]。

本研究结果显示，干预后研究组日常生活管理、自我效能管理、情绪管理、症状管理及信息管理评分均高于对照组（$P<0.001$）。研究组患者的自我管理能力明显增高，提示有效的慢性病干预措施，可提升患者的自我管理能力，促进患者的康复。

本研究结果显示：干预后研究组对于用药安全、疾病知识的了解增多，熟练掌握相关仪器的使用并配备专用仪器，提升了自我救治能力，能自律地养成良好作息及生活习惯，有效降低疾病的复发率[19-21]；此外，研究组干预后的生活质量改善情况亦优于对照组（$P<0.001$）；与对照组比较，干预后研究组SAS和SDS评分降低更明显（$P<0.001$），提示实施基于问题导向的慢性病干预可以明显提高患者的生活质量，有效缓解因疾病所造成的焦虑及抑郁情绪，并提高了患者的用药依从性，充分调动了患者的积极性，主动参与对自我健康的维护，积极配合治疗，促进患者康复，降低疾病复发的可能性[22-25]。

综上所述，临床药师应用基于问题导向的慢性病干预方法，在老年COPD患者的治疗过程中临床效果显著，能提高患者自我管理能力，加强患者对疾病的了解及相关仪器的使用，有效缓解焦虑及抑郁情绪，减少疾病的复发率，改善患者日常生活质量，临床应用价值高。

参考文献

[1] 齐亚飞，郑则广. 短期强化锻炼在慢性阻塞性肺疾病患者肺康复中的作用[J]. 中华结核和呼吸杂志，2018，41(11)：899-902.

[2] 刘印红，张勇，张扬，等. 纳洛酮联合无创呼吸机对老年慢性阻塞性肺疾病合并呼吸衰竭患者血气指标、肺功能的影响[J]. 贵州医药，2016，40(5)：486-488.

[3] 刘旭东，吴俊丽，刘云，等. 辛伐他汀联合阿奇霉素治疗老年慢性阻塞性肺疾病合并肺动脉高压患者的疗效[J]. 实用医学杂志，2016，32(7)：1199-1200.

[4] 李允，罗裕文，郑晶晶，等. 慢性阻塞性肺疾病急性加重期住院患者呼吸道病毒病原学分布及危险因素分析[J]. 中国现代医学杂志，2016，26(6)：80-84.

[5] 李倩茹，周郁秋，邹继华，等. 延续护理对慢性阻塞性肺疾病患者生命质量影响的Meta分析[J]. 中国实用护理杂志，2016，32(19)：1508-1512.

[6] 吴玉华，王阿红，马海鸿，等. HRCT扫描测量结合COPD评估测试对COPD患者病情及肺功能的评估价值[J]. 中国CT和MRI杂志，2019，17(12)：74-76，90.

[7] 张彩虹，何国平，李继平，等. 慢性阻塞性肺疾病患者自我管理量表的编制与考评[J]. 中国全科医学，2011，14(28)：3219-3223.

[8] 唐丽梅，江倩倩，何瑛，等. 临床护士健康状况调查及发生职业性腰背痛的相关因素分析[J]. 中华现代护理杂志，2019，25(20)：2515-2519.

[9] 曹小英，孟艳婕，隋塈，等. 心理护理干预对颅骨修补术后患者抑郁焦虑水平和生存质量的影响[J]. 实用医院临床杂志，2016，13(5)：147-149.

[10] 陈金荣，马倩，姜淑霞，等. 综合心理护理干预对维吾尔族冠心病患者焦虑和抑郁状态的临床疗效的影响评价[J]. 新疆医科大学学报，2016，39(5)：619-621.

[11] PENG Y, LI X, CAI S, et al. Prevalence and characteristics of COPD among pneumoconiosis patients at an occupational disease prevention institute: A cross-sectional study [J]. BMC Pulm Med, 2018, 18(1): 22.

[12] 李静，刘政，马姣. 慢性阻塞性肺疾病表型的研究进展[J]. 国际呼吸杂志，2016，36(19)：1507-1511.

[13] 张勇，付传发，寇英华，等. 重庆市沙坪坝区40岁以上人群慢性阻塞性肺疾病流行特征及影响因素研究[J]. 国际呼吸杂志，2018，38(5)：352-356.

[14] 陈娇阳，段燕芳，董星芳. 个性化护理干预对慢性阻塞性肺疾病患者治疗效果、生存率及治疗经济性的影响[J]. 检验医学与临床，2016，13(2)：237-239.

[15] 廖茂，程潇艺，王燕. 基于问题导向的慢性病护理干预行为对提高老年慢性阻塞性肺疾病（COPD）患者自我管理能力、负性情绪及生活质量的效果[J]. 中国健康心理学杂志，2018，26(11)：1697-1702.

[16] 张宁，亓华，杨新华. 早期肺康复干预在COPD急性加重期老年患者中的应用[J]. 齐鲁护理杂志，2020，26

(13): 74-76.
- [17] 沈莉,刘茗,冯敏,等.肺康复护理路径对COPD患者心肺功能及生活质量的影响[J].齐鲁护理杂志,2020,26(13): 98-100.
- [18] 李松辉.问题导向式健康教育对COPD稳定期患者遵医行为及疾病知识掌握度的影响[J].河南医学研究,2017,26(23): 4377-4378.
- [19] 訾希存,尹雪燕,程鹤.基于两层三阶梯培训教育体系构建"三师共管"模式对COPD患者肺功能及自我管理能力的成效分析[J].齐鲁护理杂志,2020,26(12): 5-8.
- [20] CORTOPASSI F, GURUNG P, PINTO-PLATA V. Chronic Obstructive Pulmonary Disease in Elderly Patients [J]. Clin Geriatr Med, 2017, 33(4): 539-552.
- [21] 吴晓丽,徐辉,余清,等.健康管理对老年人慢性疾病的干预效果评价[J].中华疾病控制杂志,2018,22(6): 573-576,639.
- [25] 朱杰敏,叶本兰,陈美琴,等.慢性阻塞性肺疾病患者稳定期自我管理水平及其影响因素的研究[J].护理管理杂志,2012,12(5): 308-310.

(张利芳　姚星烂　著，胡晓波　审)
(苏州大学附属苏州九院　苏州市第九人民医院)

·论著·

静脉药物配置中心审核的不合理用药医嘱分析

【摘　要】　目的：审核昆山市第一人民医院静脉药物配置中心（PIVAS）不合理用药医嘱。方法：参考《中华人民共和国药典》（2015版）、药品说明书及相关资料，利用智慧园审方软件，对PIVAS系统中2017年静脉用药医嘱进行评价。结果：共发现不合理用药医嘱352条，主要包括溶剂选用不当113条（32.10%）、用法与用量不当87条（24.72%）和药物浓度不当69条（19.60%）等。结论：通过审方软件批量预审核，结合审方药师复审，可有效拦截不合理用药医嘱。

【关键词】　PIVAS；医嘱；审方；合理用药

Discussion on clinical pharmacy centered by the audit pharmacists in the pharmacy intravenous admixture services

【Abstract】　Objective：Review the doctor's orders for irrational medications from the Intravenous Drug Allocation Center (PIVAS) of the First People's Hospital of Kunshan City. Methods：With reference to the Pharmacopoeia of the People's Republic of China (2015 edition), drug instructions and related materials, the PIVAS system software of Smart Park was used to evaluate the medical orders for intravenous medication in 2017. Results：A total of 352 unreasonable medication orders were found, of which 113 cases were improper solvent selection (32.10%), 87 cases were improper usage and dosage (24.72%), and 69 cases were improper drug concentration (19.60%). Conclusion：The batch pre-review of the review prescription software combined with the review of the clinical pharmacist can effectively intercept irrational medication orders.

【Key words】　PIVAS；medical advice；trial prescription；rational drug use

静脉用药集中调配是指在符合国际标准、依据药物特性设计的操作环境下，经过药师审核通过的处方，由受过专业培训的药学专业技术人员严格按照标准操作流程进行全静脉营养、细胞毒性类药物和抗菌药物等静脉药物的混合调配，属于药品调剂的一部分[1]。昆山市第一人民医院于2010年组建静脉药物配置中心（pharmacy intravenous admixture services，PIVAS）；2017年，引入智慧园PIVAS管理系统，使审方质量进一步提高。现对我院PIVAS审核发现的不合理用药医嘱进行分析，旨在为临床合理用药提供参考。

一、资料与方法

（一）资料

PIVAS审方药师参考《中华人民共和国药典》（2015版）、药品说明书及各专科临床用药指南等相关资料，利用审方软件，对智慧园PIVAS管理系统中静脉用药医嘱进行审核。

（二）方法

发现不合理用药医嘱并进行有效干预。从溶剂选用、用法与用量、药物浓度及配伍禁忌等方面，对2017年我院PIVAS审核发现的住院患者不合理静脉用药医嘱进行统计分析。

（三）统计学方法

采用智慧园PIVAS审方软件，统计不合理静脉用药医嘱构成比。

二、结果

2017年我院PIVAS审方药师发现并有效干预的不合理用药医嘱共352条,主要包括溶剂选用不当、用法与用量不当和药物浓度不当等,见表1。

表1　PIVAS审核的不合理用药医嘱的类型分布

不合理用药类型	医嘱条数(占比/%)	不合理用药类型	医嘱条数(占比/%)
溶剂选用不当	113(32.10)	全肠外营养医嘱不合理	
用法与用量不当	87(24.72)	糖脂比不当	18(5.11)
药物浓度不当	69(19.60)	热氮比不当	11(3.13)
多药配伍不当	23(6.53)	阳离子浓度偏高	10(1.43)
其他不合理用药	16(4.55)		

三、讨论

(一)溶剂选用不当

溶剂选用不当医嘱所占比例最大(32.10%)。临床医师更多关注药物的疗效,而对药物的溶剂选择不甚了解[2]。主要涉及细胞毒类药物,如紫杉醇脂质体、依托泊苷、奥沙利铂、吉西他滨、洛铂、顺铂剂表柔比星等;其次为中药注射剂。(1)紫杉醇脂质体作为脂质体新剂型,只能用5%葡萄糖注射液溶解和稀释,不可用0.9%氯化钠注射液或其他注射液溶解或稀释,以免发生脂质体聚集,影响药物的稳定性。(2)洛铂、奥沙利铂需用5%葡萄糖注射液稀释,选用氯化钠注射液作为溶剂会增加主药的降解。(3)中药注射剂是我国中医药发展的产物,由于中药注射剂应用时间较短,基础研究不完善,医务工作者对其作用机制、不良反应及药物相互作用的了解还不够充分,在临床使用中出现了诸多问题[3]。如丹参注射液所含成分比较复杂,多为大分子有机物,加入0.9%氯化钠注射液可因盐析作用产生大量不溶性微粒,增加输液反应的发生概率。(4)多烯磷脂酰胆碱注射液不应选用0.9%氯化钠注射液稀释。该药含有大量不饱和脂肪酸,与强电解质如氯化钠之间会产生盐析作用,破坏乳剂,使脂肪凝聚,进入血液后导致血管栓塞[4]。该药的药品说明书也明确规定,严禁用电解质溶液稀释。因此,该药只能用不含电解质的葡萄糖溶液稀释后使用。

(二)用法与用量不当

药物的用法与用量应严格按照药品说明书,不可随意改变给药剂量和给药频次。(1)医嘱阿奇霉素0.5 g加入0.9%氯化钠注射液500 mL中,静脉滴注,1日2次。阿奇霉素属于新型大环内酯类抗菌药物,半衰期长,药物半衰期可达68~76 h,1日1次给药即可保证疗效。(2)医嘱头孢曲松2.0 g加入0.9%氯化钠注射液250 mL中,静脉滴注,1日2次。β-内酰胺类抗菌药物无或者少有抗菌药物后效应,维持血药浓度的时间取决于t1/2,将1日2或3次给药合并为1日1次,加大给药剂量,延长给药间隔,并不能维持血药浓度平衡,不仅不利于有效地预防感染,还会导致细菌产生耐药性[5]。但头孢曲松属于第3代头孢菌素,在成人体内的半衰期约为8 h,又有抗菌药物后效应,一般1日1次给药,1次1.0~2.0 g,只有危重病例或由中度敏感菌引起的感染才建议加大剂量至4.0 g/d。(3)医嘱香菇多糖注射液1 mg加入0.9%氯化钠注射液250 mL中,静脉滴注,1日1次。香菇多糖存在休克的严重不良反应,虽较为罕见,但患者用药后应密切观察,出现口内异常感、畏寒、心律异常、血压下降及呼吸困难等症状时应立即停药并适当处理。建议注射液香菇多糖应严格按照药品说明书规定1周2次使用。

(三)药物浓度不当

药物的给药浓度与临床疗效、不良反应密切相关,应根据药物性质选择适宜的配制浓度,在保证有效浓度的基础上控制静脉滴注时间,保证药物的稳定性和疗效,减少因药物浓度和输注时间不合理引起的不良反应[6]。(1) 医嘱依托泊苷 100 mg 加入 0.9%氯化钠注射液 250 mL 中使用。依托泊苷具有最高浓度限制,稀释后的质量浓度不应超过 0.25 mg/mL。100 mg 的依托泊苷建议至少加入 400 mL 的 0.9%氯化钠注射液中稀释使用。(2) 医嘱吉西他滨 1.4 g 加入 0.9%氯化钠注射液 250 mL 中使用。吉西他滨半衰期很短,体内清除率大,需要短时输注,滴注时间以 30 min 为宜;若滴注时间>30 min,其不良反应会随滴注时间的延长而增多[7]。因此,该药的溶剂量不宜过大,最佳的溶剂量为 0.9%氯化钠注射液 100 mL。(3) 医嘱蔗糖铁注射液 5 mL(100 mg)加入 0.9%氯化钠注射液 250 mL 中稀释使用。蔗糖铁注射液是棕褐色胶体溶液,溶剂量过大会影响其胶体稳定性;蔗糖铁对静脉血管有刺激性,每日使用会对血管造成一定的损害,隔日使用可使患者的血管得到一定的休息,有效保护血管。因此,建议 5 mL 的蔗糖铁注射液最多稀释至 100 mL 的 0.9%氯化钠注射液中,且至少静脉滴注 15 min,根据血红蛋白水平 1 周使用 2~3 次。(4) 医嘱奥美拉唑 40 mg 加入 0.9%氯化钠注射液 250 mL 中使用。奥美拉唑的稳定性差,应用专用溶剂稀释后使用,从混合稀释至静脉滴注完毕的有效保存时间约为 3 h,因此其溶剂量不能过大。药品说明书规定,奥美拉唑临用前将 10 mL 专用溶剂注入冻干粉末小瓶内,溶解后加至 100 mL 氯化钠注射液中静脉滴注,滴注时间≥20 min。

(四)多药配伍不当

混合输注是临床常用的方法,一般在输液内加入 1 种或多种注射剂进行静脉滴注,以减少输液次数,减轻患者的输液痛苦,简化医疗和护理操作。但是,不同药物之间存在理化性质相互作用,如果混合不当,可能会发生沉淀、浑浊、变色、水解及效价降低等不良现象。(1) 维生素 C 不宜与胰岛素配伍:胰岛素属于弱碱性药物,而维生素 C 为弱酸性药物,两者直接配伍可使胰岛素效价降低;维生素 C 在体内脱氢,形成可逆性氧化还原系统,使胰岛素失活,导致血糖升高,不利于钾进入受损的极化不足的心肌细胞[8]。(2) 脂肪乳注射液不宜与 10%氯化钾注射液配伍:脂肪乳注射液是用乳化剂将大豆油乳化而成的乳状液体,是水包裹的微小油滴状物,其稳定性取决于磷脂分子上的亲水和疏水两极以及微粒表面带有电负性的 Zeta 电位;而电解质、pH 等因素可通过减弱脂肪微粒的电负性影响该药的稳定性,导致脂肪颗粒聚集且加速变色[9]。(3) 治疗肝病时,常会联合应用丁二磺酸腺苷蛋氨酸与复方甘草酸苷,建议在这 2 种药物使用间隙以 0.9%氯化钠注射液冲管,或者使用一种与上述二药均无配伍禁忌的药物。原因为注射用丁二磺酸腺苷蛋氨酸不能与碱性药物配伍,而注射用复方甘草酸苷为碱性药物,二者同时输注时易产生白色沉淀,存在配伍禁忌。连续输注时,输液管内会出现乳白色沉淀,阻塞输液器。

(五)全肠外营养医嘱不合理

全肠外营养是将机体所需要的氨基酸、碳水化合物、脂肪乳、电解质、维生素、微量元素和水等营养要素以一定的比例混合,为无法正常进食、代谢过高以及危重的患者提供每日必需的能量供给,保证其基本代谢,改善或维持患者的营养状态[10]。我院 PIVAS 审核发现的全肠外营养处方不合理涉及糖脂比不当、热氮比不当、阳离子浓度偏高、胰岛素使用不合理及液体量不达标等。(1) 糖脂比不当:糖和脂肪是营养液中的主要能源物质,相关指南推荐在无特殊情况下使用糖脂双能源供能,其中糖类供能占非蛋白热量的 50%~70%,脂肪乳供能占非蛋白热量的 30%~50% [即糖脂比为(1:1)~(2:1)],不合理的糖脂比会增加患者肠外营养相关代谢并发症发生概率。有医嘱开具糖脂比<1 的情况,建议临床医师合理使用多种规格的脂肪乳或者加大葡萄糖的供给,合理调整糖脂比。(2) 热氮比不当:足量的非蛋白能量对于提高蛋白质的利用率十分重要,能量不足导致机体利用氨基酸供能,不利于氮平衡,而氨基酸是全营养混合液中的必要组分[11]。理想的热氮比为 150:1 [合理范围为(100:1)~(200:1)],有医嘱开具热氮比高达 500:1 的情况,主要是氨基酸的用量过少。(3) 阳离子浓度偏高:在肠外营养液中会加入多种电解质来纠正患者的电解质紊乱,但是电解质的不合理加入会影响脂肪乳的稳定性。根据中华医学会《临床诊疗指南·肠外肠内营养学分册》中的评价标准,一价阳离子浓度合计应<150 mmol/L,二价阳离子浓度应<5 mmol/L。

医嘱中超标的一价阳离子包括钠离子、钾离子，超标的二价阳离子包括钙离子、镁离子。（4）其他问题：全肠外营养的液体量一般需要>1 500 mL。加入的糖量过高时，需要加入一定量的胰岛素进行调节，使患者的血糖保持稳定。

综上所述，我院PIVAS审核发现的不合理用药问题主要集中于溶剂选用、用法与用量、药物浓度及配伍禁忌等方面。其原因可能是：临床使用的药物种类繁多，临床医师对非本专科用药的经验相对不足，没有及时更新药物的使用信息等。建议临床医师应全面掌握药物的理化性质、用法与用量等；审方药师应进行合理用药宣教，加强与临床医师的沟通，进一步提高合理用药水平。我院新引入的PIVAS管理系统还需要进一步磨合，审方系统需要进一步完善，特别是在全肠外营养医嘱审核和细胞毒类药物合理应用方面须为审方药师提供更多的技术支持，减轻工作量，同时提高审方效率和水平。审方药师也应加强与软件工程师的沟通，协助优化审方软件系统，使其更好地为PIVAS服务，为临床药学服务。总之，医疗机构不合理用药是造成其医疗风险的重要因素之一，利用PIVAS开展以审方为重点的临床药学工作，能有效保障患者用药的合理性、科学性，不仅能够提高患者的满意度，也是促进医院药学转型的重要途径[12]。

参考文献

[1] 王敬国，赵中华．静脉用药集中调配的实践与体会[J]．药学服务与研究，2013，13(3)：235-237．

[2] 徐文芳，王华飞，何梦婕，等．集中配制化疗药物中存在的问题分析与建议[J]．西北药学杂志，2015，30(4)：424-426．

[3] 常昕楠，徐德生，刘力，等．中药注射剂处方点评思路探索及分析[J]．中国药房，2016，27(26)：3715-3718．

[4] 程晓军．静脉输液配制中溶媒的选择及其他注意事项[J]．基层医学论坛，2009，13(1)：59-61．

[5] 刘晨，马全武．我院静脉药物配置中心277例不合理配伍处方分析[J]．安徽医药，2008，12(10)：971-972．

[6] 王秀丽，赵岩，刘萍．审方药师对静脉用药调配中心抗肿瘤药物不合理医嘱干预效果[J]．医药导报，2017，36(1)：109-110．

[7] 梁瑞梅，龙德．医院抗肿瘤药物处方分析[J]．中国医药，2013，8(12)：1794-1795．

[8] 平慧．2015年我院静脉配置中心不合理用药情况分析[J]．中国继续医学教育，2016，8(8)：149-150．

[9] 梁晓美，张国勇，汤晟凌．静脉配置中心不合理用药医嘱调查与分析[J]．中国药物与临床，2013，13(2)：218-220．

[10] 朱曼，周颖真，王伟兰．249张肠外营养处方合理性评价[J]．中国药物应用与监测，2011，8(1)：43-45．

[11] 商永光，张相林．中日友好医院静脉用药调配中心全肠外营养处方的合理性分析[J]．临床药物治疗杂志，2017，15(3)：32-35．

[12] 刘明，林璐．静配中心以审方为重点的临床药学初探[J]．航天航空医学杂志，2017，28(5)：595-597．

（袁明清　顾莉雅　著，胡晓波　审）
（江苏大学附属昆山医院 昆山市第一人民医院）

专科医院"4+7"集中采购后奥氮平和利培酮使用状况

【摘　要】　目的：分析"4+7"集中采购对精神专科医院药物应用情况的影响。方法：比较苏州大学附属广济医院苏州市广济医院集中采购实行前后各 4 个月内中选药品奥氮平和利培酮销售金额、销售量、用药频度（DDDs）、日均费用（DDC）等。结果：集中采购后，两药销售金额分别下降 34.03% 和 53.94%（$P<0.001$）；奥氮平使用量增 39.55%（$P=0.009$）；两药占该类药品总使用量分别为 97.80% 和 51.46%，分别增加 20.0%（$P<0.01$）和 3.45%（$P=0.039$）；销售金额占该类药品销售总额分别为 85.16% 和 14.21%，奥氮平增加 7.79%（$P<0.01$），利培酮降低 13.09%（$P<0.01$）；DDDs 分别增加 39.55%（$P<0.01$）和 3.71%，DDC 分别下降 52.75%（$P<0.01$）和 55.52%（$P<0.01$）。结论：集中采购后，中选药品奥氮平和利培酮在我院的使用频率增高，药物经济学效率改善。

【关键词】　"4+7"集中采购；奥氮平；利培酮；用药频度；日均费用

The use of olanzapine and risperidone after "4+7" centralized procurement in a psychiatric hospital

【Abstract】　Objective：To analyze the influence of "4 + 7" centralized procurement on the application of antipsychotic drugs. Methods：Compare the sales amount, sales volume, defined daily doses (DDDs), defined daily cost (DDC) of the selected drugs olanzapine and risperidone in the four months before and after the implementation of centralized procurement in Guangji Hospital Affiliated to Soochow University Suzhou Guangji Hospital. Results：After purchasing in centralized procurement, the sales amount of the two drugs decreased by 34.03% and 53.94% ($P<0.001$); the use of olanzapine increased by 39.55% ($P=0.009$); the two drugs accounted for the total use of similar drugs of 97.80% and 51.46%, an increase of 20.0% ($P<0.01$) and 3.45% ($P=0.039$), respectively; sales accounted for 85.16% and 14.21% of the total sales of such drugs. Olanzapine increased by 7.79% ($P<0.01$). Risperidone decreased by 13.09% ($P<0.01$); DDDs increased by 39.55% ($P<0.01$) and 3.71%, DDC decreased by 52.75% ($P<0.01$) and 55.52% ($P<0.01$). Conclusions：After purchasing in centralized procurement, the usage frequency of olanzapine and risperidone in our hospital increased, and their pharmacoeconomics were better.

【Key words】　"4+7" centralized procurement; olanzapine; risperidone; defined daily doses; defined daily cost

2018 年 11 月，国家药品集中采购和使用试点方案审议通过。以北京、上海、天津、重庆（4 个直辖市）和沈阳、大连、厦门、广州、深圳、成都、西安（7 个副省级城市），共 11 个城市成为了首批试点地区[1]（简称"4+7"）。我院为三级精神病专科医院，2019 年 12 月，依据《关于印发江苏省推进落实国家组织药品集中采购和使用试点扩大区域范围工作实施方案的通知》（苏医保发〔2019〕95 号）要求，全面执行国家试点扩围结果和各项配套政策。此次集中采购中选品种涉及我院常用抗精神病药物 2 个，分别为奥氮平片（江苏豪森药业集团有限公司，10 mg×7 片、5 mg×14 片）、利培酮片（常州四药制药有限公司，1 mg×30 片）。

精神分裂症是精神专科医院最常见的一种复发率高、致残致死率高、负担沉重的慢性迁延性疾病[2]。我国现有精神分裂症患者约 800 万，且呈逐年增长趋势。精神分裂症主要依靠药物治疗和住院管理，住院时间长、消耗多、成本大，由于疾病的特殊性，该病常导致患者的工作不稳定，收入减少，无力支付长期的医疗费用而中断治疗，成为患者病情复发甚至最终形成精神残疾的主要原因，给患者家庭的经济、精神和生活质量等方面带来了越来越沉重的影响[3]。在此背景下，本研究对"4+7"集中采购前后各4个月我院2种中选的抗精神分裂症药物奥氮平和利培酮的使用情况进行分析,探讨集中采购对患者用药情况的影响和药物经济效益。

一、资料与方法

(一)一般资料

所有数据来源于我院医院管理信息系统(HIS),分别调取集中采购施行前4个月(2019年8月22日至2019年12月22日)及施行后4个月(2019年12月23日至2020年4月23日)用药数据,包括药品消耗量、销售金额等。

(三)方法

采用世界卫生组织(WHO)官方推荐的药物限定日剂量(defined daily dose,DDD),参考《新编药物学》第17版[4]、《临床用药须知》2015版[5]以及相关药品说明书,确定奥氮平和利培酮的DDD值。用药频度(DDDs)为某药的消耗总剂量/该药DDD值,DDDs反映了某种药物的使用频率,数值越大,说明此药品使用频率越高,为临床常用品种[6]。日均费用(DDC)为某药品的销售金额/某药品DDDs值,DDC反映应用此药品的平均日费用,数值越小,说明该药品经济学效益越好[7]。

(三)统计学分析

采用SPSS 21.0统计软件数据分析。计数资料以率表示,采用χ^2检验。$P<0.05$为差异有统计学意义。

二、结果

(一)集中采购前后奥氮平和利培酮销售金额和使用量比较

集中采购后,两药销售金额均大幅下降,分别为34.03%和53.94%,降幅与之前相比均有统计学意义($P<0.001$);奥氮平使用量增幅达39.55%,增幅与之前相比有统计学意义($P=0.009$),利培酮因为存在过渡情况,使用量小幅增加,无显著差异($P=0.68$),见表1。

表1 集中采购前后奥氮平和利培酮销售金额和使用量比较

药品名称	销售金额/元				使用量/mg			
	前	后	增长率	P	前	后	增长率	P
奥氮平	2 652 313	1 749 775	−34.03%	0.000 5	1 777 860	2 480 915	39.55%	0.009
利培酮	233 567.3	107 572.1	−53.94%	0.000 1	241 976	250 945	3.71%	0.680

(二)集中采购前后奥氮平和利培酮占同类药品的使用量和销售金额比较

集中采购后,两药的使用量占该类药品总使用量分别为97.80%和51.46%,分别增加了20.00%($P<0.01$)和3.45%($P=0.039$);销售金额占该类药品销售总额分别为85.16%和14.21%,奥氮平增加7.79%($P<0.01$),利培酮降低了13.09%($P<0.01$),见表2。

表2 集中采购前后奥氮平和利培酮占同类药品的使用量和销售金额比较

药品名称	使用量占该药类用药总量百分比				销售金额占该类药销售总额百分比			
	前	后	增长率	P	前	后	增长率	P
奥氮平	77.80%	97.80%	20.00%	<0.01	77.37%	85.16%	7.79%	<0.01
利培酮	48.01%	51.46%	3.45%	0.039	27.30%	14.21%	−13.09%	<0.01

（三）集中采购前后奥氮平和利培酮 DDDs 和 DDC 比较

集中采购后，奥氮平和利培酮 DDDs 分别增加了 39.55%（$P<0.01$）和 3.71%，DDC 值分别下降了 52.75%（$P<0.01$）和 55.52%（$P<0.01$），表明中选药品奥氮平和利培酮的使用频率增高，药物经济学效率改善，见表3。

表3 集中采购前后奥氮平和利培酮 DDDs 和 DDC 比较

药品名称	DDD/mg	集中采购前			集中采购后		
		用药总量	DDDs	DDC	用药总量	DDDs（占比/%）	DDC（占比/%）
奥氮平	10	1 777 860	177 786	14.92	2 480 915	248 091.5（39.55）	7.05（-52.75）
利培酮	3	241 976	80 658.67	2.90	250 945	83 648.33（3.71）	1.29（-55.52）

三、讨论

2019 年《柳叶刀》发表的一项最新研究表明，中国精神障碍的终生患病率高达 16.6%[8]，对于中国 14 亿人口基数来说，意味着庞大数量的人受到精神疾病的困扰。精神分裂症属于发病率较高的一种精神疾病，发病机制与遗传、发育及环境等多种因素有关，精神分裂症的核心症状包括阳性症状、阴性症状以及认知功能受损等[9]。

目前对于精神分裂症的治疗主要是通过抗精神病药物，通常分为典型抗精神病药和非典型抗精神病药，非典型抗精神病药在临床上使用频率较高，常用药物包括氯氮平、利培酮、奥氮平、喹硫平和帕利哌酮等[10]。其中奥氮平对 5-羟色胺受体亲和力高于对多巴胺 D2 受体的亲和力，可选择性作用于中脑边缘系统，发挥抗精神病效应的同时减少对椎体外系功能的影响，该药物对心血管系统造成的不良反应较少，药物进入机体后，可迅速发挥药效，对于促使社会功能恢复具有重要作用[11]。利培酮对 5-羟色胺和多巴胺受体均有较好的拮抗作用，能够有效改善患者的社会功能，且锥体外系的不良反应较同类药物少，临床应用广泛[7]。精神分裂症的治疗分为急性期、巩固期和维持期[12]，治疗周期长，需要全程药物治疗，尽管在集中采购实行前，奥氮平和利培酮的价格也有所调整，但患者长期用药带来的经济负担仍然较重。以奥氮平为例，集中采购施行前 5 mg 的奥氮平江苏省中标价为 7.46 元/粒，施行后中选价格为 3.57 元/粒，使患者因药物费用产生的经济压力明显减少。

本研究结果显示，集中采购后，我院奥氮平和利培酮的使用量分别增加了 39.55% 和 3.71%，销售金额分别减少 34.03% 和 53.94%；奥氮平和利培酮占该种药品销售总额分别增长 7.79%（$P<0.01$）和 -13.09%（$P<0.01$），使用量分别增长 20.0%（$P<0.01$）和 3.45%（$P=0.039$）。中选药品奥氮平和利培酮的 DDDs 均有一定幅度增高，DDC 分别降低了 52.75%（$P<0.01$）和 55.52%（$P<0.01$）。以上结果说明，集中采购后，奥氮平和利培酮的使用频率增高，药物经济学效益大幅提升，患者的日均用药费用大幅降低，随着集中采购中选药品降价幅度及疗效通过一致性评选的影响，将会有更多的患者选择接受奥氮平、利培酮这样质优价低的药品进行治疗。

参考文献

[1] 朱佳英，任晋文，华恃彬."4+7"城市药品带量采购在公立医院的实施效果预测与探讨[J].浙江医学，2019，41(10)：1103-1107.

[2] 郭妹，张景双.精神分裂症患者用药合理性的调查与研究[J].中国医院药学杂志，2019，39(3)：306-309.

[3] 徐俊芳.精神疾病的经济负担及医疗保险的补偿研究[D].济南：山东大学，2016.

[4] 陈新谦，金有豫，汤光.新编药物学[M].第17版.北京：人民卫生出版社，2011.

[5] 国家药典委员会.中华人民共和国药典临床用药须知[M].北京：中国医药科技出版社，2010：156-171.

[6] 张云淑，王健，徐娜，等.某省级精神卫生中心 2002—2011 年抗精神病药物用药频度分析[J].中国全科医学，

2016, 19(11): 1342-1345, 1346.

[7] 杨廷江, 刘幸. 我院精神病区 2015—2017 年抗精神病主要药物的临床应用分析[J]. 中国医药导刊, 2019, 21(1): 25-29.

[8] HUANG Y Q, WANG Y, WANG H, et al. Prevalence of mental disorders in China: a cross-sectional epidemiological study [J]. The Lancet Psychiatry, 2019, 6(3): 211-224.

[9] 招惠珊. 氯氮平联合利培酮治疗阴性症状为主精神分裂症的临床效果[J]. 中国民康医学, 2019, 31(12): 88-90.

[10] 王丹丹, 张晨. 精神分裂症患者认知功能的神经免疫机制及非典型抗精神病药物对其影响的研究进展[J]. 上海交通大学学报: 医学版, 2019, 39(7): 795-799.

[11] 丁君君. 奥氮平和氯氮平治疗精神分裂症的近远期疗效、不良反应研究[J]. 中国现代药物应用, 2020, 14(1): 192-193.

[12] 王传跃, 陈晓岗. 精神分裂症的预防与治疗[J]. 中华医学杂志, 2018, 98(29): 2314-2316.

(徐屠孙)
(苏州大学附属广济医院 苏州市广济医院)

·论著·

2020年度苏州单中心血液透析质控调查

【摘　要】　目的：调查苏州科技城医院血液净化中心的质控数据，分析不足，进行改进。方法：纳入患者108例，平均年龄60岁，透析龄平均为47个月，促红素人均每周用量8 863 IU。根据2020版血液净化标准操作规程考察患者指标。结果：（1）患者血红蛋白（Hb）、血清白蛋白、血磷、甲状旁腺激素（iPTH）、透析充分性（spKT/V）分别为（109.31±14.60）g/L、（38.56±17.33）g/L、（1.58±0.48）mmol/L、（343.20±196.49）ng/L、（1.50±0.22），达标率分别为49.4%、78.9%、54.6%、35.8%、74.1%、89%；（2）自体动静脉内瘘87例（80.6%）、人造血管移植物内瘘4例（3.7%）、带隧道涤纶套导管17例（15.7%），达标率分别为80.6%、3.7%、15.7%。结论：我院血液净化中心ALB、血磷、iPTH及spKT/V、血管通路内瘘占比均已达标，但Hb达标率较低。

【关键词】　血液净化质量控制；贫血；血清白蛋白；慢性肾脏病-MBD

Quality control survey of hemodialysis in a single center in Suzhou in 2020

【Abstract】　Objective：To investigate the quality control data of the Blood Purification Center of Suzhou Science and Technology Town Hospital, and analyze the insufficient analysis to improve. Methods：108 patients were enrolled, with an average age of 60 years and an average age of 47 months on dialysis. The average weekly dosage of erythropoietin was 8 863 IU. According to the 2020 version of blood purification standard operating procedures, the patient indicators were investigated. Results：（1）The patient's hemoglobin（Hb）, serum albumin, blood phosphorus, parathyroid hormone（iPTH）, and dialysis adequacy（spKT/V）were（109.31±14.60）g/L and（38.56±17.33）g/L,（1.58±0.48）mmol/L,（343.20±196.49）ng/L,（1.50±0.22）, the compliance rates were 49.4%, 78.9%, 54.6%, 35.8%, 74.1%, 89%；（2）There were 87 cases（80.6%）of autogenous arteriovenous fistulas, 4 cases（3.7%）of artificial vascular graft internal fistulas, and 17 cases（15.7%）of tunneled polyester sheath catheters. The compliance rates were 80.6%, 3.7%, and 15.7%, respectively. Conclusion：The proportion of internal fistulas in the cardiovascular pathway in blood purification in our hospital, ALB, blood phosphorus, iPTH and spKT/V have all reached the standard, but the Hb compliance rate is low.

【Key words】　blood purification quality control；anemia；serum albumin；chronic kidney disease-MBD

随着社会老龄化加剧及糖尿病、高血压等发病率逐年增加，全球慢性肾脏病（Chronic kidney disease，CKD）患病率已高达14.3%，而终末期肾脏病（End-stage renal disease，ESRD），需要接受维持性血液透析（Maintenance hemodialysis patients，MHD）患者10年内预计可能超过100万[1]。血液透析的规范化管理和质控作为医院医疗质量管理的重要组成，需要持续质量改进。现就2020年度苏州科技城医院血液净化中心血液透析的质控数据分析如下。

一、资料和方法

（一）研究对象

以苏州科技城医院血液净化中心MHD患者为研究对象，入选标准：年龄≥18周岁且透析龄≥3个月；共纳入108例。男性74人，女性34人，平均年龄（60.71±13.16）岁，透析时间中位数（47.38±49.31）月。透析频率组成：每周3次92例，每周两次16例；原发病组成：慢性肾小球肾炎48例，糖尿病肾病40例，高血压性肾损害3例，多囊肾5例，其他5例，不详7例。促红素人均每周用量8 863 IU。

（二）方法

1. 调查基本资料、血液透析质控数据、血管通路情况、Hb、ALB、血清磷、iPTH、spKT/V。

（三）统计学分析

采用SPSS 22.0统计软件对数据进行分析，计量资料以均数±标准差（$\bar{x}\pm s$）表示，计数资料以频数（%）表示。

二、结果

（一）实验室指标

Hb、ALB、血清磷、iPTH达标率分别为49.7%、78.9%、54.6%、35.8%、74.1%；spKT/V达标率为89.0%。

（二）血管通路指标

自体动静脉内瘘（arteriovenous fistula，AVF）87例；人造血管移植物内瘘（arteriovous graft，AVG）4例；带隧道涤纶套导管（central venous catheter，CVC）17例，达标率分别为80.6%、3.7%、15.7%。

2020年度质控达标情况			N=108
		达标标准	达标率/%
血红蛋白（Hb）		110~130 g/L	49.7
血清白蛋白（ALB）		≥35 g/L	78.9
血磷（P）		1.13~1.78 mmol/L	54.6
甲状旁腺激素（iPTH）		150~300 pg/mL	35.8
		150~600 pg/mL	74.1
透析充分性	spKT/V	≥1.2	89.0
血管通路	自体AVF	>80%	80.6
	移植物AVG	>10%	3.7
	带隧道涤纶套导管TCC	<10%	15.7

三、讨论

MHD原发病仍以慢性肾小球肾炎为主，然而2020年新进入血液透析患者中原发病为糖尿病肾病比例明显增高，美国ESRD患者中49.1%为糖尿病肾病，我国CKD患者流行趋势已接近欧美、东南亚等国家水平，糖尿病肾病已超越慢性肾小球肾炎成为我国CKD的主要原因[2]。《中国血液透析永血管通路专家共识（第2版）》"内瘘第一"原则指出AVF使用率>80%，CVC使用率<10%[3]。我院AVF使用率80.6%，达指南推荐标准，但CVC使用率>10%，AVG使用率较低。针对目前17例CVC患者进行质控分析，年龄>80岁5人，精神障碍及生活不能自理1人，肿瘤病史2人，因穿刺疼痛感主观拒绝手术1人，因有自体内瘘手术失败病史而拒绝内瘘手术3人，其余5人均因人工血管价格昂贵等因素继续应用CVC。我中心内瘘占比与发达国家日本（87%）比较仍有差距[4]，但仍高于国内血透中心相关报道[5]。

从贫血质控指标方面，《2020年版血液净化标准操作规程》推荐Hb为110~130 g/L，本中心达标率为49.4%，Hb范围在100~109 g/L的患者28例，占比25.9%。重组人促红素注射液（recombinant human erythropoietin injection，EPO）平均使用量为8 863 IU/周，高于国内外报道[6,7]。分析不达标原因：（1）我透析中心多以口服补铁为主，静脉补铁仅占比11.1%（月），贫血的改善可能与铁储备不足相关。（2）与健康人群不同，MHD患者Hb波动性较大，且与患者不良预后密切相关，按照指南Hb检测频率为每月一次，而发达国家监测频率通常为每月两次或每周一次[8, 9]。（3）本透析中心平均年龄60.71±13.16岁，美国及日本均有报道患者年龄与低Hb存在相关性[10, 11]。因此，纠正Hb水平，不仅可使患者生存质量和生理功能得到改善，而且可降低患者住院率和死亡率，相关研究提示Hb每升高10 g/L，死亡率和住院率分别下降10%和12%[12]。多项指南不推荐故意将Hb调整到>130 g/L，这可能会增加MHD患者心脑血管死亡率和血管通路血栓的形成[13]。因此，可通过加强监测和个体化调整EPO剂量，避免MHD患者Hb过度波动。

我院血清ALB>35 g/L的患者共85人（78.7%），16人>40 g/L（14.8%）。《中国慢性肾脏病营养治疗临床实践指南》指出血清ALB水平是透析患者死亡的强预测因子，也可预测MHD患者的全因死亡率，而ALB<30 g/L的MHD患者死亡率增高[14]。我院ALB达标率满意，在不断提高血清ALB达标率的同时，增加血清ALB>40 g/L患者比例，以提高MHD患者的预后。

依据《2020年版血液净化标准操作规程》标准血磷水平在1.13～1.78 mmol/L和iPTH水平在150～300 pg/mL的达标率分别为54.6%、35.8%，血磷达标率及iPTH达标率与日本等发达国家相比仍有较大差距[15]。多项临床研究指出iPTH控制在150～300 pg/mL时MHD患者具有更低的死亡率，进一步改善预后。总体来说，血磷及iPTH的综合管理是降低CKD-MBD患者死亡率和提高生存质量的关键，也是我中心质量持续改进的目标之一。

spKT/V是MHD患者降低死亡率、改善生活质量的一项重要保证，我透析中心spKT/V≥1.2达标率89%，与欧美比较仍有差距[16]。分析11人spKT/V不达标原因：（1）5人均为大体重男性患者（平均体重101 kg），2人内瘘均存在局部狭窄；（2）现有透析器最大有效膜面积1.8 m²（低通）；（3）透析血流量和透析液流量尚有提升空间，故针对本中心可进一步增加透析血流量、申请大面积透析器或高通量透析器。

综上所述，本中心2020年度核心数据指标达标情况与国外等发达国家仍有差距，未来进一步提高透析质量，精准化分析多项数据，制定个性化MHD患者透析方案及药物、生活指导方案，提高患者生存率，延长生存期。

参考文献

[1] ROBINSON B M, ZHANG J, MORGENSTERN H, et al. Worldwide, mortality risk is high soon after initiation of hemodialysis[J]. Kidney Int, 2014, 85(1): 158-165.

[2] ZHANG L, LONG J, JIANG W, et al. Trends in Chronic Kidney Disease in China[J]. New England Journal of Medicine, 2016, 375(9): 905-906.

[3] 金其庄, 王玉柱, 叶朝阳, 等. 中国血液透析用血管通路专家共识(第2版)[J]. 中国血液净化, 2019, 18(6): 365-381.

[4] PISONI R L, ZEPEL L, FLUCK R, et al. International Differences in the Location and Use of Arteriovenous Accesses Created for Hemodialysis: Results From the Dialysis Outcomes and Practice Patterns Study (DOPPS)[J]. Am J Kidney Dis, 2018, 71(4): 469-478.

[5] 王福诩, 吴芳, 苏小芳, 等. 桂平市单中心维持性血液透析患者现状分析[J]. 临床肾脏病杂志, 2017, 17(4): 234-239.

[6] 侯国存, 李静, 吴红梅, 等. 2017年度包头市单中心血液透析质控调查报告[J]. 内蒙古医学杂志, 2019, 51(5): 536-541.

[7] FORD D, GILG J, WILLIAMS A J. UK Renal Registry 19th Annual Report: Chapter 7 Haemoglobin, Ferritin and Erythropoietin amongst UK Adult Dialysis Patients in 2015: National and Centre-specific Analyses[J]. Nephron, 2017, 137(Suppl 1): 327-332.

[8] TOIDA T, IWAKIRI T, SATO Y, et al. Relationship between Hemoglobin Levels Corrected by Interdialytic Weight Gain and Mortality in Japanese Hemodialysis Patients: Miyazaki Dialysis Cohort Study[J]. PLoS One, 2017, 12(1): e0169117.

[9] ZUO L, WANG M, HOU F, et al. Anemia Management in the China Dialysis Outcomes and Practice Patterns Study

[J]. Blood Purif, 2016, 42(1): 33-43.
[10] TSUBAKIHARA Y, NISHI S, AKIBA T, et al. 2008 Japanese Society for Dialysis Therapy: guidelines for renal anemia in chronic kidney disease[J]. Ther Apher Dial, 2010, 14(3): 240-275.
[11] KLIGER A S, FOLEY R N, GOLDFARB D S, et al. KDOQI U S commentary on the 2012 KDIGO Clinical Practice Guideline for Anemia in CKD[J]. Am J Kidney Dis, 2013, 62(5): 849-859.
[12] KARABOYAS A, MORGENSTERN H, WAECHTER S, et al. Low hemoglobin at hemodialysis initiation: an international study of anemia management and mortality in the early dialysis period[J]. Clin Kidney J, 2019, 13(3): 425-433.
[13] PALME R, SUETONIA C. Meta-analysis: erythropoiesis-stimulating agents in patients with chronic kidney disease[J]. Annals of Internal Medicine, 2010, 153(1): 23.
[14] 中国医师协会肾脏内科医师分会, 中国中西医结合学会肾脏疾病专业委员会营养治疗指南专家协作组. 中国慢性肾脏病营养治疗临床实践指南(2021版)[J]. 中华医学杂志, 2021, 101(8): 539-559.
[15] SATO Y, ERIGUCHI R, UMAKOSHI J, et al. Attainment of the Japanese Society for Dialysis Therapy guidelines for the management of secondary hyperparathyroidism in chronic hemodialysis patients in our clinic[J]. Ther Apher Dial, 2007, 11(1): 48-53.
[16] KIMATA N, KARABOYAS A, BIEBER B A, et al. Gender, low Kt/V, and mortality in Japanese hemodialysis patients: opportunities for improvement through modifiable practices[J]. Hemodial Int, 2014, 18(3): 596-606.

（智　佳　董　萍　侯国存）
（苏州科技城医院）

医院备用药品管理体系的建立与优化

【摘　要】　目的：通过药学人员参与并规范、优化病区备药管理制度，提高药学服务质量，保障备用药品的安全使用。方法：选择2016年7月~2017年6月苏州科技城医院备用药品的检查结果，通过汇总药学人员干预管理前后病区备药问题进行统计分析。结果：在药学人员参与和优化备用药品管理下，与2016年第三季度相比，2016年第四季度~2017年第二季度检查问题例数均下降（$P<0.05$），急救药品、高危和特殊药品、普通药品与环境管理效果显现（$P<0.05$）。结论：建立并优化病区备用药品管理体系，对保障药品安全、规范药品使用十分重要。

【关键词】　备用药品；药品管理体系；药学服务；药品安全

Establishment and optimization of the management system for standby drugs in the hospital

【Abstract】　Objective：Pharmacists participate in and standardize the optimization of ward drug management system to ensure the safe use of drugs. Methods：The results of the drug regulatory review performed at the Suzhou Science and Technology Town Hospital from July 2016 to June 2017 were collected. Analyze the problem of drug preparation in the ward before and after the management intervention of pharmacy personnel. Results：In the case of pharmacy personnel participating in and optimizing standardized drug management, the number of cases of examination problems from the fourth quarter of 2016 to the second quarter of 2017 decreased compared with the third quarter of 2016 ($P<0.05$). The risk was high, and the effects of special drugs, general drugs and environmental management were significant ($P<0.05$). Conclusion：It is of great significance to establish a sound pharmacy reserve drug management system to ensure drug safety and regulate drug use.

【Key words】　reserve drug；drug management system；pharmacy service；drug safety

　　备用药品（Standby drugs）是病区根据科室特点和患者实际需求，常规储存供临床抢救和夜间病人使用的必备药品。因此，备用药品管理完善与否将直接影响药品的质量和患者的生命安全[1]。依据《三级医院等级评审标准实施细则（2017版）》要求，药学部按期参与备用药品的督查对规范病区备用药品的管理至关重要[2]。很多医院针对备用药品管理问题开展了诸多有效的工作[3-7]，但对管理效果评价[8-10]与管理体系的报道较少。根据相关规定，苏州科技城医院对急救等备用药品进行严格管理，建立了备用药品管理体系，每月由医务、保卫、护理、药学等部门联合现场检查及反馈，对备用药品进行持续质量改进。该体系的建立经过了一年的实践，使备用药品的质量管理得到很大改善，药品管理水平得以提高。报告如下：

一、资料与方法

（一）资料

2016年7月~2017年6月备用药品现场检查情况。

（二）方法

规范科室备用药品管理，建立备用药品管理体系，定期开展检查，对存在的问题进行分析并反馈。特殊药品管理小组负责每月的备用药品检查，检查时现场填写检查情况并签字。

（三）统计学分析

应用 SPSS 20.0 软件，计量资料采用单因素方差分析与卡方拟合优度检验，两两比较采用 SNK 法。$P<0.05$ 为差异有统计学意义。

二、结果

（一）备用药品的检查问题情况趋势分析

随着科室的不断开放使用，每月备药检查的科室数也在变化，故采用修正后的备用药品检查问题例数（即检查问题例数$\times 10^{-2}$/科室数）作为统计标准。图1显示，科室备用药品管理体系建立后，检查出的问题在不断减少并趋于稳定。

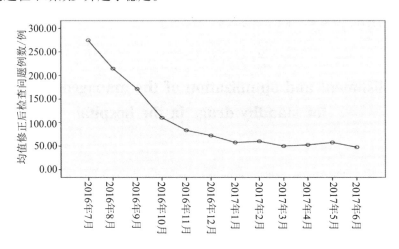

图1　备用药品检查问题趋势

（二）各季度备用药品的检查问题例数比较

表1显示：2016年第四季度、2017年第一二季度备用药品检查问题例数逐步减少，与2016年第三季度比较差异均有统计学意义（$P<0.05$）。

表1　各季度备用药品检查问题例数比较

时间	检查科室数	问题例数$\times 10^{-2}$/科室数	F值	P值
2016年第三季度	28	220.24±52.04	23.87	0.000 1
2016年第四季度	30/36/36	88.52±19.42*		
2017年第一季度	40	55.83±5.20*		
2017年第二季度	40	52.50±5.00*		

注：与2016年第三季度比较，*为$P<0.05$

（三）各季度备用药品管理情况比较

将各季度备用药品管理问题分为急救药品管理、高危和特殊药品管理、普通药品与环境管理3项，图2显示：急救药品和高危、特殊药品的管理问题得到控制，普通药品与环境管理得到改善。与2016年第三季度比较，差异均有统计学意义（$P<0.05$）。

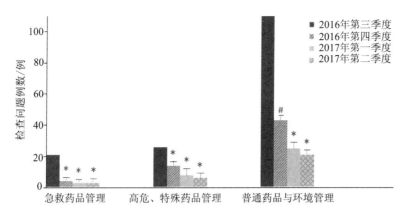

图2　备用药品检查问题

注：与2016年第三季度比较，*为 $P<0.01$，#为 $P<0.05$

（四）检查中发现的问题汇总统计

由表2可知：抢救车药品与标配不一致，特殊药品未按规定管理的问题得到有效解决，其他问题也得到了一定程度的改善。药品未按效期摆放、近效期无标识以及标签模糊、药品变色、碎片等质量问题将是下一步检查要关注的重点。

表2　各季度检查中发现的问题汇总统计［例数（占比/%）］

	问题	2016年第三季度	2016年第四季度	2017年第一季度	2017年第二季度
药品统一管理	药品数量与基数不符	21（11.35）	13（13.00）	6（8.96）	2（3.17）
	药品未按效期摆放	1（0.54）	10（10.00）	16（23.88）	18（28.57）
	近效期无标识	4（2.16）	14（14.00）	7（10.45）	7（11.11）
	标签模糊，药品变色、碎片等质量问题	2（1.08）	2（2.00）	2（2.99）	6（9.52）
急救药品管理	抢救车药品与标配不一致	8（4.32）	0	0	0
	抢救车清点（封存情况）、使用补充记录	13（7.03）	4（4.00）	3（4.48）	3（4.76）
高危、特殊药品管理	警示、特殊药品无标识与贮存方法不当	22（11.89）	13（13.00）	8（11.94）	6（9.52）
	特殊药品未按规定管理	4（2.16）	1（1.00）	0	0
普通药品与环境管理	遮光、拆零、节余药品问题	22（11.89）	16（16.00）	8（11.94）	4（6.35）
	温湿度记录与处理措施	55（29.73）	15（15.00）	8（11.94）	8（12.70）
	药品未定位或标签不完善	5（2.70）	7（7.00）	2（2.99）	4（6.35）
	药品混放	28（15.14）	5（5.00）	7（10.45）	5（7.94）

三、讨论

备药管理小组由分管副院长任组长，由医疗管理、药学、护理、保卫等部门参与。药品管理领导小组根据临床需求及《中华人民共和国药品管理法》[11]等有关规定，建立备用药品管理制度、制定备用药品质量检查标准。质量检查标准要求药品基数正确、质量合格、效期管理（药品按效期摆放，对效期在6个月内的药品进行标识）；急救药品固定在抢救车上，编号排列，定位存放，有使用与补充登记及每日检查记录；高警示、特殊药品贮存方法得当且有相应统一标识；药品分类存放、位置固定，标记醒目、标签清晰，根据药品标示的贮藏条件要求存放。通过构建特殊药品管理领导小组，细化管理制度，制定质量检查标准、设计检查表和检查报告等方法完善备药管理体系。各部门协同合作[12]，保障了病区备药的安全合理使用。

根据药品质量检查要求设计明细表与检查表。备药明细表与检查表分为标配与非标配药品，分列于左右两栏。标配药品为抢救药品，非标配药品分为普通药品、高危药品、精麻药品三类。备药明细表中注明药品名称、规格、数量及贮存条件。备药检查表中注明药品名称、规格、数量、检查结果（分列质量合格、效期管理与基数正确三项）。检查表中设有"备注栏"，主要用于登记检查中的具体问题及注意事项。检查报告详细记录检查时间、人员、科室存在的共性问题及个性问题等，并附上图片资料。病区备用药品指定专人管理。药学部门每月对各科室备用药品的管理与使用情况进行检查；对药品质量抽查结果及科室备用药品管理检查情况进行分析、总结，落实整改措施。在药学人员参与下，为备药管理工作提供了药学专业支持和监督[13,14]，优化备药管理体系，使备药不规范的问题和各类药品管理细化问题均呈现下降趋势。

药品智能管理备药增加与取消流程采用基于OA（办公自动化系统）的数字化管理模式，主要实现两项功能：备用药品变更申请，基数药品变更信息查询。由护士长在OA中输入申请信息，待科主任、护理部、医务处、药学部给予意见及药房确认后完成变更申请。申请信息存于OA，药学部人员可随时查看所有备药变更信息及备药变更办理状态。通过OA药品管理领导小组不断评估科室备用药品需求的合理性，适时调整备用药品的种类和数量，降低了医院的药品损耗成本。医院应继续重视备用药品的数字化管理，实现办公自动化系统（OA）、医院信息系统（HIS）和手持设备（PDA）之间的数据传输，从而加强药品动态监控与管理，加快智慧医院建立。

参考文献

[1] 叶骏,吴轶,许剑安,等.浅谈备用药品数字化管理[J].上海医药,2016,37(7):1006-1533.

[2] 徐晓娣,董一曼,袁颐捷,等.医院病区备用药品检查表的设计与应用[J].实用药物与临床,2016,19(6):790-792.

[3] 陈辰,冉婧.有效期管理在医院临床科室备用药品中应用效果[J].现代医药卫生,2016,32(16):2610-2612.

[4] 靳春艳.医院临床科室备用药品有效期管理措施[J].医药理论与实践,2016,29(9):1257-1258.

[5] 沈冬梅,杨文华.应用PDCA循环促进病区备用药品管理[J].江西医药,2015,50(7):703-705.

[6] 眭文洁,王海芳,郑晓娴,等.法约尔跳板原则在急救药品安全管理中的作用[J].中国医院药学杂志,2015,35(18):1700-1703.

[7] 兰鸿,陈鸿梅.基于等级医院评审标准规范管理科室备用药品的实践[J].中国医药导报,2017,14(16):150-153.

[8] 何莉梅,张海霞,杨智,等.临床药师参与病房药品督查管理分析与质量改进[J].儿科药学杂志,2016,22(9):43-45.

[9] 余志刚,王景.三级综合医院评审中病区药品管理质量持续改进实践分析[J].中国药业,2016,25(4):99-101.

[10] 张茂.病区备用药品管理干预后的成效分析[J].中国药业,2015,24(14):99-101.

[11] 全国人民代表大会常务委员会.中华人民共和国药品管理法:2015年修正[EB/OL].[2022-01-29].http://www.law-lib.com/.

[12] 张红梅,孙红,吴欣娟,等.跨团队协作管理病区基数药品的实践与效果[J].中华护理杂志,2014,11(49):1363-1366.

[13] 工燕,贺冰,范晓阳,等.门诊诊室及医技科室的抢救车药品管理中存在的问题及管理干预[J].北方药学,2014,11(8):105-106.

[14] 翟晓晴,潘奎静,王玮榛,等.药房参与急救车药品管理的实践[J].中华护理杂志,2014,49(3):379-380.

（郭　瑶　张冠英　张姗姗　徐秀秀　著，程　萍　审）

（苏州科技城医院）

门急诊处方点评模式的探索与效果分析

【摘　要】 目的：通过处方点评，了解苏州科技城医院门急诊的用药情况，促进临床合理用药。方法：成立处方点评管理组织，每月抽取门急诊处方由临床医师与药师共同参与处方点评，当面沟通，不确定问题交给管理小组讨论并确定最终结果。结果：统计2017年1月~2017年7月处方点评数据，共抽取门急诊处方数32 572张，通过该模式的点评，门急诊处方的合格率由1月的89.97%，至7月份已上升为98.24%，合格率显著升高。结论：成立处方管理组织，临床医生参与共同点评处方的点评模式具有可行性和可操作性，效果显著。

【关键词】　处方点评；点评模式；处方质量；合理用药

Exploration and effect analysis of prescription review mode in outpatient and emergency department

【Abstract】　Objective：Through the prescription review, we can understand the medication situation of Suzhou science and Technology Town Hospital, and promote rational drug use in clinic. Methods：Set up prescription review management organization, draw monthly emergency prescription by clinicians and pharmacists to participate in prescription review, face-to-face communication, uncertain issues to the management group to discuss and determine the final results. Results：According to the data of prescription review from January 2017 to July 2017, a total of 32 572 emergency prescriptions were extracted. According to the review of the model, the pass rate of emergency prescriptions has risen from 89.97% in January to 98.24% in July, and the pass rate has increased significantly. Conclusions：the establishment of prescription management organization, clinicians participating in the joint review of prescription comment mode is feasible and operable, and the effect is remarkable.

【Key words】　prescription review；comment mode；prescription quality；rational drug use

　　处方是指由注册医师在诊疗过程中为患者开具的，由取得药学专业技术职务任职资格的药学专业技术人员（以下简称"药师"）审核、调配、核对，并作为患者用药凭证的医疗文书，是药师践行药学服务的重要文件，具有法律、技术等多方面意义[1]。《处方管理办法》中第五章第三十五、三十六条明确规定，药师在调配处方前，应对处方用药适宜性进行审核，并将审核后认为存在用药不适宜的情况告知给处方医师，请其确认或重新开具处方。因此，处方质量持续改进为医院一项重要的工作，关键的组成部分即为处方点评，通过处方点评，发现处方中不合理之处，为处方质量的持续改进提供依据[2]。苏州科技城医院开业之初即由药师进行处方点评，但效果不理想，用药合理率和处方合格率偏低，为探索出一种符合医院院实际情况的处方点评模式，我们成立了由医生和药师共同参与的处方点评工作小组，每月按要求对本院处方进行点评，处方合格率显著升高，报道如下。

一、资料与方法

（一）一般资料

　　采用回顾性分析方法，抽取苏州科技城医院2017年1月至2017年7月的门急诊处方，每月随机抽取1周各科室的处方，共计32 572张（不含精神药品、麻醉药品等特殊药品）。

（二）方法

1. 设立机构

设立以分管院长为组长、医务部门负责人、药学部主任、临床科主任等组成的处方管理小组，成立由药师、临床医师组成的处方点评小组。

2. 处方点评小组人员配比方法

药学人员固定，临床医师由医务部门按照主治及以上标准随机抽取。每次点评将药学人员和临床医师以1∶1的比例搭配，每组2人。

3. 处方点评方法

点评小组成员每月点评处方，以卫生部颁布的《医院处方点评管理规范（试行）》为审核标准，参考《临床用药须知》、《新编药物学》（第17版）、《抗菌药物临床应用指导原则》（2015年版）及药品说明书等相关资料，按照处方点评标准，对随机抽取的处方进行逐一点评。不合格处方主要分为不规范的处方（主要是指内容缺项，中药、西药未分别开方，临床诊断未明确录入等）和不适宜处方（主要是遴选的药物、剂型、用法用量或给药途径不适宜，或不首选国家基本药物的处方）[3]。

（三）干预措施

药学部每月将点评结果向相关医师进行一对一的沟通，药师通过邮件将不合格处方点评文件发送给医师。若医师对点评结果存在疑义，可提出复议，并拿出相应依据，经管理小组再次讨论，如仍维持原判定结果就将点评结果汇总后交由医务部门审核公示，为进一步规范医师的处方行为和临床合理用药提供参考[4]。

二、结果

（一）处方合格率统计

抽取的32 572张处方中不合格处方有1 634张，占5.02%，合格处方有30 938张，处方平均合格率为94.98%。处方的合格率整体呈上升趋势，详见表1。不合格处方分布详见表2。

表1　处方合格率统计

项目	时间							合计
	1月	2月	3月	4月	5月	6月	7月	
处方总数（张）	4 198	4 297	4 222	4 416	4 610	4 948	5 881	32 572
不合格处方数（张）	421	318	363	125	170	134	103	1 634
处方合格率（%）	89.97	92.60	91.40	97.17	96.31	97.29	98.24	94.98

表2　不合格处方分布

	类型	例数	占不合格处方比例/%	占处方总数比例/%
不规范处方	未写临床诊断或临床诊断书写不全	657	40.21	2.02
	处方修改未签名并注明修改日期	122	7.47	0.37
	医师签名、签章不规范	60	3.67	0.18
	无特殊情况下，门诊处方超过7日用量，急诊处方超过3日用量	79	4.83	0.24

续表

类型		例数	占不合格处方比例/%	占处方总数比例/%
不适宜处方	用法用量不适宜	191	11.68	0.59
	适应证不适宜	177	10.83	0.54
	遴选药品不适宜	68	4.16	0.21
	药品剂型或给药途径不适宜	55	3.37	0.17
	联合用药不适宜	17	1.04	0.05
	重复用药	11	0.67	0.03
	其他用药不适宜	6	0.37	0.02
	合计	1 634	100	5.02

（二）不规范处方分析

门急诊不合格处方中不规范处方占比56.18%，其中未写临床诊断或临床诊断书写不全问题位居第一，其中诊断不全占较大部分，如处方诊断为细菌性感染，开具的药物为：小檗碱片+金振口服液+肺力咳合剂+喷昔洛韦乳膏。依据《处方管理办法》，诊断是医师制定治疗方案的依据，若诊断缺失或诊断不清晰，难以判定临床用药的合理性[5]，建议医师按规定清晰完整书写所有临床诊断，一方面利于药师正确审方和调配药品，另一方面便于患者了解自己的疾病，减少医疗纠纷。

（三）不适宜处方分析

1. 用法用量不适宜

占所有不合格处方的11.68%，而在不适宜处方中占比26.68%，以急诊科β-内酰胺抗生素的不合理使用最突出，如头孢西丁2 g qd，头孢硫脒1.5 g qd。出现该类问题的可能原因包括：（1）患者依从性差，夜间急诊时医师开具当次用药，嘱其白天继续治疗后患者未再执行医嘱，如上述头孢西丁属时间依赖性抗菌药物，血浆消除半衰期短，体内抗菌疗效与血药浓度达到最低抑菌浓度后保持的时间有关[6]，医嘱每日一次用药不仅达不到有效的抗菌作用，还易引起耐药性；（2）临床医师不熟悉抗菌药物的药代药动学特点，将处方1日用量一次性给予，如上述头孢硫脒，延长用药间隔，单次剂量偏大，疗效并不增加，药物不良反应的风险增大[7]。

2. 适应证不适宜处方

如临床诊断为急性上呼吸道感染，开具了盐酸小檗碱片+蒙脱石散+硝酸甘油片。经与医师沟通后发现可能是在系统录入诊断时选择错误，建议医师熟悉我院HIS系统，重视临床诊断书写，合理开具药品，确保所用药品与临床诊断相符。

3. 遴选药品不适宜

如患儿5岁，过敏性皮肤瘙痒，医师开具枸地氯雷他定片。依据药品说明书，该药12岁以下儿童疗效和安全性尚未确定，我院有盐酸西替利嗪滴剂可用于2岁以上儿童，因此建议医师重新选药。

三、讨论

据统计，我国临床不合格用药处方占其总量的17%~37%[8]，且全球约有1/3的患者因不合理用药死亡[9]。因此，开展处方点评可了解临床合理用药情况，促进用药规范性，对不合理用药原因进行分析，及时发现及时干预，可防范潜在的用药错误，提高医疗品质[10]。我们通过与临床医师联合开展处方点评，使处方质量有了明显的提高，处方合格率由年初的89.97%上升至98.24%。按照现行法律法规，医师拥有绝对的处方权，处方点评工作推进的最大难点就是医师的认可和配合[11]。实施新模式后，由药师和医师共同参与，当面沟通讨论，尤其是专科用药、超说明书用药等，药师及时更新知识，跟进临床步伐，同时，医师对超说明书用药及时落实备案制度，单张处方用药超量、联合用药不适宜问题等也通过这种形式加以改进。通过相互学习，处方点评质量和临床医师的配合度均显著提高。但是仍然存在超说明书用药、联合用药不适宜等问题。针对我院电子处方中的不合理问题，我们将从以下几方面进行改进[12-14]：（1）医院加强医师和药师专业知识培训，定期组织业务学习，提高自身业务能力；（2）调剂药师在日常工作中发现问题及时与医师联系沟通，临床药师跟进分析处方点评结果，定期到相关科室进行沟通，获取临床医师的信任和支持，提高临床接受度；（3）更新信息系统，进行处方前置审核工作，保证处方用药的准确性和合理性；（4）医院质控部门对不合格处方干预力度加强，必要时与科主任绩效挂钩，促进临床合理用药。

处方点评是合理用药的有效手段，通过医师和药师相互配合，方可提高医院合理用药的水平。

参考文献

[1] 中华人民共和国卫生部. 处方管理办法,中华人民共和国卫生部令[2007]53号,中华人民共和国中央人民政府网[EB/OL].[2007-03-13].www.gov.cn.

[2] 廖庆典,彭姗姗. 处方点评对持续改进处方质量的影响[J]. 北方药学, 2016, 13(11): 164-165.

[3] 卫生部关于印发《医院处方点评管理规范(试行)》的通知,卫医管发[2010]28号.中华人民共和国中央人民政府网[EB/OL].[2010-03-04].www.gov.cn.

[4] 翟瑞玲,刘艳芝,黄维刚. 医师参与的抗菌药物专项处方点评模式的建立与效果分析[J]. 中国医院用药评价与分析, 2015(7): 965-968

[5] 刘晓玲,曹松山,陈海燕. 53905张门急诊处方点评及不合格处方分析[J]. 中国合理用药探索, 2017, 14(2): 49-52.

[6] 任正,郭苗,张吉,等. 1560例住院患者抗菌药物应用情况分析[J]. 江苏医药, 2016, 42(15): 1718-1720.

[7] 王冬,于旭红,贡联兵. β-内酰胺类抗菌药物及其临床应用评价[J]. 中国医院用药评价与分析, 2014(8): 691-695.

[8] 田丽娟,于培明. 我国不合理用药原因分析及对策探讨[J]. 中国药房, 2005, 16(16): 1204-1206

[9] 王青,王育琴,李少丽,等. 合理用药国际指标多中心干预研究[J]. 中国药学杂志, 2002, 37(3): 233-235.

[10] 段露清,张晴晴,余芸,等. 上海市51家医院处方点评工作现况调查分析[J]. 中国药房, 2017, 28(33): 4621-4625.

[11] 陈晨,师少军,吴永帅,等. 基于绩效考核的处方点评模式与效果[J]. 中国药师, 2016, 19(12): 2280-2283.

[12] 夏蕾芳. 2016年1~6月门急诊处方与合理用药分析[J]. 临床合理用药杂志, 2017, 10(7): 109-110.

[13] 张东肃,赵曼曼,杨梅,等. 基于人工智能的门诊处方前置干预工作实践[J]. 临床药物治疗杂志, 2017, 15(12): 45-48.

[14] 曹晓璇,朴光春,金红花. 临床药师处方点评可以促进医院合理用药[J]. 中国医药指南, 2017, 15(16): 287-288.

（孙晓鸣　何素梅　程　萍　王　诚　著）

（苏州科技城医院）

2 807 例门诊退药情况分析及探讨

【摘 要】目的：统计门诊药房退药原因，分析拟定干预措施，减少退药频次，提高患者的用药依从性。方法：回顾性分析2014年南京医科大学附属苏州医院苏州市立医院门诊药房退药单，对退药原因按类别统计。结果：2014年我院门诊共计退药2 807例，其中患者拒绝用药、患者家中自备药物、住院治疗、多开药品、医生电脑操作失误等为退药的主要原因。结论：医院和科室应完善相关制度，减少退药事件发生。

2011年《医疗机构药事管理规定》第四章二十八条规定：为保障患者用药安全，除药品质量外药品一经发出不得退换[1]。据此我院也规定了《患者退药制度》。但退药情况依然严重。涉及药品的剂型有注射剂、片剂、滴眼剂、喷雾剂及生化药品、栓剂、外用软膏等。涉及科室有儿科、内科、外科、妇科、生殖中心、皮肤科等。本文对南京医科大学附属苏州医院苏州市立医院2014年门诊药房退药情况进行汇总分析，报告如下：

一、资料与方法

（一）资料

2014年1月~2014年12月我院门诊药房退药申请表2 807份。

（二）方法

采用回顾性分析，统计2014年门诊药房退药单（因我院药物不良反应产生的退药有专设统计通道，故已除去），对退药原因按类别统计。

二、结果

（一）我院2014门诊共计退药2 807例，如表1所示，患者拒绝用药位居第一，家中自备位居第二，因住院治疗而退药位居第三。患者拒绝用药、患者家中自备药物、住院治疗、多开药品、医生电脑操作失误为退药的主要原因。

（二）各科室退药单情况见表2。

（三）所退药物类别分析见表3。

表1 2014年门诊退药原因分析

退药原因	退药单张数（占比/%）	退药原因	退药单张数（占比/%）	退药原因	退药单张数（占比/%）
患者拒用	1 055 (37.60)	换药治疗	206 (7.30)	无条件储存	27 (1.00)
家中自备	414 (14.80)	误配	121 (4.30)	其他	25 (0.90)
住院治疗	296 (10.60)	停用	79 (2.80)	死亡	1 (0.04)
多开药品	237 (8.46)	转院治疗	69 (2.50)		
医生电脑操作失误	226 (8.10)	小儿输液困难	51 (1.80)		

表2 门诊各科室退药情况统计

退药科室	退药次数（占比/%）	退药科室	退药次数（占比/%）	退药科室	退药次数（占比/%）
呼吸内科	444 (15.8)	泌尿外科	28 (1.0)	儿科	1 134 (40.4)
消化内科	281 (10.0)	普外科	20 (0.7)	妇产科	375 (13.4)
心内科	169 (6.0)	乳腺外科	20 (0.7)	皮肤科	34 (1.2)

续表

退药科室	退药次数（占比/%）	退药科室	退药次数（占比/%）	退药科室	退药次数（占比/%）
肾内科	132（4.7）	骨科	19（0.6）	五官科	8（0.3）
神经内科	81（2.9）	心胸外科	6（0.2）	口腔科	1（0.1）
血液科	34（1.2）	生殖中心	22（0.8）		

表3　门诊所退药物类别分析

药物类别	退药品种数（占比/%）	退药科室	退药品种数（占比/%）	药物类别	退药品种（占比/%）
抗感染药	2 100（33.9）	血液及造血系统	82（1.3）	皮肤科	124（2.0）
水、电解质及营养品	1 662（26.8）	妇产科	98（3.2）	神经系统	484（7.8）
消化系统	444（7.1）	心血管系统	136（2.2）	内分泌系统	276（4.4）
中药	174（2.8）	维生素	40（0.6）	口腔科	42（0.6）
耳鼻喉科	172（2.7）	呼吸系统	224（3.6）	其他	34（0.5）

三、讨论

（一）患者拒用共1 055例，占37.58%，是退药的主要原因。引起拒绝使用的原因有多方面：① 主观原因为开具大处方或者涉及比较昂贵的自费药导致患者经济上不能承受而拒绝使用。② 医嘱疗程过长致患者不能接受，要求缩短疗程，造成退药。③ 患者对药物说明书一知半解断章取义，忽略药品的正常治疗作用，放大不良反应而要求退药[2]。④ 无储存条件，冷链药物的快速发展，许多药物对储存温度有严格要求。医师在开具冷链药物时应向患者告知，以免无储存条件造成退药或造成经济损失[3]。药事管理法规定：门诊开具处方为7 d量，急诊为3 d量，可以通过计算机软件设置，拦截大处方。以及通过医院对职工的职业道德培训或通过药学部的处方点评公示，对一些不规范的处方提出告知，从源头上减少退药的发生。对需要治疗但依从性差的患者，通过药物咨询，对其进行药学知识的普及与解释，分析在用药过程中的利与弊，增加病人的用药依从性，减少退药发生，保证医疗质量，使药品在治病过程中发挥其应有的作用。

（二）许多常见病患者家中具有备药，医师开具处方时应与患者进行沟通，由于目前门诊患者较多，医师开具处方时没有充分的时间与患者交流，导致退药事件的发生。药剂师在处理退药时，应嘱咐患者就诊时主动告知医师自备药情况，以免造成不必要的退药发生。

（三）病患需要换药或住院治疗，或者更换就诊医生因习惯用药不同，以及病人的主观依从性[4]，患者需要退药。药剂师应在医师和患者之间做好协调，对于需住院的患者，可主动与临床医师沟通，了解是否需要改变治疗方案，判定患者是否需要退药。通过各种药学知识的传播提高患者的用药依从性，减少退药发生。

（四）由于药名相似，一品多规，导致医师开具处方时电脑误操作或者有些高龄医师不熟悉电脑操作造成差错，造成退药。浪费患者就诊时间，增加患者不良情绪[5]。药学部应根据临床需要酌情限定药品规格，医院应对医师进行职业培训。

（五）抗菌药物耐药是全球问题，全世界因感染而死亡的病例中85%以上是由耐药菌株引起。应落实对抗菌药物的分级使用和审批，重视个体化治疗，加强药品不良反应监测工作，降低退药率。

（六）药品安全事关医疗和生命安全，调配处方的药师必须做到"四查十对"，发药时做到首问负责制，主动询问患者病情及过敏史，对药品的服用方法、可能出现的不良反应、禁忌、特殊保存条件交代清楚，同时建立不合格处方登记制度，并与医务科定期交流反馈，充分发挥药师职责与作用。

（七）重视退药管理、采取适当经济处罚措施。建议医院和科室完善相关制度，加强退药危害宣传与退药制度管理，把退药频率作为考核科室及医师的职称之一。遏制退药随意性，通过药师与医师的沟通与协调，对不合理用药提出纠正、修改建议，有利于提高医院的社会与经济效益。

参考文献

[1] 中华人民共和国卫生部，国家中医药管理局总后勤部卫生部医疗机构药事管理规定［S］.卫医政发［2011］11号.北京，2011.
[2] 周来基.姜堰市人民医院门诊药房退药分析［J］.世界临床药物，2012，33(1)：37-39.
[3] 崔晓荣，石春生，宫淑艳.我院门诊药房退药原因分析与建议［J］.中国药房，2011，22(25)：2393-2395.
[4] 谢小菊，刘广军.163例门诊患者退药情况分析［J］.中国药物滥用防止杂志，2010，13(3)：179-180.
[5] 田志成，袁芳.2012年门急诊药房退药原因分析及思考［J］.中医药管理杂志，2013，21(8)：851-853.

（金　歆　陈久艳　沈云士　著）
（南京医科大学附属苏州医院 苏州市立医院）

· 病例研究 ·

一例腹腔镜下卵巢囊肿剥除术后患者使用小剂量垂体后叶素导致低钠血症案例的分析

【摘 要】 一例腹腔镜下卵巢囊肿剥除术后患者，术后第 2 天出现低钠血症（120.4 mmol/L），伴头晕、恶心、呕吐症状，临床药师分析考虑为垂体后叶素（累积用量约 25 U）引起的不良反应，根据国家药品不良反应监测中心《药品不良反应报告和监测工作手册》指导原则及 WHO 监测合作中心不良反应因果关系评估标准，分析相关性为很可能，根据美国卫生及公共服务部常见不良反应评价标准（CTCAE 5.0），不良反应严重程度为重度（CTCAE 3 级）。妇科腹腔镜术后使用小剂量垂体后叶素引起低钠血症的严重不良反应临床少见，需要引起临床医师注意。低钠血症的发生率和严重程度与垂体后叶素累积剂量呈正相关，建议临床使用垂体后叶素时尽可能减少用药剂量和持续时间，并在用药过程中严密监测患者电解质情况及尿量等的动态变化。

【关键词】 腹腔镜下卵巢囊肿剥除术；垂体后叶素；低钠血症；临床药师

Analysis of a case of hyponatremia induced by low dose pituitrin after laparoscopic ovarian cyst removal

【Abstract】 A patient with hyponatremia accompanied with dizziness, nausea and vomiting 2 days after laparoscopic removal of ovarian cyst was analyzed and considered by clinical pharmacists as an adverse reaction caused by small dose of pituitrin after surgery, which was rare in clinic and should be paid attention. According to the "National center for adverse drug reaction monitoring's measures on reporting and monitoring of adverse drug reactions" and evaluation criteria of WHO, the results of causality assessment showed that hyponatremia was associated with pituitrin very probably. Severity of the adverse drug reaction was severe (CTCAE 3), which was evaluated using criteria CTCAE 5.0 of United States Department of Health and Human Services. The incidence and severity of hyponatremia are positively correlated with the cumulative dose of pituitrin. It is recommended that the clinical use of pituitrin should reduce the dose and duration as much as possible. The dynamic changes of electrolyte status and urine volume should be closely monitored in the course of medication of pituitrin.

【Key words】 laparoscopic removal of ovarian cyst; pituitrin; hyponatremia; clinical pharmacist

垂体后叶素是由猪、牛、羊等动物的脑垂体后叶经脱水、干燥、研细制成，含有催产素（即缩宫素）和抗利尿激素（即血管加压素）两种成分。国外使用垂体后叶素相关文献较少，而且多是二十世纪八九十年代前的[1,2]，目前国外垂体后叶素已不再应用[3]，但国内仍常用于内科治疗消化道出血和肺咯血，也广泛应用于各类妇科手术防治急性出血。垂体后叶素说明书中未明确标示不良反应，文献报道垂体后叶素常见的不良反应有恶心、呕吐、腹痛等消化道症状和头痛、烦躁不安、意识模糊等神经系统症状，此外还有心绞痛、心悸、肾功能损害、电解质紊乱等[4]。近年来有研究报道，咯血患者大剂量长时间应用垂体后叶素易出现低钠血症，用量可达 3~6 U/h，用时 2~9 d，总用量累积可达 76~800 U[5]，但目前在妇科术后小剂量使用垂体后叶素过程中发生重度低钠血症的病例尚属少见。本文对一例腹腔镜下卵巢囊肿剥除术后患者出现的重度低钠血症及其与垂体后叶素的相关性和注意事项进行了分析，以期为临床安全合理用药提供参考。

一、病史摘要

患者，女，24岁，身高169 cm，体重64 kg，因"B超发现附件囊肿4月余"入院。患者既往月经基本规则，5/28天，量中，轻痛经，末次月经2019-6-25。查体示轻度宫颈炎，右附件区可及大小约5 cm囊性包块，无压痛。家族史无特殊。无慢性病、手术及药物过敏史。就诊当日辅助检查结果：癌抗原12 537.6 U/mL；HPV E6/E7 mRNA阳性。阴道超声示：子宫45 mm×44 mm×41 mm，子宫内膜厚4 mm，右附件区见50 mm×45 mm无回声区，内见分隔，其内充满低回声细小光点，彩色多普勒超声示内未探及明显血流信号，提示右附件区囊性包块。入院诊断：右附件囊肿。

二、治疗经过

患者入院完善术前检查，血常规、白带常规、肝肾功能、凝血功能及电解质等均正常，钠139.3 mmol/L，入院第2 d全麻下行经脐单孔腹腔镜下右卵巢囊肿剥除术+盆腔粘连松解术，手术时间2 h，手术顺利，术中出血约300 mL。术后予垂体后叶素6 U加入0.9%氯化钠500 mL，63 mL/h缓慢静滴，维持8 h，同时卡洛磺钠止血，泮托拉唑护胃，羟乙基淀粉氯化钠、葡萄糖氯化钠补液等治疗，总补液量2 700 mL，患者血压波动在97/53～110/68 mmHg，心率50～65次/分。术后第1 d患者诉轻度腹胀，无阴道流血，肠道功能恢复，术后10 h尿量1 700 mL，血压、心率等生命体征平稳，复查两次血常规示红细胞（RBC）（3.18～3.64）×10^{12}/L，血红蛋白（Hb）91～102 g/L，红细胞比容（HCT）0.271～0.315，D-二聚体（DD）3.06 mg/L，其余无特殊。予半流质饮食，继续垂体后叶素12 U止血治疗，停用泮托拉唑及部分补液，其余治疗同前，总补液量2 500 mL。术后第2 d患者一般情况可，无明显阴道出血，复查血常规：RBC 3.34×10^{12}/L，Hb 94 g/L，HCT 0.283，D-二聚体1.73 mg/L，其余无明显异常。予软食，停用羟乙基淀粉氯化钠等补液治疗，继续垂体后叶素6 U（溶媒为0.9%氯化钠500 mL）静脉泵入止血治疗。患者主诉垂体后叶素给药结束后头晕不适，予更换溶媒为5%葡萄糖500 mL，继续垂体后叶素6 U维持治疗。在维持给药1.5 h时患者主诉头晕、恶心、呕吐，呕吐物为胃内容物，量约20 mL，当时血压106/72 mmHg，心率72次/分，脉氧99%，立即停用垂体后叶素，双腔鼻导管3 L/min吸氧，神经内科会诊不考虑神经系统病变，建议止吐对症治疗。急查RBC 3.65×10^{12}/L，Hb 103 g/L，HCT 0.300，钠120.4 mmol/L，末梢血糖9.1 mmol/L，内分泌科会诊建议限制补液量，补钠支持治疗，复查电解质，观察生命体征，记24 h尿量。临床立即停用其他补液，予10%氯化钠注射液3 g加入500 mL 0.9%氯化钠中，150 mL/h缓慢静滴3～4 h补钠治疗，维持0.5 h时患者仍主诉恶心呕吐，予甲氧氯普胺10 mg肌注止吐治疗，1.5 h后患者恶心呕吐症状缓解，急诊电解质示钠131.0 mmol/L，肾功能结果无殊，继续静脉泵入10%氯化钠6 g后复查电解质：钠135.4 mmol/L。补钠治疗期间患者生命体征平稳，17 h尿量4 150 mL。期间医师与临床药师沟通，临床药师参考国内外文献资料，认为该患者低钠血症很可能为垂体后叶素引起的不良反应，建议停用垂体后叶素，积极纠正低钠并避免血清钠升高过快，治疗过程中加强监护，同时上报药品不良反应。术后第4 d电解质：钠138.0 mmol/L，患者术后恢复良好，无特殊不适，予出院，出院诊断：右卵巢巧克力囊肿，盆腔子宫内膜异位症Ⅲ期，轻度贫血。

三、讨论

(一) 垂体后叶素与患者低钠血症发生的相关性分析

正常人血清钠浓度为 135～145 mmol/L，血清钠低于 135 mmol/L 时，称为低钠血症。当血钠>130 mmol/L 时，临床症状一般不明显。血钠在 125～130 mmol/L 时，表现为胃肠道症状，如恶心、呕吐等。当血钠下降至 125 mmol/L 以下时，为重度低钠血症，易并发脑水肿，多表现为神经系统症状，如头痛、嗜睡、昏迷、癫痫等[6]。低钠血症根据病因分为低容量性、等容量性和高容量性低钠血症，一般应用利尿剂和脱水剂、急性肾损伤、腹泻、大量出汗、大面积烧伤、颅脑外伤等可导致体内钠总量和总水量均减少，钠丢失量大于水丢失量的为低容量性低钠血症；而抗利尿激素分泌增加、大量补充水和低钠溶液、甲状腺功能减退、肾上腺皮质功能低下可导致体液容量正常或轻度增高，为体内容量正常或接近正常的等容量性低钠血症；高容量性低钠血症一般由肾病综合征、充血性心力衰竭等水肿性疾病、肾功能衰竭、抗利尿激素分泌失调综合征引起，体内钠总量和体液总量均增加，但体液总量增加更明显，出现低钠血症伴血容量增加[6]。因此，低钠血症的治疗除合理补充钠离子外，病因治疗也十分重要。

本例患者术后血压、心率正常，无低或高血容量相关表现，饮食恢复，血常规示轻度贫血，神经内科会诊排除中枢神经系统原因，末梢血糖 9.1 mmol/L，排除低血糖，在静脉泵入垂体后叶素过程中患者出现头晕、恶心、呕吐症状，急诊电解质示钠 120.4 mmol/L，符合重度低钠血症诊断。此外，该患者为年轻女性，既往体健，无肾衰、心衰等基础疾病，无腹泻、使用利尿剂等情况，根据低钠血症病因，可基本排除低容量性和高容量性低钠血症可能，结合患者无甲状腺、肾上腺相关疾病及大量补充水和低钠溶液等情况，考虑该患者为等容量性低钠血症，临床药师经分析认为可能为所用药物引起。

检索药品说明书及国内外文献，该患者所用卡洛磺钠、泮托拉唑、羟乙基淀粉氯化钠等药物中，仅卡络磺钠及泮托拉唑钠偶可引起头晕、恶心症状，其余均无引起低钠血症不良反应的相关报道；文献报道可引起低钠血症的常见药物有垂体后叶素及类似物、甘露醇、卡马西平和奥卡西平、5-羟色胺再摄取抑制剂、抗精神病药物、复方磺胺甲噁唑和利尿剂等[7,8]；该患者低钠血症为垂体后叶素静脉泵入过程中出现，在立即停药并补钠治疗后好转；因此，根据国家药品不良反应监测中心制定的《药品不良反应报告和监测工作手册》[9]及 WHO 监测合作中心不良反应因果关系评估标准，患者出现的低钠血症考虑为垂体后叶素引起的药物不良反应，关联性评价为很可能。另外，根据美国卫生及公共服务部常见不良反应评价标准（CTCAE 5.0）[10]，垂体后叶素引起该患者的低钠血症（120.4 mmol/L）为重度不良反应（CTCAE 3级）。

本例患者低钠血症发生于垂体后叶素用药第 3 d，累积用量约 25 U/h，如此小剂量下发生的低钠血症在临床中较少见，查阅国内外文献尚无报道，应当引起临床注意。目前文献报道垂体后叶素用量越大，时间越长，越易发生稀释性低钠血症，程度也越严重，低钠血症出现时单日剂量均≥12 U，最高剂量达 150 U/d，累积用量最高达 960 U[11-13]。

(二) 垂体后叶素的安全使用方法和注意事项

垂体后叶素止血起效快，疗效显著，临床常用于咯血、消化道出血等，长期以来也作为一种有效止血药物广泛应用于妇科手术。近年来随着微创技术的快速发展，对于快速有效止血药物的需求不断增长，进一步促进了垂体后叶素在妇科手术中的应用[14]，但垂体后叶素在妇科手术中的应用常常借鉴内科的使用方法，尚无统一的使用规范[15]。目前研究发现低钠血症的发生率及严重程度与垂体后叶素应用剂量及持续时间呈正相关，因此建议临床在控制出血的前提下，应尽可能减少垂体后叶素的用药剂量和持续时间。张爱倩、高俊丽等[14,16]认为垂体后叶素在妇科手术中应用时，1 次最大应用剂量为 20 U，谢妍等[15]建议妇科术后使用垂体后叶素止血治疗时应使用稀释液，尽可能小剂量、缓慢、多次静脉泵入给药，24 h 用量不超过 20 U，累积使用量≤40 U，且谨慎联用缩宫素为宜，这些报道均为妇科安全使用垂体后叶素提供了参考。此外，垂体后叶素主要含缩宫素及血管加压素两种活性成分，缩宫素主要作用于子宫平滑肌浆膜上存在的特异性缩宫素 G 蛋白偶联受体而加强子宫的收缩，非妊娠子宫所含的缩宫素受体相对较少，对垂体后叶素较不敏感，因此非妊娠时起止血作用的有效成分主要为血管加压素。人体内源性血管加压素主要来自肾脏肾单位的分散区域，可直接作用于小血管平滑肌（尤其对内脏血管）及子宫平滑肌细胞膜上富含的血管加压素 I 型受体（V1），促进血管收缩并促进血小板凝集，使血管破裂处形成血栓从而达到止血目的。血管加压素还可与肾脏远曲小管及集合管的血管加压素 II 型受体（V2）结合，促进环磷酸腺苷（cAMP）的生成，增加肾皮质和肾髓质外层集合管腔细胞膜对水的通透性，增加肾脏远曲小管和集合管对水的重吸收作用，促进高渗尿形成；同时细胞外液增多可致醛固酮分泌减少，远曲小管对钠的重吸收减少，导致水被保留而钠排除增多，造成血浆渗透压下降和稀释性低钠血症。另外，血管加压素可增加氯化钠在髓质的转运率，提高肾髓质的渗透压，发挥抗利尿的生理作用。血管加压素与 V2 受体的亲和力大于与 V1 受体的亲和力，故止血作用只有在远超出抗利尿作用剂量的情况下才能实现，因此外源性垂体后叶素在起到止血作用的同时，其抗利尿作用更强大，随之低钠血症发生率及严重程度也会增高[4, 11]。由此可见，由于垂体后叶素的止血机制，伴随抗利尿作用所致的低钠血症等不良反应可能无法避免，因此建议临床对使用垂体后叶素的患者严密监测其电解质情况及尿量的动态变化，以防止严重低钠血症的发生。

四、小结

对于妇科腹腔镜术后使用小剂量垂体后叶素止血治疗引起低钠血症的不良反应在临床工作中较少见，药品说明书及药物手册中均无相关说明，容易被误诊和忽视。本案例临床药师分析了小剂量垂体后叶素与低钠血症发生的相关性，建议妇科使用垂体后叶素时尽可能减少用药剂量和持续时间，并在用药过程中严密监测患者电解质情况及尿量等的动态变化，为临床安全合理使用垂体后叶素提供参考。

参考文献

[1] MAGEE G, WILLIAMS M H. Treatment of Massive Hemoptysis With Intravenous Pitressin[J]. Lung, 1982, 160(3)：165-169.

[2] RAMON P, WALLAERT B, DEROLLEZ M, et al. Treatment of Severe Hemoptysis With Terlipressin. Study of the Efficacy and Tolerance of This Product[J]. Rev Mal Respir, 1989, 6(4)：365-368.

[3] Drug Approvals and Databases. National Drug Code Directory Search[EB/OL]. (2020-02-24)[2020-05-26]. https：//www.fda.gov/drugs/drug-approvals-and-databases/approved-drug-products-therapeutic-equivalence-evaluations-orange-book.

[4] 关丽娜, 孔英君. 垂体后叶素导致低钠血症及其治疗的研究进展[J]. 中国呼吸与危重监护杂志, 2016, 15(6)：631-633.

[5] 张运剑, 刘春萍, 张伟华, 等. 垂体后叶素致抗利尿激素分泌不当综合征 89 例的回顾性分析[J]. 药物不良反应杂志, 2009, 11(1)：5-8.

[6] 王吉耀. 内科学[M]. 第 2 版. 北京：人民卫生出版社, 2010.

[7] 刘慧敏, 李明龙. 低钠血症诊疗研究进展[J]. 中华老年多器官疾病杂志, 2018, 17(3)：233-236.

[8] 雷招宝. 药源性低钠血症及其防治[J]. 药物不良反应杂志, 2002, 4(4)：233-235.

[9] 国家药品不良反应检测中心. 药品不良反应报告和监测工作手册[M]. 第 2 版. 北京：人民卫生出版社, 2012.

[10] NIH. Common Terminology Criteria for Adverse Events (CTCAE)[Z]. 2017.

[11] 李黎明. 664 例垂体后叶素致低钠血症文献分析[J]. 中国药房, 2015, 26(2)：231-234.

[12] 汪向海, 王莹. 垂体后叶素治疗咯血所致重度低钠血症 1 例报告[J]. 中华肺部疾病杂志, 2012, 5(1)：83-84.

[13] 孙晋渊, 罗勇. 小剂量垂体后叶素引发严重低钠血症合并低渗性脑水肿 1 例[J]. 实用医学杂志, 2010, 26(4)：534.

[14] 高俊丽,张燕萍,高然.垂体后叶素在妇科手术中的应用[J].云南医药,2015,36(6):664-667.

[15] 谢妍,韩璐.子宫肌瘤剔除术后分次小剂量应用垂体后叶素致心动过缓1例[J].大连医科大学学报,2016,38(6):623-624.

[16] 张爱倩,薛敏,徐大宝.垂体后叶素及血管加压素在妇科手术中的应用[J].实用妇产科杂志,2014,30(2):97-100.

(李静静 吴 桐 梁宝权 著,虞燕霞 审)
(南京医科大学附属苏州医院 苏州市立医院,包钢集团第三职工医院)

[基金项目:江苏省药学会奥赛康(项目编号A201726),天晴医院药学基金(项目编号Q2018163)]

一例阿司匹林、替格瑞洛均不耐受反复心梗患者的药学监护

【摘　要】　1例超高危动脉粥样硬化性心血管疾病患者对阿司匹林、替格瑞洛均不耐受,氯吡格雷抗栓治疗效果不佳,临床药师与医师共同制定了个体化抗栓治疗方案,对患者实施全程药学监护。患者用药期间未出现出血或其他不良反应,也未发生心血管不良事件。

【关键词】　急性冠脉综合征；抗栓治疗；低密度脂蛋白胆固醇

Pharmaceutical care for a recurrent myocardial infarction patient intolerant to both aspirin and ticagrelor

【Abstract】　A patient with ultra-high-risk atherosclerotic cardiovascular disease was intolerant to both aspirin and ticagrelor, and clopidogrel had poor antithrombotic effects. Clinical pharmacists and doctors jointly developed an individualized antithrombotic treatment plan. Implement full pharmaceutical care. No bleeding or other adverse reactions occurred during the patient's medication, and no adverse cardiovascular events occurred.

【Key words】　acute coronary syndrome；antithrombotic treatment；low-density lipoprotein cholesterol

抗栓治疗是急性ST段抬高型心肌梗死（ST segment elevation myocardial infarction, STEMI）患者药物治疗的重中之重[1]。血脂异常尤其是低密度脂蛋白胆固醇（low-density lipoprotein cholesterol, LDL-C）增高是动脉粥样硬化发生发展的主要危险因素[2]。对于反复发生心血管事件的患者不仅要考虑抗栓方案的选择,还要对危险因素（如血脂、血糖、血压、吸烟等）进行控制。本文报道1例阿司匹林、替格瑞洛均不耐受,氯吡格雷抗栓效果不佳的超高危动脉粥样硬化性心血管疾病（ASCVD）患者[3],临床药师对其进行个体化抗栓及优化降脂药物治疗循证药学指导,报告如下。

一、病史摘要

患者男性,65岁。2020年4月20日因"PCI术后9年余,胸痛伴左肩疼痛加重2天"入住心血管内科,心电图示：急性心肌梗死。2011年8月因急性心梗行PCI术,RCA远段植入药物支架1枚；2017年3月再次因胸痛行PCI术,RCA由远及近串联植入药物支架2枚,术后规律服用替格瑞洛 90 mg bid 抗血小板治疗。2017年5月因消化道出血入院,出院后服用替格瑞洛 45 mg qd。2017年9月因胸闷加重入院,CAG示右冠原支架内血流通畅,内膜增生,狭窄约20%。出院后服用阿司匹林 75 mg qd。2019年3月因胸闷入院,CAG示右冠原支架内血流通畅,中段、远段轻度狭窄。出院后服用氯吡格雷片 75 mg qd。入院诊断：急性冠脉综合征,急性ST段抬高型心肌梗死,陈旧性心肌梗死,PCI术后,心功能不全,十二指肠溃疡。

二、治疗经过

入院后予阿司匹林联合替格瑞洛双抗血小板,依诺肝素钠抗凝,沙库巴曲缬沙坦强心、抑制心室重构,单硝酸异山梨酯扩冠,阿托伐他汀联合依折麦布降脂,泮托拉唑钠抑酸护胃等治疗。第1 d 检测 AST 21 U/L、CK 51 U/L、LDH 368 U/L、Myo 55.43 ng/mL、hs-cTnT 1 048 pg/mL、CK-MB 26.91 ng/mL、Pro-BNP 445.3 pg/mL、TC 5.12 mmol/L、TG 1.63 mmol/L、HDL-C 0.83 mmol/L、LDL-C 3.83 mmol/L、脂蛋白 a 1 219.3 mg/L,血常规、血凝常规、肝肾功能、血糖、电解质等均正

常。考虑到患者既往有十二指肠溃疡及胃出血病史,将替格瑞洛减量至45 mg bid。入院第2 d心超示左室壁节段性运动异常,主动脉瓣轻度返流,左室收缩功能减退,EF:0.39。PCI术中见右冠近段狭窄40%~50%,中段闭塞见血栓影。对右冠行PTCA术,球囊扩张右冠闭塞处,复查造影见右冠中段、原支架内血栓负荷较重。患者服用阿司匹林、替格瑞洛出现胃部疼痛,既往单独服用阿司匹林和替格瑞洛时也出现过胃部不适,拒绝再次使用阿司匹林和替格瑞洛,故调整为氯吡格雷75 mg qd 联合利伐沙班10 mg qd抗栓治疗。氯吡格雷CYP2C19*2*3基因检测:GA/GA,第4日血栓弹力图试验ADP抑制率为38.4%,考虑患者有出血高危因素,医生采纳临床药师建议将利伐沙班剂量改为2.5 mg bid。患者LDL-C、脂蛋白a均较高,将依折麦布换成依洛尤单抗强化降脂治疗。第11 d患者出院,临床药师对患者进行用药教育,叮嘱其注意复查血脂和肝功能并注意观察是否有出血症状。出院1个月、4个月后分别对患者进行回访,患者无胸痛胸闷,无不良反应,由于经济原因,依洛尤单抗注射液用了4次之后停用,其他药物一直规律服用。出院5个月复查TC 2.97 mmol/L、TG 0.67 mmol/L、HDL-C 0.84 mmol/L、LDL-C 1.55 mmol/L、脂蛋白a 1 013.4 mg/L。临床药师与心内科医师沟通,建议加用依折麦布,争取将LDL-C降至1.0 mmol/L以下,告知患者加用依折麦布的必要性,并建议其定期复查血脂和肝功能。

三、讨论

(一) 抗栓方案的选择

血小板激活是血栓形成过程中的关键环节,因此抗血小板药物在急性冠脉综合征(ACS)治疗中占有非常重要的地位[4]。但是,抗血小板治疗不能阻止凝血过程中的纤维蛋白沉积和血栓形成,ACS复发的风险仍然高[5],提示其他治疗策略,包括添加新型口服抗凝药物可能为ACS患者和接受PCI患者带来更多益处。欧洲药品管理局(EMA)委员会已批准利伐沙班用于ACS患者的二级预防[6],适应证剂量为2.5 mg bid。对于本例患者,首选抗血小板药物阿司匹林、替格瑞洛均不耐受,只能选择氯吡格雷,患者基因检测和血栓弹力图结果以及既往服用氯吡格雷1年左右再发心血管事件等均提示该患者单用氯吡格雷无法达到有效的抗栓治疗效果。考虑到其属于超高危ASCVD患者,血管内血栓负荷重,可以考虑双途径即氯吡格雷联合利伐沙班抗栓治疗。但患者既往有消化道出血病史,而双途径抗栓治疗出血风险升高,应注意利伐沙班的剂量。临床药师建议,考虑到患者有十二指肠溃疡且既往有消化道出血病史,有出血高危因素,可考虑利伐沙班2.5 mg bid 联合氯吡格雷75 mg qd治疗,医师采纳临床药师建议。

(二) 降脂方案的选择

《超高危动脉粥样硬化性心血管疾病患者血脂管理中国专家共识》指出对符合中国超高危ASCVD定义的患者,LDL-C水平的干预靶标为降低至1.4 mmol/L以下且较基线降幅超过50%。对于2年内发生≥2次MACE的患者,可考虑LDL-C降至1.0 mmol/L以下且较基线降幅超过50%。该患者为超高危ASCVD,2019年3月11日曾因急性下壁心肌梗死入院治疗,此次间隔不到2年再发STEMI,所以该患者的LDL-C应降至1.0 mmol/L以下且较基线降幅超过50%。PCSK9抑制剂依洛尤单抗可以增加能够清除血液中LDL的LDLR数目从而降低LDL-C水平。《中国胆固醇教育计划调脂治疗降低心血管事件专家建议(2019)》指出,如果预估他汀类药物加用依折麦布不能使患者LDL-C达标,也可直接启动他汀类药物与PCSK9抑制剂联合治疗。由于患者入院时LDL-C 3.83 mmol/L,距离目标值1.0 mmol/L有73.89%的降幅。阿托伐他汀联合依折麦布降LDL-C约在65%左右,预估阿托伐他汀联合依折麦布降LDL-C难达标,而高强度他汀+PCSK9抑制剂可使LDL-C降幅75%左右,因此将依折麦布换用为依洛尤单抗强化降脂治疗。但患者由于经济原因仅用了4次依洛尤单抗注射液(140 mg)就停用该药,且未征询医师建议。临床药师在回访时才发现患者已停用该药,经过与医师沟通后建议患者加用依折麦布并定期复查血脂。

参考文献

[1] 中华医学会心血管病学分会. 急性 ST 段抬高型心肌梗死诊断和治疗指南[J]. 中华心血管病杂志, 2019, 47(10): 766-782.

[2] GRUNDY S M, STONE N J, BAILEY A L, et al. 2018AHA/ACC/AACVPR/AAPA/ABC/ACPM/ADA/AGS/APhA/ASPC/NLA/PCNA Guideline on the Management of Blood Cholesterol: Executive Summary: A Report of the American College of Cardiology/American Heart Association Task Force on Clinical Practice Guidelines[J]. Circulation, 2019, 139(25): 1046-1081.

[3] 中华医学会心血管病学分会. 超高危动脉粥样硬化性心血管疾病患者血脂管理中国专家共识[J]. 中华心血管病杂志, 2020, 48(4): 280-286

[4] AMSTERDAM E A, WENGER N K, BRINDIS R G, et al. 2014 AHA/ACC Guideline for the management of patients with non-ST-elevation acute coronary syndromes: a report of the American College of Cardiology/American Heart Association Task Force on Practice Guidelines [J]. J Am Coll Cardiol, 2014, 64(24): 139-139e228.

[5] GUEDENEY P, VOGEL B, MEHRAN R. Non-vitamin K antagonist oral anticoagulant after acute coronary syndrome: is there a role? [J]. Interv Cardiol, 2018, 13(2): 93-98.

[6] ROBINSON A, MCCARTY D, DOUGLAS J. Novel oral anticoagulants for acute coronary syndrome [J]. Ther Adv Cardiovasc Dis, 2017, 11(1): 4-11.

(李彩云　谢　诚　江翊国　著，黄立峰　审)
(苏州科技城医院　苏州大学附属第一医院)
[基金项目：天晴医院药学基金（项目编号 Q202023）]

一例脑室-腹腔分流术后颅内感染患者的监测用药

【摘　要】　探讨脑室-腹腔分流（ventriculo-peritoneal shunt，VP）术后并发颅内感染的个体化治疗方案，在监测用药安全的同时提高疗效。分析 VP 分流术后颅内感染的处置方法、病原微生物特征及抗菌药物血脑屏障穿透率，临床药师参与制定个体化用药方案，监测血浆药物浓度及药物不良反应，运用药动学/药效学原理，分析抗菌药物协同杀菌作用，根据监测结果和临床疗效，优化抗感染用药方案。1 例 VP 分流术后颅内感染的患者，感染控制及时有效，重新置入 VP 分流管成功。临床药师利用专业优势制定个体化方案，监测用药并及时优化和调整，是开展临床药学实践的有效方法。

【关键词】　脑室-腹腔分流术；脑脊液；颅内感染

脑室-腹腔分流术（ventriculo-peritoneal shunt，VPS）是神经外科治疗脑积水的常用方法，可以将脑室内过多的脑脊液（cerebrospinal fluid，CSF）分流到腹腔内而被吸收。其术后并发症中最棘手的是颅内感染，可达 8%～18%[1,2]，死亡率高达 5.7%～20.4%[3]。因此，如何采取恰当有效的方案解决 VPS 术后并发的颅内感染是临床的难题。本文报告临床药师协助医师治愈 1 例 VPS 术后颅内感染的过程，分析感染处置的方法、病原微生物的特征和抗菌药物的选择，探讨初始个性化方案和优化调整方案的决策过程，为今后解决 VPS 术后颅内感染的难题提供思路。

一、病史摘要

患者男性，62 岁，因"右额颞顶开颅术后 10 d，肺部感染 1 周"于 2017 年 12 月 2 日入住我院神经外科重症监护病房。入院诊断：重型颅脑损伤术后，右锁骨骨折，肺炎。患者于 10 d 前，因头部坠落伤致"右额颞顶急性硬膜外血肿、脑疝"，急诊开颅清除血肿并去除骨瓣减压，术后予止血、脱水降颅压、抗感染、神经营养和支持治疗，病情逐渐稳定，但持续昏迷，反复发热。开颅术后 10 d 复查 CT：右侧额颞顶开颅术后改变，双侧额颞顶叶多发挫伤，挫伤灶周围水肿带形成，广泛蛛网膜下腔出血，左侧丘脑及侧脑室受压，中线结构轻度右移；右锁骨骨折；两肺炎症。既往有心脏病史（具体不详），无高血压病和糖尿病史，无食物和药物过敏史。入院查体：体温 36.4 ℃，脉搏 84 次·min^{-1}，呼吸 18 次·min^{-1}，血压 90/56 mmHg。中度昏迷，格拉斯评分 5 分（1+1+3），双侧瞳孔等大等圆，直径 2.5 mm，对光反射迟钝，切口干燥，无红肿和渗出，骨窗饱满，压力较高，气管切开状态，颈软无抵抗，四肢肌张力不高，生理反射存在，右侧巴宾斯基征阳性，左侧病理征未引出。

二、治疗过程

（一）VPS 术前

入院后，常规予扩容、肠内营养和抗癫痫等处理，予头孢哌酮舒巴坦 3 g，ivgtt，q8h 治疗肺部感染。入院 16 d，转入普通病房。44 d 查 CT：全脑室系统扩张明显，考虑交通性脑积水。腰穿测压：初压 186 mmH$_2$O（1 mmH$_2$O=9.81 Pa），末压 175 mmH$_2$O。47 d 行 VPS。

（二）VPS 术后

VPS 术后 4 d 起，患者持续发热（体温 37.6~38.8 ℃），VP 阀门弹性良好，无堵管现象，颈软无抵抗。VPS 术后 2、8、24 d 胸部 CT 检查，均未见肺部炎症进展；多次尿常规检查示尿液色黄和微浑，尿培养阴性，不支持尿路感染；也未发现其他明确感染灶。先后经验性使用头孢他啶（2 g ivgtt q8h）、头孢哌酮舒巴坦（2 g ivgtt q8h）和依替米星（0.3 g ivgtt qd）等，密切监测感染指标，仅 C-反应蛋白（CRP）明显异常，外周白细胞（WBC）和降钙素原（PCT）均在正常值范围内。

见图 1。

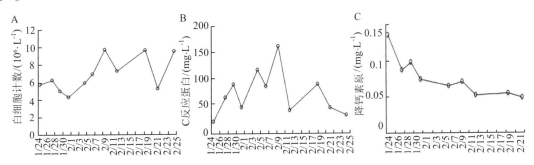

图 1 VPS 术后 6~39 d WBC、CRP、PCT 连续监测（A：WBC；B：CRP；C：PCT）

VPS 术后 39 d，腰穿取 CSF：浑浊，葡萄糖 0.7 mmol·L^{-1}，氯 117 mmol·L^{-1}，总蛋白 3 404.89 mg·L^{-1}，有核细胞计数 1 659×10^6·L^{-1}，多个核细胞比率 84.1%，提示颅内感染。立即手术摘除 VPS 管，行左侧脑室置管外引流联合腰大池置管外引流术，将术中 CSF 标本、VP 管的脑室端和阀门端分别送培养。术中留取脑室置管外引流的 CSF：有核细胞计数 220×10^6·L^{-1}，葡萄糖 2.64 mmol·L^{-1}。

（三）VP 管摘除术后抗感染治疗过程

VP 管摘除术后当天，临床药师开始参与制定颅内感染的个体化治疗方案。建议该患者首选万古霉素联合头孢他啶，其中万古霉素的给药方案采用个体化给药辅助决策软件 SmartDose 制定[4]，以万古霉素的稳态血浆浓度 15~20 mg·L^{-1} 为预测目标，制得万古霉素的给药方案：首剂 1.5 g，维持剂量 1 g ivgtt q8h。在万古霉素第 5 剂给药前采血测得实际稳态谷浓度为 18.5 mg·L^{-1}。VP 管摘除术后 4 d，培养结果：VP 管的脑室端和阀门端、腰大池置管外引流管抽取的 CSF、脑室置管外引流管抽取的 CSF 和腹部伤口分泌物，均培养出头状葡萄球菌；药敏结果：对苯唑西林和克林霉素耐药；对阿米卡星中介；对利奈唑胺［最小抑菌浓度（minimum inhibitory concentration，MIC）2 mg·L^{-1}］、替考拉宁（MIC≤1 mg·L^{-1}）、万古霉素（MIC≤1 mg·L^{-1}）和利福平（MIC≤0.5 mg·L^{-1}）敏感。立即调整抗感染治疗方案：停用头孢他啶，继续万古霉素治疗，密切监测腰大池置管外和脑室置管外引流 CSF 的性状，以及生化、常规和培养结果。VP 管摘除术后 13 d，腰大池置管外 CSF：颜色透明，有核细胞计数 19×10^6·L^{-1}，多个核细胞比率 12.8%，葡萄糖 3.5 mmol·L^{-1}，氯 126 mmol·L^{-1}，脑室置管外 CSF：有核细胞计数 66×10^6·L^{-1}，多个核细胞比率 9%，葡萄糖 3.07 mmol·L^{-1}，与 VP 管摘除前相比均已有明显好转，但在 VP 管摘除术后 9 d 拔除的脑室外引流管尖端培养中，仍培养出头状葡萄球菌，且药敏结果与前次相同，说明 CSF 性状和检验指标虽改善，但脑室内细菌仍未得到有效控制。分析原因，可能与万古霉素的血脑屏障通透率不高，脑室内实际浓度偏低有关，临床药师建议脑室内注射万古霉素。但临床医师未采纳，因为此方案需再行手术放置引流管，且局部给药也存在一定风险。根据药动学/药效学（pharmacokinetics/pharmacodynamics，PK/PD）原理和抗菌药物协同杀菌作用，于 VP 摘除术后 16 d，临床药师重新调整方案，建议予万古霉素 4 g ivgtt 24 h 持续静脉泵入的同时，联合磷霉素钠 4 g ivgtt q6h。该优化方案被临床医师采纳。之后 3 次复测的万古霉素稳态谷浓度，分别为 27.5、28.4 和 30.4 mg·L^{-1}，肾功能监测未见异常；并多次腰大池 CSF 培养结果均为阴性。VP 管摘除术后 34 d，停抗菌药物。43 d，重新行 VPS 术，术后患者未再感染，直至出院。

三、讨论

（一）VPS 术后颅内感染的治疗方法

目前 VPS 术后颅内感染的治疗方法大致分为 3 种[3]：（1）拔除分流装置同时脑室置管外引流，并全身静脉使用或联合引流管内注射抗菌药物；（2）拔除分流装置同时立即更换新装置，并全身静脉使用抗菌药物或联合分流管内注射抗菌药物；（3）仅全身静脉使用或联合分流管内注射抗菌药物，不拔除分流装置。Schreffler 等[3,4]比较上述 3 种方案后认为，拔除分流装置同时脑室置管外引流，经有效抗菌治疗至 CSF 无菌后，再重新放置新装置，是处理 VPS 术后颅内感染的优选方案，与另两种相比，其治愈率最高，达 87.7%。值得一提的是，本例中的病原体"头状葡萄球菌"易在分流管或导管壁上形成生物被膜[2,3,5]，不易被机体免疫系统清除，从而降低了抗菌药物的敏感性，导致抗菌药物失效。本例采用的联合脑室和腰大池外持续引流方案，可提高脑室和脑池附壁炎性渗出及坏死组织的清除效率，同时也临时解决了分流装置拔除后的脑积水问题[6]。

（二）VPS 术后颅内感染的用药分析

1. 初始抗感染方案的制定

VPS 术后颅内感染的致病菌以凝固酶阴性葡萄球菌最为常见，包括表皮葡萄球菌、人葡萄球菌和头状葡萄球菌等，检出率为 38%~44.97%[2]，其次是金黄色葡萄球菌、痤疮丙酸杆菌和革兰阴性菌（包括铜绿假单胞菌和不动杆菌等）。耐甲氧西林凝固酶阴性葡萄球菌的检出率在国内外报道均较高，国外报道为 68%[2]，国内达 79.2%~81.5%[7]。目前耐甲氧西林凝固酶阴性葡萄球菌对万古霉素、替加环素、替考拉宁和利奈唑胺仍保持 100% 的敏感率，而万古霉素作为一线治疗药物的有效率达 80%[2]。另外，依据我院耐药情况，选择万古霉素联合抗假单胞菌 β-内酰胺类抗生素[5]，可基本覆盖分流后颅内感染的主要病原体。因此，临床药师初始方案使用万古霉素联合头孢他啶。

2. 初始方案治疗效果评价

Tunkel 等[5]认为，通过监测 CSF 指标和 CSF 培养评价疗效，优于外周血 WBC、CRP 和 PCT。本例腰大池中 CSF 有核细胞数和葡萄糖分别由治疗前 $1\,659 \times 10^6 \cdot L^{-1}$ 和 $0.7\ mmol \cdot L^{-1}$ 改善至摘除术后 8 d 的 $19 \times 10^6 \cdot L^{-1}$ 和 $3.5\ mmol \cdot L^{-1}$，同时，脑室中 CSF 有核细胞数和葡萄糖分别由治疗前 $220 \times 10^6 \cdot L^{-1}$ 和 $2.64\ mmol \cdot L^{-1}$ 同步改善至 $66 \times 10^6 \cdot L^{-1}$ 和 $3.07\ mmol \cdot L^{-1}$。通常，如比较同一时间不同部位 CSF 有核细胞数，腰大池往往高于脑室[5]，但本例中脑室中 CSF 有核细胞数反而高于腰大池，并且摘除术后 9 d 拔除的脑室引流管尖端培养结果仍显示阳性，这表明脑室内的致病菌仍未被完全清除，或者也可以认为，脑室内的感染更难得到控制。

3. 初始方案治疗失败的原因分析

万古霉素曲线下面积（area under the curve，AUC）与 MIC 的比值（AUC/MIC）是与临床疗效相关性比较高的药效学参数，但 AUC 实际很难测得，通常以万古霉素谷浓度作为监测目标[8]。为保证对颅内革兰阳性球菌感染的疗效，将 CSF 万古霉素浓度与 MIC 比值（10~20）作为目标[5]，当 CSF 万古霉素浓度不足或 MIC$>1\ mg \cdot L^{-1}$ 时，失败风险明显增加[9]。患者脑室引流管尖端培养出的头状葡萄球菌，药敏显示万古霉素 MIC$\leq 1\ mg \cdot L^{-1}$，与治疗初始时的药敏 MIC 值相同，未发生诱导耐药。患者初始方案的血药浓度虽已达 $18.5\ mg \cdot L^{-1}$，但由于万古霉素亲水性强和相对分子质量（1 450）大，难以透过血脑屏障[8]，并且万古霉素透过血脑屏障进入 CSF 循环体系的速度比其被代谢清除的速度慢[9]，又进一步降低了其在 CSF 中的有效药物浓度，很难达到目标浓度。Blassmann 等[10]关于万古霉素在重症脑室炎中脑脊液穿透性的研究发现，其在脑室内的 CSF 浓度与血浆浓度的比值仅为 0.03（0.01~0.18）。因此，初始方案临床疗效不理想可能与此有关，需重新调整方案。

4. 抗感染方案的调整

单纯全身抗菌药物治疗效果不佳时，可联合脑室内注射万古霉素以提高 CSF 中的药物浓度[5]，但临床医师考虑脑室引流管已拔除，再次置管可能增加手术创伤而不为患者家属接受，故放弃，尝试单纯全身静脉给药，增加给药频次或持续输注，将血浆 AUC_{24h} 调整至 600~720 $mg \cdot h \cdot L^{-1}$[10]。临床药师再次运用 SmartDose 软件，予万古霉素 4 g 24h 持续输注，稳态浓度维持在 27.5~30.4 $mg \cdot L^{-1}$，AUC_{24h} 达到 660~729 $mg \cdot h \cdot L^{-1}$ 的目标。另外，当万古霉素单药治疗效果不佳时，万古霉素联合磷霉素也是较好的替代方案[11]。现有研究资料表明，万古霉素与磷霉素联合应用对耐甲氧西林金黄色葡萄球菌（MRSA）感染具有协同杀菌作用并可减轻由万古霉素引起的肾毒性，两药联合亦可对生物被膜相关 MRSA 感染有效[11, 12]。因此，临床药师建议联合注射用磷霉素钠，临床医师采纳了该建议。磷霉素相对分子质量低（138.1），蛋白结合率几乎为 0，具有广泛的组织分布，包括 CSF 中甚至脑脓肿的脓腔[13]。Rodriguez-Gascon 等[13]对磷霉素的 PK/PD 研究表明，磷霉素对于葡萄球菌属的杀菌效应为时间依赖性，其 PK/PD 的目标参数选择 T%>MIC>70%，当葡萄球菌属 MIC≤32 mg·L^{-1}，磷霉素 3 种给药方案：4g q6h、6g q6h 和 8g q8h 的达标概率均为 100%，在保证疗效的同时选择较小剂量，可避免大剂量可能引起的高钠血症（每克磷霉素钠含 0.32 g 钠）等不良反应，故本病例最终选择了 4 g ivgtt q6h，即单日剂量 16 g 的方案。

5. 抗菌药物疗程

VPS 术后颅内感染的抗菌药物疗程的中位时间为 14 d[2]，而如本例凝固酶阴性菌感染并伴有 CSF 有核细胞显著增多、CSF 葡萄糖明显降低，治疗过程中复查 CSF 培养阳性的患者，需延长疗程，以最后 1 次培养阳性开始计算继续治疗 10~14 d[5]。本例患者于调整抗菌药物方案后继续治疗 18 d，CSF 和腰大池引流管尖端培养阴性后停药，总疗程为 34 d。患者重新置 VPS 管直至出院，未再出现感染迹象，说明置管前的颅内感染已治愈。本案例抗感染方案

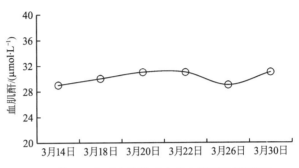

图 2 药物不良反应监护（患者血肌酐监测情况）

中主要监护的药物不良反应是万古霉素导致的急性肾损伤。以往的研究数据显示万古霉素谷浓度>15 mg·L^{-1}和日暴露量>4 g·d^{-1}是引起急性肾损伤的独立危险因素[14, 15]，而最近的研究表明 AUC_{24h}在 650~1 300 mg·h·L^{-1}比谷浓度更能预测急性肾损伤[16, 17]。本案例为了使脑室内万古霉素达到足够杀菌浓度，后期将日剂量增加至 4 g·d^{-1}，稳态浓度在 27.5~30.4 mg·L^{-1}，AUC_{24h}在 660~729 mg·h·L^{-1}，存在发生急性肾损伤的潜在风险。临床药师一方面密切监测患者肾功能，一旦出现血肌酐增加≥44.2 μmol·L^{-1}（0.5 mg·dL^{-1}）时可考虑更换方案，患者 VP 摘除术后 16 d 至 32 d 期间肾功能监测结果见图 2，未出现血肌酐异常升高；另一方面评估疗效，尽量缩短疗程，采取万古霉素持续静脉输注给药策略也可以降低肾毒性风险[18]。

VPS 术后颅内感染是神经外科棘手的难题，严重威胁患者生命，需神经外科手术处理与抗感染药物治疗相结合。一旦确诊，立即摘除分流装置是保证抗感染药物有效的前提，而移除分流装置后抗菌药物能否穿透血脑屏障并在脑室内达到足够杀菌浓度也是治疗的关键和难点。优化调整治疗方案提高有效性，既可缩短脑室及腰大池的置管时间，减少再次感染机会，也为重新放置分流装置创造了条件。本例中，临床药师利用专业优势制定个性化方案，运用 PK/PD 理论和抗菌药物协同杀菌原理，提高脑室内的药物浓度，在颅内感染治疗策略上发挥了作用。这种多学科联合诊治模式，为将来开展临床药学实践，拓展了更广阔的思路。

参考文献

[1] 徐柯贝. 脑室腹腔分流术后感染的研究进展[J]. 中国临床新医学, 2013, 6(7): 713.

[2] VON DER BRELIE C, SIMON A, GRONER A, et al. Evaluation of an institutional guideline for the treatment of cerebrospinal fluid shunt-associated infections[J]. Acta Neurochir (Wien), 2012, 154(9): 1691.

[3] SCHREFFLER R T, SCHREFFLER A J, WITTLER R R. Treatment of cerebrospinal fluid shunt infections: a decision analysis[J]. Pediatr Infect Dis J, 2002, 21(7): 632

[4] 高玉成, 焦正, 黄虹, 等. 万古霉素个体化给药决策支持系统的研制[J]. 药学学报, 2018, 53(1): 104.

[5] TUNKEL A R, HASBUN R, BHIMRAJ A, et al. 2017 Infectious Diseases Society of America's Clinical Practice Guidelines for Healthcare-Associated Ventriculitis and Meningitis[J]. Clin Infect Dis, 2017, 64(6): 34.

[6] 田晓静, 邢永国, 张淑祥, 等. 脑室-腹腔分流术后感染治疗及预防的研究进展[J]. 中华神经创伤外科电子杂

志,2017,3(5):297.

[7] 胡付品,郭燕,朱德妹,等. 2017年CHINET中国细菌耐药性监测[J]. 中国感染与化疗杂志,2018,18(3):241.

[8] BEACH J E, PERROTT J, TURGEON R D, et al. Penetration of Vancomycin into the Cerebrospinal Fluid: A Systematic Review[J]. Clin Pharmacokinet, 2017, 56(12):1479.

[9] LODISE T P, GRAVES J, EVANS A, et al. Relationship between vancomycin MIC and failure among patients with methicillin-resistant Staphylococcus aureus bacteremia treated with vancomycin[J]. Antimicrob Agents Chemother, 2008, 52(9):3315.

[10] BLASSMANN U, HOPE W, ROEHR A C, et al. CSF penetration of vancomycin in critical care patients with proven or suspected ventriculitis: a prospective observational study[J]. J Antimicrob Chemother, 2019, 74(4):991.

[11] LIU L G, ZHU Y L, HU L F, et al. Comparative study of the mutant prevention concetrations of vancomycin alone and in combination with levofloxacin, rifampicin, and fosfomycin against methicillin-resistant Staphylococcus epidermidis [J]. The Journal of ntibiotics, 2013, 66(12):709.

[12] SHI J, MAO N F, WANG L, et al. Efficacy of combined vancomycin and fosfomycin against methicillin-resistant Staphylococcus aureus in biofilms in vivo[J]. PLoS One, 2014, 9(12):e113133.

[13] RODRIGUEZ-GASCON A, CANUT-BLASCO A. Deciphering pharmacokinetics and pharmacodynamics of fosfomycin [J]. Rev Esp Quimioter, 2019, 32(1):19.

[14] LODISE T P, LOMAESTRO B, GRAVES J, et al. Larger vancomycin doses (at least four grams per day) are associated with an increased incidence of nephrotoxicity[J]. Antimicrob Agents Chemother, 2008, 52(4):1330.

[15] VANHAL S J, PATERSON D L, LODISE T P. Systematic review and meta-analysis of vancomycin-induced nephrotoxicity associated with dosing schedules that maintain troughs between 15 and 20 milligrams per liter[J]. Antimicrob Agents Chemother, 2013, 57(2):734.

[16] ALJEFRI D M, AVEDISSIAN S N, RHODES N J, et al. Vancomycin Area Under the Curve and Acute Kidney Injury: A Meta-analysis[J]. Clin Infect Dis, 2019, 69(11):1881.

[17] AVEDISSIAN S N, PAIS G M, O'DONNELL J N, et al. Twenty-four hour pharmacokinetic relationships for intravenous vancomycin and novel urinary biomarkers of acute kidney injury in a rat model[J]. J Antimicrob Chemother, 2019, 74(8):2326.

[18] RYBAK M J, LE J, LODISE T P, et al. Therapeutic monitoring of vancomycin for serious methicillin-resistant Staphylococcus aureus infections: A revised consensus guideline and review by the American Society of Health-System Pharmacists, the Infectious Diseases Society of America, the Pediatric Infectious Diseases Society, and the Society of Infectious Diseases Pharmacists[J]. Am J Health Syst Pharm, 2020, 77(11):835.

(张 莹 王 晨 徐银丽 何素梅 黄立峰 著,朱文昱 审)
(苏州科技城医院)
[江苏省药学会-奥赛康医院药学基金(项目编号 A201935)]

一例产后出血治疗中重组人凝血因子Ⅶa的循证药学应用及文献复习

【摘　要】　1例产后出血经常规治疗无效后应用rFⅦa案例,通过循证药学方法检索产后出血应用rFⅦa的文献共5篇,结合临床症状和实验室指标,对其治疗过程进行指导。患者出血停止、凝血指标改善,未发生栓塞事件,在临床治疗中取得了满意的效果。

【关键词】　循证药学;临床药师;产后出血;重组人凝血因子Ⅶa

Application of evidence-based pharmacy in postpartum hemorrhage treatment with human recombinant coagulation factor Ⅶa

【Abstract】　One case of postpartum hemorrhage was treated with rFⅦa after conventional treatment failed. A total of 5 literatures on the application of rFⅦa in postpartum hemorrhage were retrieved through evidence-based pharmacy methods, and clinical symptoms and laboratory indicators were combined to guide the treatment process. The patient's bleeding stopped, coagulation indicators improved, and no embolism occurred, and satisfactory results were achieved in clinical treatment.

【Key words】　evidence-based pharmacy ;clinical pharmacist;postpartum hemorrhage; rFⅦa

产后出血是指胎儿娩出后 24 h 内,阴道分娩者出血量≥500 mL、剖宫产分娩者出血量≥1 000 mL;严重产后出血是指胎儿娩出后 24 h 内出血量≥1 000 mL;难治性产后出血是指经子宫收缩剂、持续子宫按摩或按压等保守措施无法止血,需外科手术、介入治疗甚至切除子宫的严重产后出血。严重和难治性产后出血的发生率很低,但死亡率却很高,对很多家庭都是一个重大的打击。重组人凝血因子Ⅶa(rFⅦa)的适应证为先天性或获得性凝血因子Ⅶ或Ⅸ缺乏和血小板无力患者群体的出血发作以及预防在外科手术过程中或有创操作中的出血。近年来,在产科领域 rFⅦa 已逐步应用于严重和难治性产后出血[1],取得了较好的临床疗效。目前对于常规治疗无效的产后出血使用该药属于超说明书用药,为了规范使用和保障用药安全,本文从循证药学的角度阐述了重组人凝血因子Ⅶa 在产后出血患者中的应用。

一、病史摘要

患者女性,34 岁,体重 67 kg,因"停经 40+3 周,下腹痛半天"入住苏州市立医院本部产科。2004 年有人工流产史,青霉素过敏。入院后平产一男婴,体重 3 900 g,出血约 500 mL,予缩宫素、卡前列素氨丁三醇、按摩子宫促宫缩治疗后阴道流血好转,13:00 左右产后阴道流血共约 900 mL,血检可见胎毛样物质,考虑羊水栓塞,行气管插管、颈静脉置管操作,持续静脉给予缩宫素以及卡前列素氨丁三醇及按摩子宫,并输注大量新鲜冰冻血浆、MAP、纤维蛋白原、凝血酶原复合物等抗休克、纠正凝血功能障碍,并在全麻下行子宫切除术,同时在盆腔内放置 5 块纱布垫进行填塞。抢救过程中患者心率 155 次/分,血压 75/45 mmHg,SPO$_2$:95%,产时产后共计出血 2 750 mL,术后转入重症监护室(ICU)进一步加强监护治疗。入 ICU 诊断:1. 羊水栓塞;2. DIC;3. 难治性产后出血;4. 宫缩乏力;5. 失血性休克;6. 全子宫切除术后;7. G3P2 孕 40+3 周 LOA 已产。

二、治疗经过

患者转入 ICU 后加强生命体征监护,予头孢西丁预防感染、乌司他丁和甲泼尼龙抗炎、输血制品、补液,以及交替使用酚磺乙胺、氨甲苯酸、维生素K_1、人凝血酶原复合物、氨甲环酸纠正凝血功能等治疗。转入ICU后第1 d复查DIC指标和血常规显示凝血酶原时间(PT)、活化部分凝血活酶时间(APTT)延长,提示纤溶亢进,纤维蛋白原(FIB)降解过多,血小板(PLT)$93×10^9/L$。予静滴400 iu凝血酶原复合物,复查DIC指标较前好转,但是患者腹部引流管和阴道仍持续引流出大量不凝血,PLT $40×10^9/L$。为改善DIC状态、防治出血性休克,给予rFⅦa,临床药师查阅和综合分析目前循证证据,建议予首剂4 mg,同时继续输注血浆、纤维蛋白原、血小板。用药后2 h患者阴道出血仍然较多,复查PT、APTT较前缩短但仍明显高于正常,血浆鱼精蛋白试验(3P)阳性,PLT $36×10^9/L$,予肌注重组人白介素Ⅱ 3 mg提升血小板,临床药师建议再次静脉注射rFⅦa 3 mg,此后患者出血明显减少,复查PT、FIB恢复正常,APTT 39 s,3P阳性,PLT $62×10^9/L$。第2 d患者阴道出血、盆腔引流、伤口引流液量减少,PT恢复正常,APTT延长5 s,PLT $62×10^9/L$。第3 d患者出血情况好转,生命指征平稳,DIC基本纠正,PLT $54×10^9/L$,二次手术开腹将盆腔纱布垫取出,手术顺利,术后留置腹腔、盆腔引流管各一根,引流出淡血性液体700 mL左右。第4 d顺利拔除气管插管后,凝血功能较前明显改善,生命体征稳定,第5 d转入妇科继续巩固治疗。患者凝血功能指标变化见表1。第12 d患者切口愈合良好,生命体征平稳,复查各项指标恢复正常,予出院休养。

(一)循证药学方法

1. 提出问题

临床医师向临床药师咨询rFⅦa用于产后出血的有效性和安全性如何?如何确定其给药剂量?若首剂效果不佳多长时间可重复给药?rFⅦa临床使用经验较少,循证药学包括四大基本条件:即对象(patient)、干预措施(Intervention)、对照(comparison)、结果(outcome),即PICO原则。按PICO原则将现有的临床问题转换成P:产后出血患者;I:缩宫素,卡前列素氨丁三醇,输血输液;C重组人凝血因子Ⅶa用药指征及剂量;O:PLT、凝血参数及出血控制情况。

表1 患者入住ICU后凝血功能参数和血小板变化情况

	日期	PLT/($×10^9$/L)	FIB/(g/L)	PT/s	INR	APTT/s	TT/s	3P
	D1 13:12	166	<0.50	61.6	4.84	127.2	>150	阴性
	D1 14:40	93	0.88	47	3.76	>180	>120	阴性
rFⅦa第1剂后	D1 17:56	40	2.93	15.7	1.34	51.9	23.7	阳性
	D1 20:34	74	2.70	10.2	0.89	44.8	24	阳性
rFⅦa第2剂后	D1 22:29	80	2.21	10.2	0.89	42.7	22.7	阳性
	D2 08:40	62	2.54	12.6	1.09	36.8	19.7	阳性
	D3 06:03	54	3.80	12.3	1.07	38.4	17.5	阴性
	D4 06:00	85	3.78	11.5	1.00	35	18.8	阴性
	D5 06:30	91	3.03	12.0		32.3	18.5	阴性

表2 患者在院期间输注血制品情况

日期	悬浮红细胞/U	新鲜冰冻血浆/mL	血小板/U	冷沉淀/U	纤维蛋白原/g
D1(13:00—16:35)	18.5	2 200	—	17	8
D1(16:45—23:30)	8	1 650	20	—	—
D2(00:30—8:00)	6	1 600	—	—	—
D3	1.5	400	10	—	—
D4	—	400	—	—	—

2. 文献检索

检索 pubmed、Web of Science、EBSCO、ScienceDirect、Cochrane 等数据库。中文检索词为："重组人凝血因子Ⅶa""产后出血";英文检索词为"Recombinant activated factor Ⅶ""obstetric hemorrhage""recombinant human FⅦa""postpartum hemorrhage"。

3. 检索评价

通过阅读检索到的文献，对所获证据的真实性和实用性进行评价，主要指标包括是否随机、是否有明确的纳入和排除标准、是否设有对照以及结果是否有统计学意义。根据牛津循证医学中心临床证据分级水平标准，首选多个随机对照实验（RCT）的系统评价（Ⅰ级证据）和单个大样本RCT试验（Ⅰ级证据）；其次，则可选择队列研究的系统评价（Ⅱ级证据）和单个队列研究（Ⅱ级证据）；最后，可选择有病例对照的观察研究（Ⅲ级证据）。

三、结果

（一）检索评价

本次共检索到相关文献83篇，排除综述类文献24篇、重复文献11篇、个案类文献22篇、病例报告3篇和不符合标准的文献18篇，最终纳入5篇文献：1篇RCT（Ⅰ级证据）、1篇队列研究（Ⅱ级证据）、3篇病例观察研究（无对照）（Ⅳ级证据）。1篇RCT研究属于目前样本量最大的随机对照实验，其结果可供参考。1篇队列研究虽然样本量不大，但设有对照组，有一定的参考价值。1篇病例观察研究没有对照组，但样本量较大，可供参考。另外2篇病例观察研究虽然样本量不大，缺乏对照组，但有明确的纳入标准，对试验实施方法、试验前后结果记录较为全面，有一定参考意义。

（二）文献回顾

1. RCT 研究

2015 年 Lavigne-Lissalde 等[2]纳入了84名产后大出血、对子宫收缩剂反应不佳的患者，随机分成两组：研究组（42例）早期接受单剂量rFⅦa注射，对照组（42例）接受常规治疗（不注射rFⅦa）。结果显示，rFⅦa显著降低了子宫收缩剂治疗无效的难治性产后出血患者的二线手术治疗需求，与对照组相比差异有统计学意义（$P<0.0001$），同时在产后6周的随访中，研究组出现两例非致命性血栓栓塞事件，与对照组相比差异无统计学意义（$P=0.25$）。

2. 回顾性队列研究

2007 年 Nazli Hossain 等[3]选取34名满足产后大出血证据的患者（累计失血量>1 500 mL），其中18名使用rFⅦa治疗，16名未使用。结果显示治疗组与对照组相比有更低的母体死亡率（$OR=0.29$，$95\%CI$：0.06，1.26，$P=0.09$）、更少的浓缩红细胞输注数量（$P=0.007$）、缩短的APTT（$P=0.0001$）和PT（OR：1.02，$95\%CI$：0.99，1.05）。没有发生与rFⅦa相关的不良事件。

3. 病例观察研究

2009 年 Phillips 等[4]选取110例产后出血应用rFⅦa（剂量为平均92 μg·kg^{-1}）的患者，其中78%的患者只接受了单剂量治疗。结果所有患者28 d存活率为91%。使用rFⅦa前需要行子宫切除术者占41%，使用rFⅦa后减少至21%。使用rFⅦa之后比之前血制品需求减少（$P\leq0.03$）。发生了1例肺栓塞和1例深静脉血栓。其中一名20岁患者接受rFⅦa剂量为9.6 mg（117 μg·kg^{-1}），5 d后出现左下肢深静脉血栓，经过治疗第9 d出院。另外一名多次怀孕者，接受rFⅦa 9.6 mg（99 μg·kg^{-1}）后第6 d出现低氧症状，双肺X线确认了双肺栓塞，经肝素抗凝后改成华法林序贯治疗，最终恢复。此外作者还提到：在使用rFⅦa时，低pH（pH≤7.2，$P=0.001$）和低体温（体温≤35 ℃，$P=0.01$）可能导致疗效不佳，与死亡率有相关性。

4. 病例观察研究

2009 年 Giovanni 等[5]收集了意大利的35名产后出血应用rFⅦa的患者，比较使用rFⅦa前后的凝血参数和输血需求，结果显示，使用 rFⅦa 能显著缩短 INR 值（$P<0.0008$）和显著提高 FIB（P 值）。用 rFⅦa 后血制品的需求比使用前显著减少，分别是浓缩红细胞（$P<1.2$ exp-6）、血小板（$P<0.001$）、新鲜冰冻血浆（$P<4.4$ exp-5）、冷沉淀（$P<0.0042$），差异均有统计学意义。其中 80% 的患者只接受了单剂量 rFⅦa 治疗，平均剂量为 87.5 μg·kg^{-1}（范围 15~127 μg·kg^{-1}），20% 的患者在平均 130 min 后接受了第二剂，剂量为 55 μg·kg^{-1}（范围 15~100 μg·kg^{-1}）。

5. 病例观察研究

2012 年 Alexander[6] 等的研究纳入了产后累计失血量 >2 000 mL、常规治疗失败、未行子宫切除术的 22 名患者，静注 rFⅦa [单剂量平均 71 μg·kg^{-1}（范围 34~137 μg·kg^{-1}）]。结果显示所有患者出血停止，其中 20/22（91%）患者成功保留了子宫，没有发生栓塞事件。发栓塞事件的其中 1 名患者对 rFⅦa 无反应，另 1 名患者使用 rFⅦa 后仍需要外科介入治疗，两例患者的 PLT 分别为 49×10^9/L、33×10^9/L，均较低（$<50\times10^9$/L）。rFⅦa 的药理机制是介导凝血酶爆发，是依赖于血小板的，足够的血小板数量（如 $>50\times10^9$/L）似乎是一个先决条件，低血小板计数可能是 rFⅦa 疗效不佳的一个可能原因。研究结果显示，输血和 rFⅦa 疗法显著提高了血红蛋白的平均值（$P<0.001$）、提高了 FIB 水平（$P<0.001$）并缩短了部分凝血活酶时间（$P<0.001$）、缩短了 INR（$P<0.01$）。注射 rFⅦa 后比之前减少了必需的血制品输注量如浓缩红细胞（$P<0.001$）、新鲜冰冻血浆（$P<0.001$）、血小板（$P<0.001$），差异均有统计学意义。

6. rFⅦa 给药剂量及用法的循证依据

根据中华医学会妇产科学分会产科学组《产后出血预防与处理指南 2014》[7]：在药物和手术治疗都无法有效止血且出血量较大并存在凝血功能障碍的情况下，有条件的医院可考虑使用 rFⅦa 作为辅助治疗的方法，但由于临床研究证据不足而不推荐常规应用，应用剂量为 90 μg·kg^{-1}，可在 15~30 min 内重复给药。说明书推荐首剂 90 μg·kg^{-1}，如果效果不佳可在 2~3 h 后重复使用。

（三）临床应用及疗效评价

当前所能获得的最佳证据显示，经常规治疗无效的、产后出血患者有高级别证据（Ⅰ、Ⅱ级证据）支持者，可选用 rFⅦa 改善凝血功能，rFⅦa 与常规治疗相比显著降低了对子宫收缩剂无效的产后出血患者的二线手术治疗需求。根据 rFⅦa 的药理机制是介导血小板表面的凝血酶爆发，其是依赖于血小板数量的，足够的血小板数量（如 $>50\times10^9$/L）似乎是一个先决条件，活化的血小板表面的凝血酶使纤维蛋白原裂解成纤维蛋白而起到凝血作用[8]。在使用 rFⅦa 前，必须先纠正 FIB 水平到 2 mg/dL 和 PLT$>50\times10^9$/L，否则可能会引起 rFⅦa 效果不佳[6,9]。本文患者给予 rFⅦa 首剂时 PLT 40×10^9/L，可能是单剂效果不佳需要给予第二剂的原因。根据指南推荐，rFⅦa 首剂为 90 μg·kg^{-1}，可在 15~30 min 内重复给药。然而在临床应用中，rFⅦa 的最佳剂量是未知的，有研究表明，单一平均剂量 70 μg·kg^{-1}（最低 36 μg·kg^{-1}）就能有效控制产后大出血[6]。本文患者生育后体重约为 57 kg，首剂 4 mg（约 70.18 μg·kg^{-1}），2 h 后 3 mg（约 52.63 μg·kg^{-1}），总剂量 7 mg。而后患者阴道出血、盆腔引流、伤口引流液量明显减少，复查 PT、FIB 恢复正常，APTT 延长 4 s，凝血功能较前明显改善，血红蛋白、血小板无进行性降低，生命体征平稳，未出现血栓栓塞事件。

四、讨论

目前临床试验相对缺乏，高证据级别的研究太少，一方面由于严重产后出血病例罕见，另一方面随机化研究涉及伦理问题存在争议。产后出血会导致一系列并发症如弥散性血管内凝血、多器官功能损害甚至障碍，虽然 rFⅦa 价格昂贵，但早期使用可以减少产后出血的严重并发症从而与重症护理的高花费相抵消[10]。国内也开始出现使用 rFⅦa 治疗产后出血的病例报道[11]，用于常规治疗无效的产后出血收到了较好的临床疗效。故还需要更多高级别证据研究以进一步验证 rFⅦa 用于产后出血的安全性和有效性，评估在难治性产后出血早期使用 rFⅦa 以控制出血症状、改善凝血指标、减少血液制品输注、减少实施子宫切除术的可能性。

参考文献

[1] ALFIREVIC Z, ELBOURNE D, PAVORD S, et al. Use of recombinant activated factor Ⅶ in primary postpartum hemorrhage: the Northern European registry 2000-2004. [J]. Obstetrics and Gynecology, 2007, 110(6): 1270-1278.

[2] LAVIGNE-LISSALDE G, AYA A G, MERCIER F J, et al. Recombinant human FⅦa for reducing the need of invasive second-line therapies in severe refractory postpartum hemorrhage: A multicenter, randomized, open controlled trial. [J]. Journal of Thrombosis and Haemostasis, 2015, 13(4): 520-529.

[3] HOSSAIN N, SHANSI T, HAIDER S, et al. Use of recombinant activated factor Ⅶ for massive postpartum hemorrhage [J]. Acta Obstetricia et Gynecologica Scandinavica, 2007, 86(10): 1200-1206.

[4] PHILLIPS L E, MCLINTOCK C, POLLOCK W, et al. Recombinant activated factor Ⅶ in obstetric hemorrhage: experiences from the Australian and New Zealand Haemostasis Registry[J]. Anesth Analg, 2009, 109(6), 1908-1915.

[5] BARILLARIG, FRIGO M G, GASAROTTOM, et al. Use of recombinant activated factor Ⅶ in severe post-partum haemorrhage: Data from the Italian Registry: a mnlticentric observational retrospective study[J]. Thrombosis Research, 2009, 124(6): e41-47.

[6] HUBER A W, RAIO L, ALBERIO L, et al. Recombinant human factor Ⅶa prevents hysterectomy in severe postpartum hemorrhage: single center study[J]. Journal of Perinatal Medicine, 2012, 40(1): 43-49.

[7] 中华医学会妇产科学分会产科学组. 产后出血预防与处理指南(2014)[J]. 中国实用乡村医生杂志, 2015, 22(10): 8-11.

[8] AHONEN J. The role of recombinant activated factor Ⅶ in obstetric hemorrhage [J]. Curr Opin Anaesthesiol, 2012, 25(3): 309-314.

[9] LEWIS N R, BRUNKER P, LEMIRE S J, et al. Failure of recombinant factor Ⅶa to correct the coagulopathy in a case of severe postpartum hemorrhage[J]. Transfusion, 2009, 49(4): 689-695.

[10] BAUDO F, CAIMI T M, MOSTARDA G, et al. Critical bleeding in pregnancy: a novel therapeutic approach to bleeding[J]. Minerva Anestesiologica, 2006, 72(6): 389-393.

[11] 吴鹏, 桂培根, 黄菊芳. 重组人源性凝血因子Ⅶa治疗产后出血13例疗效分析[J]. 中南医学科学杂志, 2016, 44(2): 209-223.

（唐　慧　李晓英　田　霞　唐叶秋　张桂芬　唐　莲　著）
（苏州大学附属常熟医院 常熟市第一人民医院，南京医科大学附属苏州医院 苏州市立医院）

一例 ADEM 患儿的治疗方案分析及用药监护

【摘　要】　目的：分析1例急性播散性脑脊髓炎（ADEM）患儿的治疗方案，探讨临床药师对患者实施用药监护的重要性。方法：通过儿科临床药师全程参与1例 ADEM 患儿的诊疗过程，分析初期中枢神经系统抗感染方案及确诊 ADEM 后免疫治疗方案，对患儿进行个体化用药监护。结果：患儿精神食欲明显好转，头颅 MRI 病灶较前吸收，好转出院。结论：临床药师以药物不良反应为切入点进行用药教育，可发挥专业优势，辅助临床合理用药。

【关键词】　急性播散性脑脊髓炎；儿童；治疗方案；用药监护

Analysis of the treatment plan and monitoring of medication in 1 case of ADEM

【Abstract】　Objective：To analyze the treatment plan of one case of acute disseminated encephalomyelitis (ADEM) in children, and to explore the importance of clinical pharmacists in administering the patient's medication monitoring. Methods：Pediatric clinical pharmacists participated in the diagnosis and treatment of one ADEM child during the entire process. The early stage CNS anti-infection program and the post-ADEM immunotherapy program were analyzed. The child is monitored individually. Results：The patient's mental appetite was significantly improved, and the cranial MRI lesions were absorbed earlier and improved. Conclusion：Clinical pharmacists use drug adverse reactions as the entry point for drug education, which can exert professional advantages and assist clinical rational drug use.

【Key words】　acute disseminated encephalomyelitis；child；treatment plan；medication monitoring

急性播散性脑脊髓炎（acute disseminated encephalomyelitis，ADEM），也被称为感染后脑脊髓炎，是一种中枢神经系统脱髓鞘疾病，儿童多见，但亦可发生于其他任何年龄。典型的 ADEM 通常为单相病程，常表现为多灶性中枢神经系统症状。本文针对1例急性播散性脑脊髓炎患儿的治疗方案进行分析，讨论其用药方案的合理性，并结合临床，深入开展个体化用药监护。

一、病例资料

患儿，男，5岁，体重20 kg，因"反复发热20余天，精神差6天伴抽搐2次"入院。入院时体温38.9 ℃，神清，精神反应差。颈抵抗阳性，伸舌居中，呼吸尚平稳，双肺呼吸音粗，未及干湿啰音。腹壁反射可引出，双侧膝反射亢进，踝阵挛阳性，双侧巴宾斯基征阳性。

二、治疗过程

入院时，患儿发热，热峰38.4 ℃，精神反应差，神经系统体格检查阳性。完善腰穿及相关实验室检查，并予以阿昔洛韦加头孢吡肟抗感染治疗，甘露醇联合高渗盐水降颅压。

入院第2 d，患儿精神反应差，有发热，热峰38.9 ℃，神经系统体格检查阳性。辅助检查，脑脊液常规：白细胞计数（WBC）79×10⁶/L，白细胞分类多个核20%、单个核80%。脑脊液：氯120.0 mmol/L，葡萄糖3.4 mmol/L。脑脊液蛋白定量590.6 mg/L，乳酸脱氢酶10 U/L。脑脊液 IgG 81.8 mg/L，IgA 20.5 mg/L，IgM 6.7 mg/L。

入院第4 d，患儿精神较前稍好转，体温正常。反应一般，呼吸平稳，颈抵抗阳性。辅助检查，

EBV-CA-IgG>750 U/mL，EBV-NA172 U/mL。头颅 MRI：双侧小脑半球、脑干、双侧丘脑及左右大脑白质区域多发异常信号。单克隆脑脊液的相关免疫蛋白检测显示：血脑屏障破坏，余未见异常。补充诊断：ADEM；EB 病毒感染。停用头孢吡肟、阿昔洛韦，改更昔洛韦抗病毒；加甲泼尼龙琥珀酸钠 10 mg/(kg·d) 冲击治疗，同时加奥美拉唑 0.4 mg/(kg·d) 保护胃肠黏膜，注射人免疫球蛋白（IVIG）1 g/(kg·d) 共 2 d。

入院第 9 d，患儿精神反应、食纳可，颈抵抗阴性。减量甲泼尼龙琥珀酸钠至 5 mg/(kg·d)。

入院第 12 d，患儿有发热，热峰 39.7 ℃，予美林口服 5 mL 后体温可降。复查血常规：WBC 27.58×10⁹/L，噬中性粒细胞 73.4%，C-反应蛋白（CRP）19 mg/L。考虑院内感染，加头孢美唑 50 mg/kg，q12h 抗感染，减量甲泼尼龙琥珀酸钠至 2 mg/(kg·d)。

入院第 16、17 d，患者均有发热，热峰 38.4 ℃，但患儿精神食纳可。第 17 d 进行血培养，复查 WBC 31.80×10⁹/L，噬中性粒细胞 82.2%，CRP 40 mg/L，降钙素原（PCT）17.45 ng/mL。停头孢美唑，升级为头孢吡肟。减量甲泼尼龙琥珀酸钠至 1 mg/(kg·d)。当天下午血培养结果电话报阳性。

入院第 20 d，血培养结果两瓶报粪肠球菌阳性，药敏结果提示对青霉素 G、庆大霉素、万古霉素、利奈唑胺敏感。但考虑到患儿目前无发热，精神食欲可，暂不调整抗生素方案。

入院第 21 d，患儿无发热，精神食欲可，复查血常规、脑脊液无异常，头颅 MRI：双侧小脑半球、脑干、双侧丘脑及大脑白质区域多发异常信号灶，较前片明显吸收。

入院第 26 d，患儿无发热，精神好，反应灵活。辅助检查：血培养阴性。考虑到患儿现在病情明显好转，予出院。出院带药：甲泼尼龙片、头孢克肟分散片、甲钴胺片。

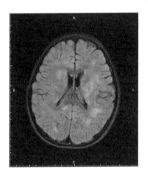 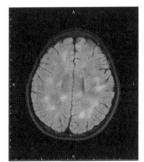 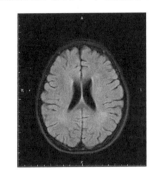 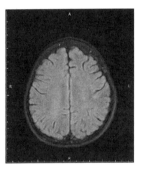

第一次头颅 MRI　　　　　　　　　　　　　第二次头颅 MRI

三、用药方案分析

患者入院时有发热，神经系统体格检查示颈抵抗阳性，脑电图示轻度异常。根据《诸福棠实用儿科学》中感染后脑炎诊断标准，该患者不排除感染后脑炎诊断，但病原学需进一步明确。根据 2016 版《欧洲临床微生物和感染病学会急性细菌性脑膜炎诊治指南》[1]，发热是儿童期细菌性脑膜炎最常见的症状，发生率为 92%~93%。其次是呕吐症状，发生率为 55%~67%。癫痫发作占 10%~56%。本例患者有发热、寒战、呕吐、颈强直等症状，在脑脊液病原学检查结果未出报告前，中枢神经系统细菌感染不能排除。一些专家建议使用头孢曲松或头孢噻肟作为经验治疗，在 MRSA 感染高危区可加用万古霉素。病毒性脑炎在我国儿童中枢感染中占有很高的比例，其中发病率最高的是单纯疱疹病毒性脑炎。根据 2011 年英国儿童疑似病毒性脑炎的管理指南[2]，疑似病毒性脑炎的患儿，在脑脊液病原学结果出来之前，可经验性使用阿昔洛韦。而本患儿初始抗感染治疗方案选择的是阿昔洛韦加头孢吡肟。头孢吡肟是第 4 代头孢菌素，用于敏感菌所引起的严重感染，对 β-内酰胺酶亲和力低，对于需要复杂营养的革兰阴性菌（流感嗜血杆菌、淋病奈瑟球菌、脑膜炎奈瑟球菌），头孢吡肟的体外活性优于头孢噻肟。在脑膜炎动物模型上，头孢吡肟有很好的脑脊液穿透性。所以该患儿初始选用头孢吡肟也是可以的。

患儿入院后，行经验性治疗，完善脑脊液相关检查、头颅 MRI 检查。结合患儿的临床症状体征，脑脊液 IgG、IgA、IgM 均升高，且头颅 MRI 提示双侧小脑半球、脑干、双侧丘脑及左右大脑白质区域多发异常信号，可确诊为 ADEM。ADEM 是一种免疫介导的主要累及脑和脊髓白质的急性炎症性脱髓鞘疾病。典型的 ADEM 是单相病程，一般预后良好。广义而言，ADEM 属于自身免疫性脑炎的范畴。《中国自身免疫性脑炎诊治专家共识》推荐[3]，自身免疫性脑炎的一线免疫治疗为糖皮质激素、静脉注射免疫球蛋白（IVIG）、血浆置换。一般来说，IVIG 的使用，根据患者体重按总重量 2 g/kg，分 3~5 d 静脉滴注。而糖皮质激素的使用剂量及使用疗程，均没有明确推荐，都是基于专家的观点以及观察性的研究。推荐对完成大剂量静脉应用糖皮质激素治疗后仍存在临床症状的患儿应用口服泼尼松逐渐减量治疗。

四、药学监护

（一）肝肾功能的监护

更昔洛韦是一种 2-脱氧鸟嘌呤核苷的类似物，可抑制疱疹 DNA 复制。患儿 EBV 感染，并用更昔洛韦积极抗病毒治疗。但该药的主要不良反应为粒细胞减少、贫血、血小板减少、肝功能异常，故用药期间必须监测血细胞计数及肝肾功能。

（二）奥美拉唑（PPI）的药学监护

PPI 是一类强效抑制胃酸分泌药，可特异性阻断壁细胞膜上的 H^+-K^+-ATP 酶，从而发挥抑酸作用。当患儿使用大剂量激素冲击治疗时，同时合用 PPI 保护胃肠黏膜。部分临床医师[4]认为，外源性糖皮质素质抑制胃黏液的分泌，降低胃黏膜抵抗力；也可能抑制胃肠黏膜修复，从而导致消化性溃疡的发生，建议使用糖皮质激素时，同时使用抑酸剂等预防性药物。对于糖皮质激素相关性应激性溃疡的预防，建议[5]给药剂量（以泼尼松为例）大于 0.5 mg/（kg·d）人群，应予以 PPI 预防胃黏膜损伤。

（三）IVIG 的药学监护

IVIG 是从健康人混合血浆中分离得到的浓缩免疫球蛋白，主要成分为 IgG，具有免疫替代和免疫调节双重作用。有报告显示[6]，静脉输注 IVIG 时不良反应可高达 20%，但多较轻微。常见的不良反应包括一过性头痛、心慌、寒战、恶心或面部潮红，可能与输液速度过快或个体差异相关。因此，在患儿首次输注 IVIG 一小时内，必须监护患者的生命体征，如有无不适、血压是否升高或心率是否加快。而且，在输注 IVIG 时，输液速度不能过快，开始滴注速度一般约为 1 mL/min（20 滴/min），持续 15 min 后，若患儿无明显不适，可逐渐加快速度，最快滴速不超过 3 mL/min。

（四）糖皮质激素的药学监护

该患儿诊断为 ADEM，ADEM 属于自身免疫性脑炎（AE）范畴，AE 则泛指一类由自身免疫机制介导的、由脑实质弥漫性或多发性炎性病变导致的神经功能障碍。大剂量甲泼尼龙琥珀酸钠对 T 细胞和 B 细胞介导的一系列特异性免疫应答具有抑制作用，且对吞噬细胞的效应子功能具有较强的抑制作用。几项观察性研究显示[7,8]，ADEM 患者首先静脉给予大剂量甲泼尼龙冲击治疗，随后在 4~6 周期间逐渐减量，并继续口服糖皮质激素治疗。故用药期间，临床药师对患儿家属的用药教育非常有必要。大剂量使用糖皮质激素时，可能引起血压增高，故使用前后注意监测血压。可能引起骨质疏松，故嘱咐家属，在用药期间，患儿可以多喝牛奶，注意补钙。长期使用糖皮质激素，可能对患儿的生长发育有一定影响。

该患儿静脉使用甲泼尼龙一段时间后，家长诉患儿食欲增加，且体重有所上涨。药师告诉家属，其所担心的肥胖，其实是长期大剂量使用糖皮质激素所出现的库欣综合征，主要表现为满月脸、多血质外貌、向心性肥胖、痤疮、紫纹、高血压、继发性糖尿病和骨质疏松等。该不良反应的严重程度与用药剂量及用药时间成正比。该患儿只是短期大剂量使用糖皮质激素，因此不会出现严重的库欣综合征，随着减药停药，库欣综合征可能会逐渐恢复，请家长放心。

五、小结

作为儿科临床药师,需要把自己融入医、药、护团队中,从患者出发,提供个体化全程化药学服务。以该患儿为例,药师首先对护士的工作进行了适当指导,比如患儿在输注 IVIG 时需注意滴速、IVIG 必须 2~8 ℃保存等,指导护士正确使用和保管部分药品。而在患儿的药物治疗过程中,药师全程参与患儿的诊疗经过,并结合患者病情,分析药物可能出现的疗效及不良反应,及时跟进,在用药过程中对家属做好用药教育,提高患者用药依从性,从而协助医师,共同管理病人。

参考文献

[1] BEEK D V D, CABELLOS C, DZUPOVA O, et al. ESCMID guideline: diagnosis and treatment of acute bacterial meningitis[J]. Clinical Microbiology and Infection, 2016, 22(suppl 3): S37-62.

[2] KEEN R, MICHAEL B D, MENSON E, et al. Management of suspected viral encephalitis in children: Association of British Neurologists and British Paediatric Allergy, Immunology and Infection Group National Guidelines[J]. Journal of infection, 2012, 64(5): 449-477.

[3] 中华医学会神经病学分会. 中国自身免疫性脑炎诊治专家共识[J]. 中华神经科杂志, 2017, 50(2): 91-98.

[4] MARTINEK J, HLAVOVA K, ZAVADA F, et al. "A surviving myth": corticosteroids are still considered ulcerogenic by a majority of physicians[J]. Scand J Gastroenterol, 2010, 45 (10): 156-1161.

[5] 湖南省质子泵抑制剂的临床应用指导原则(试行)[S]. 中南药学, 2016, 14(7): 673-683.

[6] PIERCE L R, JAIN N. Risks associated with the use of intravenous immunoglobulin[J]. Transfus Med Rev, 2003, 17(4): 241.

[7] TENEMBAUM S, CHAMOLES N, FEJERMAN N. Acute disseminated encephalomyelitis: a long-term follow-up study of 84 pediatric patients[J]. Neurology, 2002, 59(8): 1224-1231.

[8] HYNSON J L, KORNBERG A J, COLEMAN L T, et al. Clinical and neuroradiologic features of acute disseminated encephalomyelitis in children[J]. Neurology, 2001, 56(10): 1308-1312.

(沈 黎 杨 锐 王 诚 著)
(苏州科技城医院,上海交通大学附属新华医院)

莫西沙星注射液致药物热一例

【摘　要】　对1例莫西沙星注射液致药物热病例，结合临床表现和文献分析其药物热发生机制，发现与患者累积用药量达到一定程度诱导的超敏反应有关。药物热与感染不易区分，临床药师应及时判断发热原因，为临床提供合理的用药方案。

【关键词】　莫西沙星注射液；药物热；不良反应

A case of drug fever caused by moxifloxacin injection

【Abstract】 In a case of drug fever caused by moxifloxacin injection, combined with clinical manifestations and literature analysis, the mechanism of drug fever is related to the hypersensitivity induced by the patient's cumulative drug dose to a certain extent. It is not easy to distinguish drug fever from infection. Clinical pharmacists should determine the cause of fever in time and provide a reasonable medication plan for the clinic.

【Key words】　moxifloxacin injection；drug fever；adverse reactions

　　药物热是指在使用一种或多种药物应用过程中引起的发热，是临床常见的一种药物不良反应，占临床发热症患者的2.5%~10%[1]。药物热的诊断比较困难，与临床其他可引起发热的疾病不易鉴别，尤其在感染性疾病的治疗过程中，常被误认为原发疾病未得到有效控制而增加抗菌药物的使用强度，不仅使患者住院时间延长，还有可能导致病情加重[2]。本文通过对临床药师参与的1例莫西沙星注射液致药物热的病例进行分析，探讨药物热的发生机制、临床特点，为药物热的正确诊断提供参考。

一、病史摘要

　　患者男性，83岁，身高160 cm，体重56 kg。因"咳嗽咳痰伴活动后气喘一周"于2020年1月1日入院。患者一周前受凉后出现咳嗽、咳黄痰，自觉有发热（体温未测），伴有活动后气喘。2019年12月28日至当地医院就诊，予"头孢曲松"抗感染治疗后症状无明显好转。患者平素体质一般，曾于2015年11月、2017年3月因"肺炎"收住苏州大学附属常熟医院常熟市第一人民医院，否认传染病史，否认药物过敏史。查体：体温37.0 ℃，脉搏85次/分，呼吸20次/分，血压132/59 mmHg，神志清，精神一般，双肺呼吸音粗，未闻及干湿啰音，心律尚齐，双下肢不肿。辅助检查，血常规：白细胞计数（WBC）$7.1×10^9$/L，中性粒细胞百分比（NEUT%）84.3%，嗜酸性粒细胞计数（EOS）$0.03×10^9$/L，C反应蛋白（CRP）133.4 mg/L；降钙素原（PCT）2.7 ng/mL；胸部CT：右肺上下叶炎症伴右侧胸腔积液。入院诊断：肺炎。

二、治疗过程

　　患者入院后予莫西沙星注射液联合注射用哌拉西林他唑巴坦抗感染治疗，咳嗽咳痰症状较前好转，未再发热。1月8日，患者出现体温38.1 ℃，但未有其他明显不适，考虑近期为流感高发季，予以奥司他韦经验性抗病毒治疗，但之后患者仍有反复发热。1月10日，患者无明显咳嗽咳痰，复查：WBC $6.3×10^9$/L，NEUT% 75.2%，EOS $0.13×10^9$/L，CRP 66.6 mg/L，PCT 0.2 ng/mL，炎症指标较前明显下降。

　　临床药师分析病情后认为：患者呼吸道症状及实验室检查提示病情好转，近期出现发热，考虑药物热可能，通过查阅病史发现患者既往2次入院治疗肺炎时均使用过莫西沙星（分别使用10 d、7 d，未联合使用退热药及糖皮质激素），均未出现发热，故考虑哌拉西林他唑巴坦引起的药物热。

医师采纳意见，予停用哌拉西林他唑巴坦。调整治疗方案后，患者仍有发热，医师考虑患者感染可能尚未控制，1月14日加用头孢哌酮舒巴坦经验性抗感染治疗，但患者发热症状仍未缓解。1月17日，复查胸部CT：右肺上下叶炎症，部分较前实密，部分吸收；右侧胸腔积液伴右肺膨胀不全；WBC 5.2×10⁹/L，NEUT% 54.9%，EOS 0.57×10⁹/L，CRP 28.4 mg/L。临床药师分析病情后认为：患者嗜酸性粒细胞计数升高，反复发热仍不除外与药物热有关，而当前治疗药物中莫西沙星注射液引起药物热的可能性极大，建议停用，医师采纳。1月18日起，患者未再出现发热。1月23日，复查WBC 9.3×10⁹/L，NEUT% 58.7%，EOS 1.2×10⁹/L，CRP 9 mg/L。1月25日，患者病情稳定，予以出院。患者住院期间主要治疗药物使用情况详见表1，体温变化详见图1。

表 1 患者住院期间主要治疗药物使用情况

治疗药物	用法用量	起止时间	治疗药物	用法用量	起止时间
注射用哌拉西林他唑巴坦	4.5 g ivgtt q8h	1.1~1.10	桉柠蒎肠溶软胶囊	0.3 g po tid	1.2~1.25
莫西沙星注射液	0.4 g ivgtt qd	1.1~1.17	奥司他韦胶囊	75 mg po bid	1.8~1.14
注射用氨溴索	30 mg ivgtt bid	1.1~1.2	注射用头孢哌酮舒巴坦	3 g ivgtt q12h	1.14~1.19
羧甲司坦口服液	10 ml po tid	1.2~1.17			

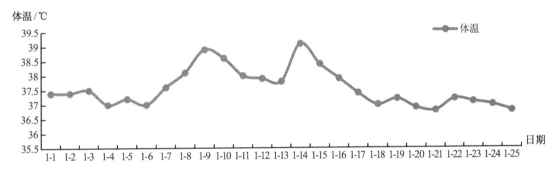

图 1 患者住院期间体温变化

三、讨论

（一）药物热的发生机制

药物热的发生机制有5种[3]：（1）药物通过干扰体温调节机制，使机体增加产热或减少散热而引起发热，但引起体温调节改变的药物只有在过量的情况下才有可能导致明显的发热；（2）静脉用药物在生产或配制过程中被微生物、内毒素及其他杂质污染，引起外源性致热源导致的发热，此类反应常发生在输液过程中或输液后数小时内，延迟性反应很少见；（3）与药物自身药理作用相关的发热，抗菌药物杀死病原体后释放内毒素而导致机体发热，发热反应通常发生在治疗开始后6~8 h；（4）存在遗传基因缺陷的特异性体质患者在使用某些药物后可出现发热；（5）与超敏反应有关，药物或其降解产物作为完全抗原或半抗原刺激机体产生内源性致热源而引起发热，这是引起药物热最常见的一种机制，抗菌药物、抗惊厥药等通过这种机制引起药物热。本例患者有莫西沙星用药史，于用药第8 d出现发热，而使用同批次注射液的其他患者未出现发热，故考虑本例患者发热与超敏反应有关。

（二）药物热的临床特点及诊断

药物热的诊断目前无统一标准，判断是何种药物引起的药物热也比较困难，主要依靠排除性诊断，通常综合发热时间、发热规律、临床表现、实验室检查、患者病情转归、用药情况、用药史等进行判断。当患者在治疗过程中出现不明原因的发热，而临床情况良好或好转时，应在鉴别诊断中考虑药物热。如果患者在停用可疑药物后72 h内体温恢复正常，即可作出药物热的初步诊断。当再次使用疑似药物而出现发热时，则可证实药物热的诊断，但应该避免这种做法，以免患者出现更严重的不良反应[3-5]。

药物热可发生在药物治疗过程中的任何时间点，不同类别药物的发生时间有显著差异，药物热一般发生在用药后7~13 d，有药物热史的患者可在用药后10 min~2 h出现发热[3-5]。所有药物都有可能发生药物热，其中以抗菌药物致药物热的报道居多，注射剂是发生药物热的主要剂型[6]。根据文献[7]报道，231例抗菌药物致药物热的不良反应中，头孢菌素类占22.94%，青霉素类占19.05%，喹诺酮类占4.76%。

药物热患者会出现各种类型的发热，包括稽留热、弛张热、间歇热。此外，发热的程度也可能不同，从37.2 ℃到42.8 ℃均有可能，38.9~40 ℃比较常见。发生药物热时可伴随有皮疹、关节酸痛、扁桃体肿大、淋巴结肿大、肝脾肿大、畏寒、寒战、头痛、血管神经性水肿、胸闷等症状[3-5,8]。药物热的临床表现缺乏特异性，在3%~5%的病例中，发热可能是药物热的唯一临床表现[9]。实验室检查结果可以帮助药物热的诊断，药物热可能伴有嗜酸性粒细胞绝对值升高、白细胞增多、血小板降低、血清IgE升高、红细胞沉降率升高、肝肾功能改变，但没有敏感性和特异性较高的指标，实验室检查结果不能作为药物热明确诊断的依据[3-5,8]。本例患者在治疗过程中第8 d出现发热，临床症状及相关检查均提示肺部感染治疗好转，患者除发热外无其他不适，治疗第10 d嗜酸性粒细胞计数虽然在正常范围，但有升高趋势，故考虑药物热可能。综合患者治疗药物及既往用药史，考虑哌拉西林他唑巴坦引起药物热可能性较大，因此当时仅停用了哌拉西林他唑巴坦未停用莫西沙星。在采取了一系列措施后，患者仍有反复发热，治疗第17 d嗜酸性粒细胞计数超过正常范围，医师在临床药师的建议下停用莫西沙星注射液。之后患者体温降至正常，也证实了发热是由莫西沙星所致的药物热引起的。有研究发现[10]，囊性纤维化患者在使用抗菌药物后更容易发生药物热，这可能与患者频繁住院治疗、较长的疗程、大剂量使用抗菌药物有关。王从容[11]则认为药物热可能与用药时间、累积用药量存在一定关系。本例患者有莫西沙星用药史，既往用药过程中未发生药物热，但在此次治疗过程中发生药物热，考虑可能与患者多次使用莫西沙星，累积用药量达到一定程度诱导超敏反应有关。在本病例中，针对患者反复发热，临床药师通过对患者发热特点、肺部感染控制情况、临床表现、实验室检查、用药情况等综合评估，并查阅相关文献，协助医师调整治疗方案，最终诊断其为莫西沙星注射液引起的药物热，保障了患者用药安全、有效、经济。通过本案例，临床药师也对药物热的发生机制、临床诊断有了更进一步的认识，一旦考虑发生药物热，在保证原发病控制的情况下，应及时停用或者调整一切可疑药物，不能以药物热的发生率、患者用药史作为可疑药物判断的绝对依据。

参考文献

[1] 王君钰,谭诗云,钱翠娟.药物热的临床分析[J].医药导报,2007,26(2):201-202.

[2] VODOVAR D, LEBELLER C, MÉGARBANE B, et al. Drug Fever: a descriptive cohort study from the French national pharmacovigilance database[J]. Drug Saf, 2012, 35(9): 759-767.

[3] PATEL R A, GALLAGHER J C. Drug fever[J]. Pharmacotherapy, 2010, 30(1): 57-69

[4] 周铎.抗菌药物相关性药物热的临床诊断与治疗[J].医药导报,2015,34(1):50-52.

[5] 张锋,徐琼,张立群,等.33例抗菌药物致药物热的临床特征分析[J].中国药业,2014,23(18):83-84.

[6] 陈五波,林辉龙.256例药物热的国内文献分析[J].药物流行病学杂志,2015,24(12):750-753.

[7] 胡晓琳,占红.抗菌药物致药物热不良反应/不良事件的系统评价[J].解放军药学学报,2017,33(2):186-189.

[8] 张晓云,迪力夏提·艾尼瓦尔,曹明雪,等.药物热研究进展[J].解放军药学学报,2017,33(2):168-171.

[9] SWE T, ALI M, NAING A T. Drug fever induced by piperacillin/tazobactam in an elderly patient with underlying human immunodeficiency virus (HIV) infection[J]. BMJ Case Rep, 2016.

[10] PLEASANTS R A, WALKER T R, SAMUELSON W M. Allergic Reactions to Parenteral Beta-lactam Antibiotics in Patients With Cystic Fibrosis[J]. Chest, 1994, 106(4): 1124-1128.

[11] 王从容.29例由注射用哌拉西林钠他唑巴坦钠引起药物热的回顾性分析[J].中国医院药学杂志,2019,39(22):2334-2337.

（陈蕊欢　田　霞著）

· 中医药研究 ·

中医药在新型冠状病毒肺炎妊娠期患者治疗中的安全性分析

【摘 要】 目的：分析中医药在新型冠状病毒肺炎（COVID-19）妊娠期患者治疗中的安全性，为临床合理用药提供参考。方法：对《新型冠状病毒肺炎诊疗方案（试行第七版）》中推荐的中药处方及中成药中的药物在妊娠期使用是否安全进行分析。结果：在诊疗方案中推荐的中药处方有10个，组方药物有68味中药，列入妊娠禁忌中药的有7味。推荐使用的中成药有14种，共有57味中药组成，列入妊娠禁忌中药的有15味。结论：COVID-19妊娠期患者中药的使用应权衡利弊，正确辨证，合理配伍，并使用合适的剂量。

【关键词】 新型冠状病毒肺炎；中医药；妊娠期；安全性分析

Safety analysis of traditional Chinese medicine in the treatment of patients with new type of corona virus disease 2019 during pregnancy

【Abstract】 Objective：To analyze the safety of Chinese medicine in the treatment of COVID-19 pregnant patients. Methods：According to 《New Coronavirus Pneumonia Diagnosis and Treatment Program (Trial Version 7)》, the safety of Chinese medicine prescription and Chinese patent medicine in pregnancy was analyzed. Result：There are 10 Chinese medicine prescriptions and 68 herbals recommended in the treatment plan. 7 herbals are listed as pregnancy contraindications. There are 14 types of Chinese patent medicines recommended, with 57 herbals. 15 herbals are listed as pregnancy contraindication. Conclusion：The use of Chinese medicine in COVID-19 pregnancy patients should weigh the advantages and disadvantages, diagnose properly, combine reasonable and use the appropriate dose.

【Key words】 COVID-19；Chinese medicine；pregnancy period；safety analysis

2019年底以来，国内外相继出现新型冠状病毒肺炎（COVID-19）疫情，对于COVID-19目前临床还没有特效的抗病毒药物，我国将中医药介入COVID-19的治疗，坚持中西医结合治疗，取得了一定的成效[1]。国家卫生健康委员会和国家中医药管理局已发布的《新型冠状病毒肺炎诊疗方案（试行第七版）》[2]（以下简称诊疗方案），强调中医药应积极参与COVID-19疫情防控，各地区根据患者病情、当地的气候特点及患者体质差异等情况，参照诊疗方案中的临床治疗期及分型进行辨证论治。本文从诊疗方案推荐的中药方剂及中成药中组方药物的药性、功效及药理作用着手，分析这些治疗方案在给妊娠期患者使用时是否存在用药风险，为临床合理用药提供参考。

一、妊娠期妇女禁忌中药安全性分级与使用原则

妊娠期用药的安全性历来是临床医师、药师及孕妇都十分关注的问题。妊娠禁忌中药通常有"禁用""忌用"和"慎用"3种表述来体现中药对胎元损害的不同程度，提示临床合理规避或慎重使用[3]。这些能损害胎元或导致堕胎，在妊娠期应避免或禁止使用的中药统称为禁忌中药[4]。中医认为胎元是母体与胚胎之间的关系，包括胎儿、胎盘、胎气三个方面[5]。随着中药现代药理研究

的深入发展，有关中药妊娠毒理的研究报道也逐渐增多，包括抗生育、兴奋子宫平滑肌、致流产、致畸作用等，虽然部分药物未列入妊娠禁忌中药，但考虑到药物对母儿的危害作用，在临床使用过程中应合理辨证，谨慎使用[6]。妊娠期妇女禁忌中药安全性分级与使用原则见表1。

表1 妊娠期妇女禁忌中药安全性分级与使用原则

安全性分级	分级标准	使用原则
禁用	大多是剧毒药或药性比较剧烈，服用后易导致滑胎或死胎等影响的药[7]，或是临床资料实验证实药物或其中某一类化学成分具有较显著的致畸、致突变或致死胎作用[8]。	可能直接会对胎儿甚至母体造成不可逆转的不良影响，必须严格禁止使用。
忌用	程度较"禁"为次，具有明显"堕胎"、致流产作用的药，如大部分药性强烈的活血化瘀类药。	对孕妇可产生不良反应，应避免使用或最好不用。
慎用	程度最轻，没有毒性或有小毒，无强烈致流产作用，但有的药性猛烈或有"下行"功效，容易损伤胎气[9]，如部分具有活血化瘀功效的药、清热泻下、辛温走窜、破气消滞等功效的药。	毒性小，药性相对缓和，对孕妇也存在不利影响，在病情允许的情况下辨证谨慎使用。

二、中医药治疗COVID-19在妊娠期的安全性分析

（一）医学观察期用药

当患者处于COVID-19医学观察期时，诊疗方案推荐使用藿香正气胶囊（丸、水、口服液）、金花清感颗粒、连花清瘟胶囊（颗粒）、疏风解毒胶囊（颗粒）进行辨证治疗。

1. 藿香正气胶囊（丸、水、口服液）

藿香正气系列药物有不同的剂型，其药物组成略有差异，共同含有陈皮、厚朴（姜制）、白芷、茯苓、大腹皮。不同的是藿香正气丸（胶囊）含有藿香、苏叶、法半夏、白术、桔梗、大枣、生姜、甘草；藿香正气水（口服液）含有广藿香油、紫苏叶油、生半夏、苍术、甘草浸膏，水剂辅料为乙醇，口服液辅料为聚山梨酯-80、肉桂油。

处方药物中，厚朴（姜制）药性辛温，具燥湿消痰、下气除满作用，因能下气破滞损伤胎气，故孕妇慎用[10]。生半夏在《医疗用毒性药品管理办法》中为孕妇禁用药[11]，内服一般经炮制后才能使用。半夏的炮制品有姜半夏、法半夏及清半夏。法半夏是半夏用甘草和生石灰炮制而成，姜半夏是用生姜或干姜及白矾炮制而成，两者都能降低生半夏的毒性及副作用，并能增强法半夏祛寒痰及姜半夏降逆止呕的作用。现代药理研究显示，半夏蛋白对小鼠具有明显抗早孕作用，抗早孕率达100%[3]；生半夏、姜半夏、法半夏在动物实验中大剂量使用均有致畸作用，尤以生半夏最为严重[12]。中药在妊娠期能否使用不仅与药物本身相关，还与炮制有关。生半夏为孕妇禁用，而半夏炮制品在2015年版《中华人民共和国药典》[13]（以下简称《中国药典》）中没有列为禁忌中药。藿香正气水（口服液）中的生半夏在制作过程中是用干姜炮制后使用的，因此藿香正气系列药物（除藿香正气水外），药品说明书中对妊娠期用药均是应在医师指导下服用，使用过程中应中病即止，切勿擅自用药。

藿香正气水之所以妊娠期不能使用，是由于制剂中含乙醇40%~50%，乙醇是主要致畸物质，凡含乙醇的中成药妊娠期应禁用[3]。女性孕期酒精暴露（prenatal alcohol exposure，PAE）能导致胎儿发育迟滞、行为及神经发育异常，称为"胎儿酒精综合征"（fetal alcohol spectrum disorders，FASD）[14,15]。

2. 金花清感颗粒

金花清感颗粒处方药物有金银花、石膏、蜜麻黄、炒苦杏仁、黄芩、连翘、浙贝母、知母、牛蒡子、青蒿、薄荷、甘草。该药中炒苦杏仁苦，微温，有小毒，有降气止咳平喘作用[11]。青蒿苦、辛、寒，有清虚热、截疟等功效，其主要成分之一为青蒿素，动物实验青蒿素有胚胎毒性及较弱的致畸作用，小剂量对胚胎无影响，大剂量使胚胎死亡，小剂量与大剂量之间为一条致畸带[16]。虽

然苦杏仁与青蒿在《中国药典》中没有被列为妊娠禁忌药，但基于处方中青蒿可能会给妊娠期患者造成不良影响，再者此药缺乏妊娠期临床用药资料数据，因此遵照说明书的用药情况，妊娠期应禁用。

3. 连花清瘟胶囊（颗粒）

连花清瘟胶囊处方药物有连翘、金银花、麻黄（炙）、炒苦杏仁、石膏、板蓝根、绵马贯众、鱼腥草、广藿香、大黄、红景天、薄荷脑、甘草。该方中大黄苦寒，有泻下攻积、清热泻火作用，因其泻下力强，有损胎气，为孕妇慎用药[13]。绵马贯众苦、微寒有小毒，具抗菌、抗病毒的药理作用[10]，药理研究发现，贯众对家兔离体及在体子宫平滑肌有明显的收缩作用[17]。板蓝根苦寒，具清热解毒、凉血利咽的功效，有抗菌、抗病毒、抗内毒素等药理作用。该药因方中寒凉药较多，在临床应用过程应正确辨证，谨慎使用，把控好用药剂量及疗程，避免给妊娠期患者增加不安全因素。

4. 疏风解毒胶囊（颗粒）

疏风解毒胶囊处方药物有虎杖、连翘、板蓝根、柴胡、败酱草、马鞭草、芦根、甘草。该方中虎杖药性苦寒，含有大黄素等成分，具泻下作用。马鞭草苦凉，活血散瘀，解毒，利水退黄，截疟[13]。范文昌等[18]研究报道，当马鞭草浓度达到 1.6×10^{-2} g/ml 时，会引起妊娠子宫肌的兴奋，且收缩振幅增加，故此药妊娠期应谨慎使用。

（二）临床治疗期（确诊病例）用药

当患者处于COVID-19临床治疗期时，诊疗方案推荐通用方剂清肺排毒汤，此外还推荐了临床辨证为轻型的寒湿郁肺证、湿热蕴肺证；普通型的湿毒郁肺证、寒湿阻肺证；重型的疫毒闭肺证、气营两燔证的方案，以及危重型内闭外脱证的用药方案。

1. 清肺排毒汤

清肺排毒汤为通用方剂，适用于轻型、普通型、重型患者，在危重型患者救治中可结合患者实际情况合理使用。

处方药物有麻黄、炙甘草、杏仁、生石膏、桂枝、泽泻、猪苓、白术、茯苓、柴胡、黄芩、姜半夏、生姜、枳实、细辛、紫苑、款冬花、射干、山药、陈皮、藿香。处方中麻黄、桂枝为辛散之品，麻黄发汗力强，易耗伤阴液；桂枝辛温助热，易致血热妄行，为孕妇慎用药。枳实破气消积，气行则血行，易致孕妇崩漏下血，现代药理研究枳实煎剂对家兔离体或在体子宫，对已孕或未孕，均有兴奋作用，甚至致出现强制性子宫收缩[3]，故枳实孕妇慎用。射干药性苦寒，易化燥伤阴。细辛辛香麻舌，其挥发油所含的黄樟醚毒性较大，动物实验将其掺入饲料中，2年后28%的大鼠出现肝癌，细辛对肾脏也有一定毒性，肾功能不全者及孕妇都应慎用[19]，且须严格按《中国药典》规定剂量1~3 g使用。石膏大寒，清热泻火力强，临床不管是妊娠期还是其他患者，都应根据发热程度选用剂量。中药汤剂治疗疾病最能体现中医辨证论治，可以随证加减。药物配伍使用能起协同作用，增强药效；也能减轻或消除毒副作用，抑其所短，专取所长，保证用药安全。清肺排毒汤中麻黄与生石膏配伍，既能透邪于外，又能清热于内，两药相制为用，麻黄得石膏，则宣肺平喘而不助热；石膏得麻黄，则清解肺热而不凉遏。麻黄配桂枝，增强发汗解表，祛风散寒作用。杏仁配麻黄，一宣一降，增强平喘之力。姜半夏配陈皮，增强燥湿化痰、理气和中作用。枳实配白术则消补兼施[20]。在临床给妊娠期患者用药时，根据患者临床表现分型，结合体质、怀孕周期等随症加减，酌情使用麻黄、石膏、桂枝、枳实、射干及细辛的用量。

2. 轻型

（1）寒湿郁肺证 处方药物有生麻黄、生石膏、杏仁、羌活、葶苈子、地龙、徐长卿、贯众、藿香、佩兰、苍术、云苓、生白术、焦三仙、厚朴、焦槟榔、煨草果、生姜。处方中厚朴能下气破滞、损伤胎气，为孕妇慎用药，临床使用可选用姜厚朴，既能消除对咽喉的刺激性，又能增强宽中和胃作用。地龙咸寒，有清热解痉、平喘等作用，现代药理实验结果显示，地龙水煎液对未孕大鼠离体子宫平滑肌具有兴奋作用，此作用有量效关系[21]。地龙能引起子宫平滑肌痉挛性收缩，孕妇须慎用[19]。葶苈子泻肺平喘力强，生姜辛散耗气。方中地龙、厚朴、葶苈子、生姜在诊疗方案推荐处方中的使用剂量都为 15 g，都超过了《中国药典》规定的用药剂量，《中国药典》中的使用剂量分别为 5~10 g、3~10 g、3~10 g、3~10 g。故在给妊娠患者用药时，须根据患者自身情况、临床表现等合理辨证，临证加减药物，使用合适的剂量。

（2）湿热蕴肺证　处方药物有槟榔、草果、厚朴、知母、黄芩、柴胡、连翘、赤芍、青蒿、苍术、大青叶、生甘草。此药方中槟榔辛温，有毒，有杀虫行气等作用。大青叶味苦，性大寒，有清热解毒等作用。现代药理研究显示，大青叶有直接兴奋子宫平滑肌作用，量大可致早产，板蓝根和大青叶属同类植物，也应慎用[22]。虽大青叶对流感病毒有抑制作用，有广谱抗菌及抗真菌等作用，但在临床用药时应把握好剂量。

3. 普通型

（1）湿毒郁肺证　处方药物有生麻黄、杏仁、生石膏、生薏苡仁、虎杖、马鞭草、化橘红、青蒿、芦根、葶苈子、广藿香、茅苍术、生甘草。此方中生薏苡仁味甘性凉，有利水渗湿，健脾止泻等作用，属滑利之品，孕妇应慎用[13]。动物实验证明薏苡仁水提取物可以提高怀孕大鼠子宫收缩性[23]。方中杏仁 15 g、虎杖 20 g、马鞭草 30 g、葶苈子 15 g 都超过了《中国药典》的规定用药剂量，《中国药典》中的使用剂量分别为 5~10 g、9~15 g、5~10 g、3~10 g。故临床用药时应正确辨证，把握好用药剂量。

（2）寒湿阻肺证　处方药物有苍术、陈皮、厚朴、藿香、草果、生麻黄、羌活、生姜、槟榔。此方剂在临床用药时除须考虑厚朴、槟榔对妊娠期的不利因素，谨慎使用外，还应考虑辛散作用强的生麻黄和生姜的用量，正确辨证，临证加减。

4. 重型

（1）疫毒闭肺证　处方药物有生麻黄、杏仁、生石膏、甘草、藿香、厚朴、苍术、草果、法半夏、茯苓、生大黄、生黄芪、葶苈子、赤芍。本方剂在临床用药时须根据妊娠期患者的临床表现，酌情使用厚朴、生大黄，还要注意药性强的生麻黄、生石膏及法半夏的用药剂量。

（2）气营两燔证　处方药物有生石膏、知母、生地、水牛角、赤芍、玄参、连翘、牡丹皮、黄连、竹叶、葶苈子、生甘草。方中牡丹皮味苦、辛、微寒，有清热凉血、活血化瘀作用，现代药理研究显示，牡丹皮热浸液对动物子宫有兴奋作用[3]，并具有抗早孕作用[24]。生石膏与知母相须为用，可增强清热生津作用；水牛角配生地，一可助水牛角清热凉血，又能止血；二可复已失之阴血。此方剂寒凉药物用量较大，临床使用时应正确辨证，合理配伍，谨慎使用牡丹皮、生石膏、水牛角、生地、黄连等，应根据病情对证调控药物的剂量。

5. 危重型（内闭外脱证）

（1）推荐处方　处方药物有人参、黑顺片（先煎）、山茱萸煎汤送服苏合香丸或安宫牛黄丸。此方中黑顺片是附子炮制加工而成，附子辛热，有毒，孕妇禁用。黑顺片是附子的炮制品，虽已降低或消除其毒副作用，但妊娠期还应谨慎使用。送服用的中成药苏合香丸中含有苏合香、安息香、冰片、人工麝香、乳香、檀香、朱砂等药物，具有芳香开窍，行气止痛的功效，组方药物中大多辛香走窜，易耗伤正气。人工麝香辛香走窜力强，易致堕胎，药理研究表明麝香对动物子宫（离体或在体）有兴奋作用，对妊娠子宫的兴奋性强于未妊娠的，对晚期妊娠子宫作用强于早期，是孕妇禁用药[25]；朱砂主含硫化汞（HgS），为毒性药品，孕妇严禁使用[13]；此外冰片、安息香、苏合香芳香走窜，乳香活血止痛为孕妇慎用药，冰片具有抗生育的药理作用，对妊娠中期和晚期有终止妊娠的作用[19]。安宫牛黄丸中含有人工麝香、牛黄、雄黄、朱砂、冰片、珍珠等药物，具有清热解毒，镇惊开窍作用，其中雄黄为毒性药品，孕妇严禁使用，牛黄孕妇慎用。基于此药方中的药物大多为孕妇禁用或慎用药，在急救的情况下，须权衡利弊来判断是否用药。

治疗危重型患者，大便秘结者可用生大黄和芒硝，生大黄与芒硝泻下力强，易伤正气，孕妇慎用[13]。两药配伍一主一辅,芒硝可以增强大黄峻下热结、排除燥屎的作用,若用到此方剂,则应中病即止,慎勿过剂。

(2)重型及危重型推荐用中药注射液 诊疗方案对重型及危重型患者推荐的中成药有喜炎平注射液、血必净注射液、热毒宁注射液、痰热清注射液、醒脑静注射液。这些中成药在临床使用过程中缺乏妊娠期安全用药的依据,虽然有的中成药不含孕妇禁忌药,但说明书以尚未有孕妇使用的临床研究资料来阐明妊娠期用药情况;或直接以孕妇禁用或慎用来定论。当疾病的严重程度对母体的生命有威胁时,主要考虑母体的安危来用药,若药物对胎儿存在影响的,在孕妇恢复后可以考虑终止妊娠。重型及危重型推荐用的中药注射剂在妊娠期的安全性分析见表2。

表2 重型及危重型推荐用的中药注射剂在妊娠期用药的安全性分析

药品名称	处方药物	妊娠期禁用忌用成分	妊娠期慎用成分	安全用药级别	分析及建议
喜炎平注射液	穿心莲内酯	无	无	禁用	穿心莲内酯是穿心莲的主要成分,穿心莲可对抗孕酮,抑制绒毛滋养细胞生成,可导致流产[22],妊娠期禁用。
血必净注射液	红花、当归、川芎、丹参、赤芍	无	红花、川芎、丹参	禁用	本品以活血化瘀药为主,易造成流产,妊娠期禁用。
热毒宁注射液	青蒿、金银花、栀子	无	无	慎用	本品不含妊娠禁忌药,说明书以尚无孕妇使用的临床研究资料来说明用药情况,考虑青蒿具有胚胎毒性,故用药时应权衡风险和效益,谨慎使用。
痰热清注射液	黄芩、熊胆粉、山羊角、金银花、连翘	无	无	禁用	本品中虽无妊娠禁忌药,但说明书中为孕妇禁用,临床可遵照药品说明书用药。
醒脑静注射液	麝香、郁金、冰片、栀子	麝香	冰片	禁用	本品中除麝香、冰片外,郁金对早、中、晚期妊娠有终止作用[3],故本品可能使孕妇发生严重的不良后果,禁止使用。
参附注射液	红参、黑顺片		黑顺片	慎用	本品应正确辨证,对证用药,谨慎使用。
生脉注射液	红参、麦冬、五味子	无	无	禁用	本品中无妊娠禁忌药,因缺乏孕妇使用的临床研究资料,遵照说明书妊娠期禁用。
参麦注射液	红参、麦冬	无	无	禁用	本品中无妊娠禁忌药,因缺乏孕妇使用的临床研究资料,遵照说明书妊娠期禁用。

6. 恢复期用药

(1)肺脾气虚证 处方药物有法半夏、陈皮、党参、炙黄芪、炒白术、茯苓、藿香、砂仁、甘草。方中砂仁为辛温香燥,易耗气伤阴,此方临床用药时,需合理使用法半夏及砂仁的剂量。

(2)气阴两虚证 处方药物有南北沙参、麦冬、西洋参、五味子、生石膏、淡竹叶、桑叶、芦根、丹参、生甘草。此方中丹参苦,微寒,因有活血祛瘀作用,临床用药时可以随证加减,以防给妊娠期患者增加用药风险。对恢复期患者推荐的中药方剂在妊娠期用药的安全性分析见表3。

表 3　恢复期推荐的中药方剂在妊娠期用药的安全性分析

临床辨证	妊娠期禁用忌用药物	妊娠期慎用药物	安全用药级别	分析及建议
肺脾气虚证	无	无	可以使用	临床用药时应把握好法半夏与砂仁的剂量。
气阴两虚证	无	无	可以使用	本处方中丹参因有活血祛瘀作用，如患者病情需要在临床用药时掌握剂量，谨慎使用。

三、COVID-19 诊疗方案中涉及的中药在妊娠期用药的安全性汇总

诊疗方案共推荐的中药处方有 10 个，组方药物有 68 味，列入妊娠禁忌中药的有 7 味；推荐使用的中成药有 14 种，共有 57 味中药组成，列入妊娠禁忌中药的有 15 味。上述的药物中，列入 2015 年版《中国药典》妊娠期孕妇慎用的中药有 12 种，无忌用药，禁用中药有 3 种，总计 15 种。列入 2007 年第 2 版全国高等院校教材《中药学》[26]中的妊娠期孕妇慎用药有 11 种、忌用药 8 种、禁用药 3 种，总计 21 种，其中射干和芒硝在《中药学》中属于忌用或慎用药。在《中药药理与临床手册》[10]中收载妊娠期孕妇慎用有 9 种、忌用有 5 种、禁用 2 种，总计 14 种，其中大黄、桂枝在 2006 年第 1 版《中药药理与临床手册》中属于忌用或慎用药。详见表 4。从表中可以看出，权威书籍在对妊娠禁忌中药分类上也有出入，《中药药理与临床手册》中除了朱砂这一药物没有记载，其他药物在三本书籍中对妊娠期用药的安全性分级不同。因中药成分复杂，还需对妊娠期禁忌中药进一步研究与统一，以指导临床医师正确把握用药的合理性和安全性。

表 4　《中国药典》《中药学》及《中药药理与临床手册》妊娠禁忌中药统计表

权威书籍	慎用	忌用	禁用
《中国药典》	大黄、红花、薏苡仁、桂枝、桃仁、枳实、牡丹皮、附子、芒硝、冰片、牛黄、乳香	无	朱砂、麝香、雄黄
《中药学》	厚朴、射干、槟榔、贯众、枳实、丹参、川芎、桂枝、冰片、牛黄、乳香	大黄、射干、虎杖、红花、附子、桃仁、乳香、芒硝	朱砂、麝香、雄黄
《中药药理与临床手册》	大黄、桂枝、地龙、槟榔、半夏、贯众、穿心莲、厚朴、牡丹皮	大黄、桂枝、虎杖、麝香、雄黄	附子、芒硝

四、结论

中医药治疗 COVID-19 具有独特的显著的疗效[1]，特别是在临床治疗期结合患者实际情况合理使用清肺排毒汤，将疫毒之邪排出体外，能有效防止病情的进一步发展。对于妊娠期妇女这一特殊人群的用药安全，因病情需要使用禁忌药物时，应权衡利弊，正确辨证，合理配伍，以护正气、增效减毒的用药原则选用药物及使用合适的剂量，保障妊娠期用药的安全性。

参考文献

[1] 王薇,王玉伟,马爽,等.各省中医治疗策略及中医治疗参与率与新型冠状病毒肺炎治愈效果初探.世界中医药[EB/OL].2020-03-06.http://kns.cnki.net/kcms/detail/.
[2] 国家卫生健康委员会.新型冠状病毒肺炎诊疗方案（试行第七版）解读[EB/OL].2020-03-04.https://baijiahao.baidu.com/.
[3] 梅全喜,曹俊岭.中药临床药学[M].北京：人民卫生出版社,2013.
[4] 黄俊武,陈敏.妊娠禁忌中药的临床应用与思考[J].柳州医学,2013,26(2)：89-90.
[5] 谢亚莉.谈谈先兆流产的中医治疗[J].中国实用乡村医生杂志,2007,14(1)：39.
[6] 吴楚良.妊娠期用药禁忌研究进展[J].中医学报,2012,27(9)：1166-1167.

[7] 杨海卿,王科峰.妊娠期中药安全性研究及合理应用探讨[J].临床合理用药杂志,2012,5(2B):176-177.

[8] 王宇光,金锐,孔祥文,等.中药妊娠期用药的安全性等级研究[J].中国中药杂志,2016,41(1):150-153.

[9] 傅金英,李淑敏.对妊娠禁忌药的认识与运用[J].中医研究,2008,21(8):45-46.

[10] 李连达,黄春林,朱晓新.中药药理与临床手册[M].北京:人民卫生出版社,2006.

[11] 中华人民共和国国务院.医疗用毒性药品管理办法[EB/OL].2020-05-14. http://yjj.henan.gov.cn/

[12] 张衍,单进军,徐建亚,等.半夏妊娠毒性研究进展及新思路[J].中华中医药杂志,2016,31(3):938-941.

[13] 国家药典委员会.中国药典2015版(一部)[S].北京:中国医药科技出版社,2015:3-385.

[14] Sokol R J, Delaney-Black V, Nordstrom B. Fetal alcohol spectrum disorder[J]. JAMA-J Am Med Assoc, 2003, 290(22): 2996-2999.

[15] Mattson S N, Crocker N, Nguyen T T. Fetal alcohol spectrum disorders: Neuropsychological and behavioral features[J]. Neuropsy-chol Rev, 2011, 21(2): 81-101.

[16] 万红平,梁礼珍,黄红坤,等.青蒿素对大鼠致畸作用的研究[J].中药新药与临床药理,2008,19(1):25-28.

[17] 陈红云,刘光明,石武祥,等.中药贯众的研究进展[J].大理学院学报,2006,5(6):75-77.

[18] 范文昌,梅全喜,李楚源.广东地产清热解毒药物大全[M].北京:中医古籍出版社,2011.

[19] 侯家玉,方泰惠.中药药理学[M].北京:中国中医药出版社,2012.

[20] 孙洪胜,全世建.中药临床方剂学[M].北京:人民卫生出版社,2016.

[21] 郑梅,杨榆青,陈嵘,等.地龙水煎液对未孕大鼠离体子宫平滑肌作用的研究[J].中医药学刊,2006,24(3):463-464.

[22] 游燕.中药在妊娠期的安全应用探讨[J].陕西中医学院学报,2010,33(2):59.

[23] 杨爽,王李梅,王姝麒,等.薏苡化学成分及其活性综述[J].中药材,2011,34(8):280-281.

[24] 郑依玲,梅全喜,戴卫波,等.妊娠禁忌中药研究概述[J].中国药房,2018,29(3):421-424.

[25] 孙蓉,杨倩,尹健伟,等.麝香及替代品药理作用和含量测定方法研究进展[J].时珍国医国药,2011,22(3):709-712.

[26] 高学敏.中药学[M].第2版.北京:中国中医药出版社,2007.

(朱莉红 于姝娟 邵明鸣 著,虞燕霞 审)
(南京医科大学附属苏州医院 苏州市立医院)

基于数据挖掘对吴门医派治疗消渴病的用药规律研究

【摘　要】　目的：研究分析吴门医派医家治疗消渴病的用药规律。方法：搜集筛选吴门医派医家临床治疗消渴的经验处方，运用聚类分析方法探索高频药物之间的配伍关系。结果：收集156张处方，以补虚药用药最多，尤以益气养阴药为主，同时重用清热药，辅之以利水渗湿药。药味以甘、苦为多，善用辛味药；药性方面寒温并用，偏重寒凉药。用药频次超过20次的17味，聚类方：C1（甘草、人参）、C2（茯苓、麦冬）、C3（生地、熟地、五味子、天花粉、黄芪）、C4（知母、石膏、泽泻）、C5（葛根、黄连、黄芩）。结论：吴门医派治疗消渴病从滋阴清热入手之余，善用辛开苦降法，注重利湿。

【关键词】　吴门医派；消渴；聚类分析；用药规律

消渴病的临床症状表现为多食、多饮、多尿、消瘦等。本文对吴门医派多位具有代表性医家治疗消渴病的临床医案文献进行搜集总结并且进行数据挖掘（Data Mining，DM）分析，探讨他们论治的独特理论及遣方用药特色，在临床运用分析的基础上提炼其学术思想特点。掌握、整理、学习好中医文献，对于学术水平、临床经验的提升有巨大作用。但是中医文献资料分散庞杂，原有人工统计困难重重。为了弥补原有模式的缺陷，本研究将文献研究与数据挖掘技术相结合，使得其范围与成果更广更深更精确。数据挖掘是从大量的、不完全的、模糊的、随机的数据中提取隐含在其中的、未知的、但又是潜在有用的信息和知识的过程。是一门交叉学科，汇聚了数据库、人工智能、统计学、可视化、并行计算等不同学科和领域。数据挖掘技术能针对医学数据多态性、不完整性、时间性和冗余性的特征实施合理的数据处理和知识提取。本研究基于数据挖掘，对吴门医派治疗消渴病的用药规律进行了初步研究，对吴地中医学术的提高具有现实意义，有利于提高传统医学对消渴病的临床辨证论治水平。

一、资料与方法

（一）一般资料

以中国中医药出版社《明清名医全书大成》为检索工具，检索词为"消渴""消"。

（二）处方纳入与排除标准

纳入标准：（1）行医范围主要在苏州太湖流域属吴门医派的医家；（2）主要为治疗消渴的内服处方；（3）处方方药记录清楚、完整。排除标准：（1）非吴门医派的医家；（2）非治疗消渴或以消渴作为兼证治疗的处方；（3）有明显的封建迷信色彩、剧毒、现代难以获得的不切实际的药物。

（三）统计学方法

将纳入处方的用药中同药异名及同药异制的中药，统一按照中国医药科技出版社的2015版《中国药典》中名称作为规范录入EXCEL，按照中国中医药出版社第10版《中药学》教材进行药物分类，建立数据库，进行频数分类统计学分析，运用SPSS 22.0对高频用药进行聚类分析。

二、结果

（一）用药频数分析

本研究筛选出吴门医派治疗消渴病的156张处方，其中陈士铎8张、冯兆张9张、缪希雍1张、沈金鳌41张、王肯堂60张、徐灵胎11张、叶天士14张、张璐23张。涉及药物179味，用药总频次1 300次。根据中药性味归经及类别分析，发现吴门医派的治疗消渴用药特点：以补虚药用药最多，尤以益气养阴药为主，同时重用清热药，辅之以利水渗湿药。药味以甘、苦为多，善用辛味药

（表1）；药性方面寒温并用，偏重寒凉药；归经主要在肺、脾、胃、肾经。

表1 用药频次超过7味的药物药味统计（单位：次）

甘	苦	辛	酸	咸	涩	淡
29	23	19	7	3	3	3

（二）高频用药聚类分析

用药频次超过20次的高频药物共17味：甘草、人参、茯苓、麦冬、生地、熟地、五味子、天花粉、黄芪、知母、石膏、泽泻、葛根、当归、黄连、黄芩、山药（表2）

表2 吴门医派治疗消渴病高频用药统计（单位：次）

药物	频数	药物	频数	药物	频数	药物	频数	药物	频数	药物	频数
甘草	75	麦冬	57	五味子	37	知母	31	葛根	25	黄芩	23
人参	69	生地	40	天花粉	35	石膏	29	当归	24	山药	21
茯苓	59	熟地	40	黄芪	34	泽泻	28	黄连	24		

（三）组合聚类结果

综合高频药物性味归经、药物类别进行聚类分析，得出组合聚类结果分别为：C1（甘草、人参）、C2（茯苓、麦冬）、C3（生地、熟地、五味子、天花粉、黄芪）、C4（知母、石膏、泽泻）、C5（葛根、黄连、黄芩）（图1）。

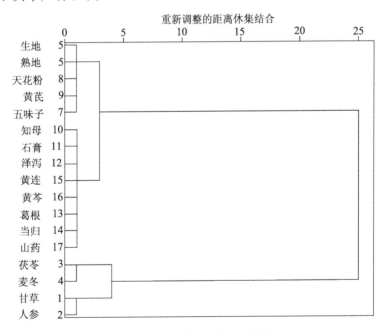

图1 高频用药聚类分析树状图

三、讨论

（一）因地制宜——吴门医派对消渴的认识

吴门医派治疗消渴病的用药重点在于大量运用补虚药，尤其是益气养阴药，此外，运用了大量清热药，以及利水渗湿药，在清热、滋阴的同时，吴门医派治疗消渴病注重化湿[1-4]。传统中医认为消渴病的病机在于阴亏热盛，以"阴虚为本，燥热为标"进行辨证论治，以滋阴清热为治疗大法。以本研究对于吴门医派用药分析来看，以药测证，除阴亏热盛之外，湿邪可能是苏州地区消渴病的主要病机之一，这与现代对于苏州地区消渴病的中医分型的相关研究结果相符[5]。成因可能有以下几点：苏州位居长江中下游，气候多雨潮湿，外湿较重；苏州自古以来就是经济重镇，人民生活水平相对高，喜食甜腻，内外合邪，氤氲不化，故湿邪为患多见。更有医家提出吴地"百病湿为先"的病理特点，现代亦有研究表明血液中糖分越高，湿邪表现越严重，身重、肢困、乏力，一味养阴清热是不够的，需加化湿之剂[6]。由此表明吴门医派对于消渴病的病因病机认识综合考量了苏州地区地理、人文环境，除了传统认为的阴虚热盛之外，还有湿邪这一重要病理因素。

（二）另辟蹊径——吴门医派对消渴的治法

吴门医派用药药味以甘、苦、辛为多；药性方面寒温并用，偏重寒凉药。吴门医派治疗消渴在传统的滋阴清热治疗方法基础上，另辟蹊径，以苦寒清火坚阴、甘凉补虚养阴之余，以辛温开郁化湿为主，灵活运用辛开苦降法。

《素问·至真要大论》结合六气淫胜理论论述了气味的配伍，其中对火、热淫内的气味配伍论述为："热淫于内，治以咸寒，佐以甘苦，以酸收之，以苦发之……火淫所胜，平以酸冷，佐以苦甘，以酸收之，以苦发之"。张仲景宗《内经》之说，开创了辛开苦降法运用于临床之先河。吴门医派著名医家叶天士在《临证指南医案》中指出："微苦以清降，微辛以宣通""苦寒能清热除湿""辛通能开气泄浊""辛以开之，苦以降之""以苦降其逆，辛通其痹"。另一吴门医派大家吴鞠通亦提到"非苦无能胜湿，非辛无能通利邪气""苦与辛合能降、能通"。《灵枢·师传》有"寒温中适"的治疗原则，认为调理脾胃以苦泄、辛补、甘缓为法度。

辛开苦降法，温脾清胃，两相结合，补虚泻实，阴阳并调，温而不耗胃阴，寒而不伤脾阳，互制互济，体现了阴阳学说的对立统一观。"太阴湿土，得阳始运，阳明燥土，得阴自安"，辛则运脾化湿，消痞散结，苦则清胃中郁火，辛开苦降泄郁火而化瘀滞[4]。

（三）承前启后——吴门医派治疗消渴的聚类方

聚类分析是根据事物本身潜在的特性研究对象分类的方法。通过聚类把一个数据集合中的个体按照相似性归成若干类别，使其"物以类聚"，将数据库中的记录划分为一系列有意义的子集，聚类分析得到的聚类方并不是一般意义上的临床处方，而是统计学分析得出的临床经常使用的一些药物的固定配伍、药对，可以体现研究对象的用药规律及思路[7]。

本研究得到聚类方，C1（甘草、人参）：甘草根据不同炮制方法，既可补益脾胃，又可清热解毒，更善调和药性，《本经》注："甘草主五脏六腑寒热邪气，坚筋骨，长肌肉，倍力。"人参大补元气，《本经》注："主补五脏，安精神，止惊悸，除邪气，明目，开心益智。"两药配伍重在大补元气，针对消渴日久，阴损及阳，元气欲脱的情况。C2（茯苓、麦冬）：茯苓有补有泻，功效利水渗湿、益脾和胃、宁心安神；麦冬养阴生津润肺，可治心阴不足之心悸易惊及津液亏虚。二药合用，使肺能通调脾能运化，使水精四布，又可安心定志，舒缓患者情绪，如《辨证录》麦冬茯苓汤治肺燥口渴、中满尿少等。C3（生地、熟地、五味子、天花粉、黄芪）：《临证指南医案》指出"三消之证，虽有上、中、下之分，其实不越阴亏阳亢"，以二地滋阴而生津退热，补肾而填精益髓；天花粉系清热生津之要药；五味子、黄芪取酸甘化阴之义，黄芪为补气要药，共奏益气养阴、生津止渴之功。C4（知母、石膏、泽泻）：知母、石膏为临床经典配伍，有清泄肺胃郁热，除烦止渴之效，《症因脉治》云："身热引饮，内热烦躁者，以石膏知母汤。"配伍泽泻，有泻无补，尤擅清泄湿热，此方适用于脾瘅中满内热之实证。C5（葛根、黄连、黄芩）：为经方葛根芩连汤之主药，黄连、黄芩苦寒而清热燥湿，葛根甘而生津，辛则运脾化湿，苦则清胃中郁火，辛开苦降泄郁火、化瘀滞，《本经》谓之葛根主消渴，同时现代研究表明葛根芩连汤有效组分葛根异黄酮与酒蒸黄连生物碱组分配伍"止消渴"疗效确切，具有明显的改善糖脂代谢紊乱，改善胰岛素抵抗的作用[8]。

国医大师周仲瑛教授说："古为今用，根深则叶茂；西为中用，老干发新芽。知常达变，法外求法臻化境；学以致用，实践创新绽奇葩。"本研究对吴门医派治疗消渴的文献进行了整理挖掘，初步探究了吴门医派治疗消渴病的用药特点与处方思想，以期为今后中医临床诊疗相关疾病以及中医流派文献研究提供一些帮助。

参考文献

[1] 秦文斌,俞志高.吴医谈概[J].吴中医学研究,1992,1(1):26.
[2] 苏州地方志编纂委员会.苏州市志[M].第1版.南京:江苏人民出版社,1995.
[3] 杨文英.中国糖尿病的流行特点及变化趋势[J].中国科学:生命科学,2018,48(8):812-819.
[4] 仝小林.糖络杂病论[M].第2版.北京:科学出版社,2014.
[5] 黄菲,王纯庠.中医证型与2型糖尿病患者胰岛素抵抗及B细胞功能的关系[J].临床与病理杂志,2015,35(10):1816-1820.
[6] 黄菲.糖尿病给药前须知湿有多重[N].健康报,2015-07-08(006).
[7] 张颖,杨钧,刘建平.数据挖掘在中医药研究中的应用[J].辽宁中医药大学学报,2008,10(3):153-154.
[8] 李佳川.葛根芩连汤有效组分"止消渴"药效作用研究[J].中药材,2012,35(7):1132-1135.

（于吉超　崔永健　刘利琼　著，欧　文　审）
（苏州市相城区中医医院）

[基金项目：苏州市科技发展计划-产业技术创新专项（民生科技-医疗卫生应用基础研究，项目编号SYSD2017206）]

· 综述 ·

白细胞介素 33 与胃癌关系的研究进展

【摘　要】　白细胞介素 33（IL-33）在调节胃氧化性萎缩及胃癌增生、化生和进展等方面发挥着重要作用。胃癌患者血清及组织 IL-33 的表达水平与肿瘤侵袭深度、生长转移及 TNM 分期息息相关。IL-33 参与胃癌多个信号通路，一方面，直接调节 1 型辅助 T（Th1）细胞型免疫反应，引起有效的 $CD4^+T$ 细胞和 $CD8^+T$ 细胞反应。另一方面，通过其受体肿瘤发生抑制物 2（ST2）参与 Th2 细胞型免疫反应。还可与肥大细胞/肿瘤相关巨噬细胞相作用影响肿瘤微环境。本文对 IL-33 与胃癌临床病理特征及发展的关系、相关信号通路及治疗三个方面进行总结，阐明 IL-33 在胃癌中的促癌或抑癌的双重职能作用，以期为胃癌的临床诊断、预后判断、临床用药和药物治疗靶点等领域提供新的思路。

【关键词】　白细胞介素 33（IL-33）；胃癌；肿瘤微环境；细胞因子

Research Progress on Relationship between Interleukin 33（IL-33）and Gastric cancer

【Abstract】　Interleukin 33（IL-33）plays an important role in regulating oxidative atrophy of the stomach and hyperplasia, metaplasia and progression of gastric cancer. The expression level of IL-33 in serum and tissues of patients with gastric cancer is closely related to the depth of tumor invasion, growth and metastasis and TNM staging. IL-33 is involved in multiple signaling pathways of gastric cancer. On the one hand, IL-33 directly regulates type 1 helper T(Th1) cell type immune response and causes effective $CD4^+$ T and $CD8^+$ T cell responses. On the other hand, it participates in the Th2 cell-type immune response through its receptor oncogenic inhibitor 2 (ST2). It can also interact with mast cells/tumor-associated macrophages to affect the tumor microenvironment. We summarized the relationship between IL-33 and the clinicopathological characteristics and development of gastric cancer, related signaling pathways and treatment, and clarified the dual functions of IL-33 in promoting or suppressing cancer in gastric cancer, with a view to providing new ideas for clinical diagnosis, prognosis judgment, clinical drug use and drug therapeutic targets of gastric cancer.

【Key words】　interleukin 33（IL-33）; gastric cancer; tumor microenvironment; cytokines

近年来，随着科学研究的不断深入，胃癌的检测及治疗等领域都得到了扩宽，胃癌的发病率有所下降，然而，调查数据显示，全球范围内，中国胃癌发病率仍排在前列，此外，中国胃癌患者的无病生存率和总生存期比欧洲和美国要低得多[1]。因此，研究中国胃癌患者的发病机制和影响因素极为迫切。

胃癌可以受到遗传和多种环境因素的影响。长期流行病学研究显示，超过 20% 的人类癌症事件与慢性炎症有关。慢性炎症通过持续激活特定环境中的免疫细胞，导致遗传和表观遗传异常，最终使得正常细胞转变为癌细胞。肿瘤微环境及炎症反应与肿瘤的关系成为近年来的研究热点。从胃癌的发病机制角度来说，至今仍未得到完全阐释。

慢性炎症在胃及肝器官的致癌过程中起着至关重要的作用。首先，胃癌的发生发展过程与慢性炎症、细胞因子以及免疫微环境都密切相关[2-4]。研究表明，胃部幽门螺杆菌感染与炎症细胞因子

·综述·

如白细胞介素家族成员联系密切[5,6]，其炎性细胞因子如白细胞介素1β（interleukin 1β，IL-1β）、IL-6、IL-8以及肿瘤坏死因子α（tumor necrosis factor α，TNF-α）可以显著地影响胃癌的发生。其次，胃癌细胞的转移除了细胞自身因素外，还受到其所在微环境的影响，其组成包括趋化而来的免疫细胞或肿瘤相关成纤维细胞（cancer-associated fibroblast，CAF）等，它们通过分泌某些趋化因子以及细胞因子影响癌细胞的增殖和转移。有研究发现，炎症是肿瘤发生发展过程的印记（hallmark）[7]。IL-1家族是与炎症、免疫密切相关的细胞因子。IL-1细胞因子家族的白细胞介素33（IL-33）近年来在各个领域被广泛研究。IL-33曾被称为高内皮静脉核因子（nuclear factor high endothelial venule，NF-HEV）和白细胞介素1家族成员11（interleukin-1 family member 11，IL-1F11），有研究显示，在重合IL-1和成纤维细胞生长因子（fibroblast growth factor，FGF）结构后，使用远亲算法，可确定IL-33属于IL-1家族细胞因子。

一、IL-33与胃癌临床病理特征及发展的关系

IL-33是一种相对分子质量（M_r）为30 000的蛋白质，位于人9号染色体，广泛表达在免疫细胞、前列腺、肺和胃等组织中，而且与一般细胞因子所不同的是，除免疫细胞外，内皮、上皮以及成纤维等细胞类型也可表达IL-33，并且IL-33可能在受到外界压力损伤的细胞或者坏死造成的死亡细胞中表达。进一步的研究显示，IL-33的生物学活性呈现多样化，除可以活化自然杀伤（natural killer，NK）细胞、$CD8^+T$细胞，参与1型辅助T（T helper type 1，Th1）细胞、Th2细胞免疫反应外，还在多种疾病的发展中发挥重要的作用。已发现和IL-33有关的疾病主要集中于急慢性的炎症、自身免疫性疾病，包括严重的哮喘、风湿性关节炎以及炎性休克等。

目前，IL-33在乳腺癌、头颈鳞癌、肝癌等患者组织/血清中表达异常，并影响其预后。而在胃癌和IL-33的血清学研究中显示，IL-33在胃癌患者外周血中浓度显著升高，与侵袭深度、生长转移和肿瘤的分期及预后密切相关，IL-33在患者体内的表达水平与预后呈负相关。许隽颖等[8]研究发现，血清IL-33在胃癌患者中过表达，与胃癌TNM（tumor node metastasis）分期以及浸润程度联系密切，且具有统计学差异。Sun等[9]研究结果显示，与健康对照组相比，胃癌患者血清IL-33水平明显上调，约为普通人的6倍。结果发现血清IL-33水平变化与影响预后因素有关，主要表现在侵袭深度、远处转移和晚期（Ⅲ/Ⅳ期）等方面。此外，在胃癌和IL-33的组织学研究中显示，以正常组织为对照组，实验组胃癌组织中IL-33蛋白的表达增高，4个胃癌细胞系与GS-1人胃上皮细胞无明显差异。有研究表明[10]，实验组与对照组比较，IL-33表达量上调，但与患者的肿瘤大小及部位无相关性，与胃癌TNM分期、转移具有相关性，IL-33表达与生存率呈负相关。另一方面研究显示，IL-33表达强度与年龄、肿瘤形态、癌种浸润深度均具有相关性。IL-33在病理分化程度高组及年龄高组表达上调。结果表明，炎性因子IL-33在胃癌发生发展、转移等过程中均发挥显著作用。此外，以癌旁组织为对照组，IL-33的表达与胃癌患者的生存率和预后无显著相关性，实验组IL-33阳性表达率呈现低水平[11]。在胃癌中IL-33的表达及其与临床特征及预后的关系研究中[12]，同样表明IL-33的表达与胃癌患者的年龄和浸润深度有关，但不是预后的独立危险因素。临床血清和组织学研究显示，炎性因子IL-33在胃癌发生发展、侵袭转移等过程中均发挥显著作用。IL-33在胃癌患者中过表达，与TNM分期、转移以及浸润程度联系密切。尽管IL-33的表达与胃癌患者的生存率和预后相关性存在部分争议，有待进一步探讨。但是IL-33的监测为胃癌预防和治疗提供了新的思路。

大量数据显示，炎症可诱导肿瘤的增殖与迁移。研究中发现，与一般成纤维细胞不同，肿瘤相关成纤维细胞可以分泌IL-33，起促进胃癌细胞转移的作用。如在结直肠癌研究中同样发现，肿瘤细胞中过表达IL-33后促进体内转移发生，裸鼠整体存活率下降[13]。IL-33也可以和癌基因直接作用促进肿瘤细胞的生长、转化和转移。夏兵祥等[14]研究发现，IL-33和血管内皮生长因子C（vascular endothelial growth factor-C，VEGF-C）表达水平在胃癌组织及血清中均上调并呈正相关，

IL-33参与胃癌的发生、进展及转移过程。在解痉多肽表达性化生（spasmolytic polypeptide expressing metaplasia，SPEM）与肠型胃癌的病理进展研究中发现[15]，来自上皮细胞的IL-33通过特异性先天免疫细胞刺激IL-13的产生，在胃体壁细胞丢失后诱导主细胞向SPEM转分化，IL-33参与胃癌增生/化生。通过IL-33与IL-13的信号级联调节小鼠胃上皮化生[16]。此外，也有数据显示IL-33具抗肿瘤的能力，IL-33的给药可以有效地抑制小鼠乳腺癌肺转移的发生。IL-33可以活化$CD8^+T$细胞和NK细胞，进而抑制肿瘤增殖和转移[17]。

因此，IL-33在胃癌发生发展中起重要作用，IL-33渗入到肿瘤新生血管的形成、胃癌增生/化生、肿瘤浸润及胃癌细胞侵袭转移等各个环节。体内IL-33的表达情况对胃癌患者的病程监测、判断、诊治及预后具有重要的作用。

二、胃癌中IL-33的相关信号通路

研究表明，IL-33的作用具有两面性，可作为促炎细胞因子和具有转录调控的细胞内核因子，在炎症过程中激活免疫反应，诱导凋亡；而当充当核因子的角色时，又起抑制转录作用，进一步减低促炎信号。IL-33在胃癌中的作用信号通路主要涉及IL-33表达调节、IL-33/ST2信号通路、IL-33与Th1/Th2型免疫反应、IL-33与肥大细胞/肿瘤相关巨噬细胞，通过特定途径设计相关药物靶向IL-33轴，可实现抑制胃癌转移，这将成为治疗胃癌的一种有前途的新的免疫治疗方法。

（一）IL-33表达调节

IL-33被胱天蛋白酶1（caspase-1）家族裂解为M_r 18 000蛋白质后具有生物活性，其β折叠片结构类似于IL-1家族并与IL-18存在氨基酸同源性。与IL-1α和高迁移率蛋白B1（high mobility group box 1，HMGB1）类似，IL-33同时发挥着传统细胞因子和胞内核因子转录功能。IL-33的分泌并非传统的内质网-高尔基复合体方式，培养的星形胶质细胞在被脂多糖（lipopolysaccharide，LPS）和三磷酸腺苷（adenosine triphosphate，ATP）刺激后，可以释放微量IL-33。

有研究显示，IL-33激活核因子kB（nuclear factor kB，NF-kB）通路调节细胞因子的产生。此外IL-33的产生受细胞因子LPS、TNF-α和IL-1β等调节。此外，一种RNA结合蛋白TTP（tristetraprolin）被验证可通过下调IL-33的表达从而抑制胃癌进展，但是没有完全阐明TTP调控IL-33表达的详细分子机制[18]。

（二）IL-33/ST2信号通路

恶性肿瘤经常会影响宿主的免疫反应，而Th2型细胞因子会通过抑制肿瘤抗原而下调肿瘤免疫反应。与IL-1细胞因子类似，IL-33可以通过IL-1受体相关蛋白ST2发出信号，诱导T辅助性2型相关细胞因子[19]。ST2来源于上皮细胞，属于IL-1受体家族成员，是由小鼠纤维原细胞血清诱导分泌的蛋白，与染色质相关的核因子，具有转录抑制因子的性质。ST2稳定表达于鼠Th2细胞，而不是鼠Th1细胞中。在人Th2细胞中，ST2可以被诱导表达于细胞表面，并且细胞受到激活后也会分泌ST2。因此，IL-33/ST2介导Th2细胞型免疫主要源于ST2可以表达于Th2细胞和肥大细胞的特性。在ST2缺陷小鼠研究中发现，机体不能对血吸虫虫卵抗原产生Th2细胞型免疫反应[20]。因此，IL-33/ST2主要与Th2细胞型免疫应答介导的炎症及生理病理有关。目前IL-33/ST2参与多种疾病如自身免疫性疾病、心血管疾病、变态反应性疾病、癌症等[21]。数据表明，IL-33/ST2参与了肿瘤的生长和转移[22,23]。IL-33/ST2作为肿瘤中不利的危险因素，促进了肿瘤细胞的侵袭和转移，更可能导致肿瘤发散转移。在胃癌的研究中[24]，胃癌患者可溶性肿瘤发生抑制蛋白2（soluble suppression of tumorigenicity 2，sST2）及IL-33水平变化，与更晚的肿瘤分期显著相关，与肿瘤远处转移及疾病的持续时间显著相关。另有结果显示，血清肿瘤发生抑制蛋白2（suppression of tumorigenicity 2，ST2）水平在高分化患者中表达下调。通过计算IL-33/sST2比值，能区分肿瘤患者和非肿瘤患者。提示IL-33/sST2比值可能成为新的胃癌患者检测的生物学因子。IL-33在胃癌细胞中通过ST2途径，与白细胞介素1受体相关激酶1（interleukin-1 receptor associated kinase 1，IRAK1）、肿瘤坏死因子

受体相关因子6（tumor necrosis factor receptor-associated factor 6，TRAF6）、髓样分化因子88（myeloid differentiation primary response gene 88，MyD88）和IRAK4相结合，进一步激活丝裂原激活蛋白激酶（mitogen activated protein kinase，MAPK）、NF-kB途径发挥生物学效应。此外，IL-33介导的ST2/细胞外调节蛋白激酶（ST2/extracellular signal-regulated kinase1/2，ST2/ERK1/2）通路，可以刺激基质金属蛋白酶3（matrix metalloproteinase 3，MMP3）和IL-6的分泌，进而促进胃癌细胞的侵袭和迁移，反之，阻断ERK1/2通路可起到抑制IL-33诱导的侵袭和迁移，并下调MMP3和IL-6的产生[25]的作用。在胃癌细胞和CAF的共培养模型中，进一步证明了CAF分泌的IL-33通过激活ERK1/2-特异蛋白1（specificprotein 1，SP1）-E盒结合锌指蛋白2（zincfinger E-box-binding homeobox 2，ZEB2）通路，以ST2依赖的方式诱导上皮间质转化（epithelial-mesenchymal transition，EMT），从而增强了胃癌细胞的迁移和侵袭。此外，促炎细胞因子TNF-α诱导CAF分泌的IL-33可通过肿瘤坏死因子受体2（tumor necrosis factor receptor 2，TNFR2）-NF-kB-干扰素调节因子1（interferon regulatory factor-1，IRF-1）的途径促进胃癌细胞迁移。由TNF-α/IL-33/膜结合型ST2配体（membrane-bound ST2 ligand，ST2L）信号通路促进了胃癌进展[26]。

（三）IL-33与Th2细胞型免疫反应

新型警报素IL-33具有提高Th2细胞免疫的作用[27]。在胃中，IL-33表达定位于平滑肌细胞（smooth muscle cell，SMC）的细胞核。IL-33具有预警功能，在感染幽门螺旋杆菌后，IL-33和ST-2的表达水平均显著升高，对细菌负荷和侵袭有应答，并可在胃组织中观察到严重的白细胞浸润[28]。IL-33是由三叶因子家族2（trefoil factor family 2，TFF2）调节并激活的Ⅱ型固有淋巴细胞（group Ⅱ innate lymphoid cell，ILC2）。在胃部，慢性IL-33可造成Th2细胞/信号转导子与转录激活子3（signal transducer and activator of transcription 3，STAT3）介导的胃部病变，在胃底和贲门最明显，这种病变依赖于淋巴细胞的迁移。研究结果强调了严格控制胃部炎症的必要性。在胃癌与ILC2家族研究中发现，胃癌患者血清中ILC2家族相关细胞因子IL-33表达水平明显高于健康人，而ILC2家族可能与Th2细胞极化微环境的形成和维持有着密切的关系[29]。

（四）IL-33与Th1细胞型免疫反应

IL-33可越过Th2细胞型免疫反应，直接调节Th1细胞型免疫反应，进而调节CD8⁺T细胞反应。IL-33能作为免疫佐剂，有效地引起CD4⁺T细胞和CD8⁺T细胞的反应。有研究表明IL-33通过激活胞内因子NF-kB，加强NK细胞、CD8⁺T细胞的增殖、活化。IL-33与Th1细胞型免疫反应主要归根于CD4⁺T细胞和CD8⁺T细胞的反应，而Th2细胞型免疫应答则主要归因于ST2参与的丝裂原活化蛋白激酶（mitogen-activated protein kinase，MAPK）和NF-kB信号通路[30]。在胃癌组织学研究中显示，IL-33常异常表达，并影响肿瘤细胞的生长以及转移过程。IL-33作为炎症因子与肿瘤微环境异常息息相关。浸润的免疫细胞增殖异常，从而导致Th1细胞因子分泌，CD8⁺T细胞以及NK细胞活化及γ干扰素（interferon γ，IFN-γ）生成异常，直接影响到对肿瘤细胞的杀伤效果[31]。

（五）IL-33与肥大细胞/肿瘤相关巨噬细胞

目前，尽管肥大细胞在实体恶性肿瘤微环境中的作用仍存在争议。研究表明，通过基因消融等手段使肥大细胞失活，可抑制肿瘤相关巨噬细胞的积聚，减少肿瘤细胞增殖和血管生成。IL-33可以激活肥大细胞，下调IL-33及受体ST2的水平，可以抑制肿瘤生长，减少肥大细胞和巨噬细胞趋化因子如集落刺激因子2（colony-stimulating factor 2，CSF2）、CC趋化因子配体3［chemokine（C-C motif）ligand 3，CCL3］和IL-6的产生和释放。因此，IL-33-肥大细胞-巨噬细胞轴为胃癌的治疗提供了临床机会[32]。

三、IL-33与胃癌的治疗

近年来，随着肿瘤研究领域的不断发展，其诊断与治疗也呈现出个体、多样、综合化等多种模式。虽然伴随着诊断水平的提高，胃癌的早发现极大地提高了患者的生存率及生活质量，但仍有大量患者处于晚期状态,且常常伴随着肿瘤的恶性增殖、广泛侵犯、淋巴结及远处转移,预后也较差。流行病学显示,大量的癌症患者存在持续感染和慢性炎症的现象,而在肿瘤的微环境中有大量细胞因子的表达。尽管肿瘤免疫治疗方法已经用于临床,但仍有有待解决的问题。因此,细胞因子与胃癌关系的研究对胃癌诊断、治疗与预后具有十分重要的意义。

(一) IL-33 与抗肿瘤药物耐药

目前,乳腺癌的相关研究中表明,他莫昔芬耐药与细胞因子 IL-33 相关,通过对 IL-33 的敲除,可以逆转他莫昔芬的耐药性[33]。这种 IL-33 与抗肿瘤药物耐药的相关性在胃癌中也被得到初步证实。在胃癌细胞实验中,通过过表达 IL-33,使顺铂的药物敏感性显著下降,初步结果表明 IL-33 可通过上调剪切修复交叉互补基因 1(excision repair cross-complementation group 1,ERCC1)的表达从而影响顺铂的药物敏感性[34]。有研究表明 IL-33(<100 pg/mL)对胃癌细胞增殖几乎没有影响,但是当低浓度 IL-33 和顺铂等化疗药物共同存在的情况下,可以降低化疗药物诱导的胃癌细胞凋亡,但这种保护作用在正常胃上皮细胞中没有发生。在 IL-33 作用机制的探讨中,发现 IL-33 通过上调 ST2 蛋白表达并激活 c-Jun 氨基末端激酶(c-Jun N-terminal kinase,JNK)通路来发挥保护作用。鉴于铂类化疗药物在胃癌治疗中的普遍应用,研究结果提示,在胃癌治疗过程中,尤其是在使用铂类化疗药物时,应监测 IL-33 的水平[35]。因此,IL-33 表达水平变化为胃癌化疗药物耐药机制提供了新的思路,并为化疗方案的选择提供了新的理论基础。

(二) IL-33 与胃癌的诊断、治疗与预后

研究显示,IL-33 对肺癌、转移性前列腺肿瘤等多种肿瘤的预防与治疗起重要作用[36]。临床研究发现,胃癌患者血清中 IL-33 表达在化疗后显著低于化疗前,经过化疗后 IL-33 的表达量与健康对照组相比无显著差异。血清中 IL-33 表达水平可作为化疗对患者影响的敏感指标。在胃癌患者血清 IL-33(serum IL-33,sIL-33)水平与无进展生存期(progression-free survival,PFS)的相关性研究中显示,化疗后患者血清 IL-33 水平的下降幅度与 PFS 的延长有关。化疗抵抗后的血清 IL-33 下降程度可以作为预测胃癌患者 PFS 的一个指标[37]。另有研究表明,血清 IL-33 表达量与胃肿瘤血管新生、淋巴转移及疾病 TNM 分期等密切相关,血清 IL-33 表达水平可用于术前与肿瘤的疾病分期作关联分析。此外,通过 IL-33 与肿瘤血管新生和淋巴转移等领域探索,可为胃癌治疗提供新的手段及思路。结果表明 IL-33 在胃癌发病机制探讨中占重要角色,在临床治疗中存在广阔的应用前景。

四、小结与展望

IL-33 及其受体 ST2 在调节胃萎缩伴肠化及胃癌增生、化生和进展等过程中发挥着重要的作用。胃癌患者血清 IL-33 水平变化影响其预后,与肿瘤血管新生、侵袭深度、远处转移及 TNM 分期息息相关。IL-33 参与胃癌多个信号通路调节,如 IL-33 与 Th1 细胞/Th2 细胞型免疫反应;IL-33/ST2 信号通路;IL-33 与肥大细胞/肿瘤相关巨噬细胞。通过特定途径设计相关药物靶向 IL-33 轴抑制胃癌转移,将成为治疗胃癌的一种有前途的新的免疫治疗方法。IL-33 的监测可以为胃癌的预防和治疗提供有用的靶点和方向,相关靶点的小分子抑制剂可以辅助胃癌化学药物治疗,增加药物治疗的有效性。尽管仍存在未明确的问题,如 IL-33 如何在胃癌内监控平衡,IL-33 对胃癌的免疫应答的机制以及 IL-33 可能导致其他炎症反应和致癌的可能性。但是 IL-33 靶向抗体对哮喘的治疗纳入临床试验为 IL-33 临床应用带来了可能。因此,相信随着研究的不断深入,IL-33 在胃癌的临床诊断、预后判断、临床用药和药物治疗靶点等领域将具有无限的可能。

参考文献

[1] 陈万青,李贺,孙可欣,等. 2014 年中国恶性肿瘤发病和死亡分析[J]. 中华肿瘤杂志,2018,40(1):5-13.
[2] GULLO I, OLIVEIRA P, ATHELOGOU M, et al. New insights into the inflamed tumor immune microenvironment of gastric cancer with lymphoid stroma: From morphology and digital analysis to gene expression[J]. Gastric Cancer,

2019, 22(1): 77-90.
[3] PIAZUELO M B, RIECHELMANN R P, WILSON K T, et al. Resolution of gastric cancer-promoting inflammation: A novel strategy for anti-cancer therapy[J]. Curr Top Microbiol Immunol, 2019, 421: 319-359.
[4] ZHOU G, YANG J. Correlations of gastrointestinal hormones with inflammation and intestinal flora in patients with gastric cancer[J]. J BUON, 2019, 24(4): 1595-1600.
[5] SULTANA Z, BANKURA B, PATTANAYAK A K, et al. Association of Interleukin-1 beta and tumor necrosis factor-alpha genetic polymorphisms with gastric cancer in India[J]. Environ Mol Mutagen, 2018, 59(7): 653-667.
[6] KHATOON J, PRASAD K N, RAI R P, et al. Expression levels of A disintegrin and metalloproteases (ADAMs), and Th17-related cytokines and their association with Helicobacter pylori infection in patients with gastroduodenal diseases[J/OL]. Pathog Dis, 2018, 76(8): fty078. DOI: 10.1093/femspd/fty078.
[7] HANAHAN D, WEINBERG R A. Hallmarks of cancer: the next generation[J]. Cell, 2011, 144(5): 646-674.
[8] 许隽颖,阮婷彦,刘超英,等. 胃癌患者血清IL-27和IL-33的表达及其临床意义[J]. 江苏医药, 2016, 42(17): 1915-1917.
[9] SUN P, BEN Q, TU S, et al. Serum interleukin-33 levels in patients with gastric cancer[J]. Dig Dis Sci, 2011, 56(12): 3596-3601.
[10] 夏兵祥,李凡,王轩,等. 胃癌组织中IL-33的表达变化及意义[J]. 山东医药, 2017, 57(13): 5-8.
[11] 胡文蔚. IL-33/ST2调控胃癌生长和转移的机制及临床转化研究[D]. 苏州: 苏州大学, 2018.
[12] HU W, LI X, LI Q, et al. Interleukin-33 expression does not correlate with survival of gastric cancer patients[J]. Pathol Oncol Res, 2017, 23(3): 615-619.
[13] LANDSKRON G, FUENTE L, DUBOIS-CAMACHO K, et al. Interleukin 33/ST2 axis components are associated to desmoplasia, a metastasis-related factor in colorectal cancer[J/OL]. Front Immunol, 2019, 10: 1394. DOI: 10.3389/fimmu.2019.01394. eCollection 2019.
[14] 夏兵祥,李凡,徐健,等. 白细胞介素-33和血管内皮生长因子C在胃癌中的表达及临床意义[J]. 重庆医学, 2017, 46(15): 2056-2059.
[15] MEYER A R, GOLDENRING J R. Injury, repair, inflammation and metaplasia in the stomach[J]. J Physiol, 2018, 596(17): 3861-3867.
[16] PETERSEN C P, MEYER A R, DESALVO C, et al. A signaling cascade of IL-33 to IL-13 regulates metaplasia in the mouse stomach[J]. Gut, 2018, 67(5): 805-817.
[17] QI L, ZHANG Q, MIAO Y, et al. Interleukin-33 activates and recruits natural killer cells to inhibit pulmonary metastatic cancer development[J]. Int J Cancer, 2020, 146(5): 1421-1434.
[18] DENG K, WANG H, SHAN T, et al. Tristetraprolin inhibits gastric cancer progression through suppression of IL-33[J/OL]. Sci Rep, 2016, 6: 24505. DOI: 10.1038/srep24505.
[19] CARRIERE V, ROUSSEL L, ORTEGA N, et al. IL-33, the IL-1-like cytokine ligand for ST2 receptor, is a chromatin-associated nuclear factor in vivo[J]. Proc Natl Acad Sci U S A, 2007, 104(1): 282-287.
[20] TOWNSEND M J, FALLON P G, MATTHEWS D J, et al. T1/ST2-deficient mice demonstrate the importance of T1/ST2 in developing primary T helper cell type 2 responses[J]. J Exp Med, 2000, 191(6): 1069-1075.
[21] GRIESENAUER B, PACZESNY S. The ST2/IL-33 axis in immune cells during inflammatory diseases[J/OL]. Front Immunol, 2017, 8: 475. DOI: 10.3389/fimmu.2017.00475. eCollection 2017.
[22] CHANG C P, HU M H, HSIAO Y P, et al. ST2 signaling in the tumor microenvironment[J]. Adv Exp Med Biol, 2020, 1240: 83-93.
[23] BERGIS D, KASSIS V, RANGLACK A, et al. High serum levels of the interleukin-33 receptor soluble ST2 as a negative prognostic factor in hepatocellular carcinoma[J]. Transl Oncol, 2013, 6(3): 311-318.
[24] BERGIS D, KASSIS V, RADEKE H H. High plasma sST2 levels in gastric cancer and their association with metastatic disease[J]. Cancer Biomark, 2016, 16(1): 117-125.
[25] YU X X, HU Z, SHEN X, et al. IL-33 Promotes Gastric Cancer Cell Invasion and Migration Via ST2-ERK1/2 Pathway[J]. Dig Dis Sci, 2015, 60(5): 1265-1272.
[26] ZHOU Q, WU X, WANG X, et al. The reciprocal interaction between tumor cells and activated fibroblasts mediated by TNF-α/IL-33/ST2L signaling promotes gastric cancer metastasis[J]. Oncogene, 2020, 39(7): 1414-1428.

[27] BUZZELLI J N, CHALINOR H V, PAVLIC D I, et al. IL-33 Is a Stomach alarmin that initiates a skewed Th2 response to injury and infection[J/OL]. Cell Mol Gastroenterol Hepatol, 2015, 1(2): 203-221.e3. DOI: 10.1016/j.jcmgh.2014.12.003. eCollection 2015 Mar.

[28] KUO C J, CHEN C Y, LO H R, et al. Helicobacter pylori induces IL-33 production and recruits ST-2 to lipid rafts to exacerbate inflammation[J/OL]. Cells, 2019, 8(10): 1290. DOI: 10.3390/cells8101290.

[29] BIE Q, ZHANG P, SU Z, et al. Polarization of ILC2s in peripheral blood might contribute to immunosuppressive microenvironment in patients with gastric cancer[J/OL]. J Immunol Res, 2014, 2014: 923135. DOI: 10.1155/2014/923135. Epub 2014 Mar 4.

[30] PASTILLE E, WASMER M H, Adamczyk A, et al. The IL-33/ST2 pathway shapes the regulatory T cell phenotype to promote intestinal cancer[J]. Mucosal Immunol, 2019, 12(4): 990-1003.

[31] LARSEN K M, MINAYA M K, VAISH V, et al. The role of IL-33/ST2 pathway in tumorigenesis[J]. Int J Mol Sci, 2018, 19(9): 2676. DOI: 10.3390/ijms19092676.

[32] EISSMANN M F, DIJKSTRA C, JARNICKI A, et al. IL-33-mediated mast cell activation promotes gastric cancer through macrophage mobilization[J/OL]. Nat Commun, 2019, 10(1): 2735. DOI: 10.1038/s41467-019-10676-1.

[33] HU H, SUN J, WANG C, et al. IL-33 facilitates endocrine resistance of breast cancer by inducing cancer stem cell properties[J]. Biochem Biophys Res Commun, 2017, 485(3): 643-650.

[33] ALI S, MOHS A, THOMAS M, et al. The dual function cytokine IL-33 interacts with the transcription factor NF-κB to dampen NF-κB-stimulated gene transcription[J]. J Immunol, 2011, 187(4): 1609-16.

[34] YE X L, ZHAO Y R, WENG G B, et al. IL-33-induced JNK pathway activation confers gastric cancer chemotherapy resistance[J]. Oncol Rep, 2015, 33(6): 2746-2752.

[35] WASMER M H, KREBS P. The role of IL-33-Dependent inflammation in the tumor microenvironment[J/OL] Front Immunol, 2016, 7: 682. DOI: 10.3389/fimmu.2016.00682. eCollection 2016.

[36] HU W, WU C, LI X, et al. Serum IL-33 level is a predictor of progression-free survival after chemotherapy[J]. Oncotarget, 2017, 8(21): 35116-35123.

(韦雪妮　张　越　陈国梅　著，黄　吉　审)
(苏州大学附属太仓医院 太仓市第一人民医院)
[基金项目：太仓市科技计划项目 (项目编号 TC2018JCYL11)]

·综述·

TIGIT 及其抗体在肿瘤中的研究进展

【摘　要】　TIGIT 是一种在活化 T 细胞和自然杀伤（NK）细胞亚群上表达的免疫球蛋白（Ig）超家族成员，并且其可在许多人类癌症的肿瘤组织和肿瘤浸润免疫细胞中高度表达，TIGIT 通过多种机制抑制先天及后天免疫，包括对免疫细胞内在的直接抑制作用，抑制 CD155 介导的 CD226 的激活，在 Tregs 中发挥增强其免疫抑制功能和稳定性的作用等。TIGIT 是一种重要的免疫检查点，TIGIT 通路的抑制可补充和增强其他免疫检查点抑制剂的抗肿瘤作用。而 TIGIT 和 PD-L1/PD-1 通路的联合治疗阻断的有效性优效于相应单药治疗，阻断 TIGIT 代表了新型癌症治疗策略。

【关键词】　TIGIT；Tiragolumab；肿瘤

Research progress of TIGIT and its antibodies in tumors

【Abstract】　TIGIT is a receptor of the Ig superfamily, which is expressed by activated T cells and natural killer (NK) cells. TIGIT is highly expressed in many human tumor tissue and tumor infiltrating immune cells. TIGIT potently inhibits innate and adaptive immunity through multiple mechanisms. TIGIT exhibits direct immune cell-intrinsic inhibitory effects and impedes CD155-mediated CD226 activation. TIGIT also acts in Tregs to augment immunosuppressive function and stability. TIGIT is an important immune checkpoint, inhibition of TIGIT pathway can supplement and enhance the anti-tumor effect of other immune checkpoint blockade. The effectiveness of combined treatment blocking of TIGIT and PD-L1/PD-1 pathway is superior to the corresponding monotherapy, and blocking TIGIT represents a new cancer treatment strategy.

【Key words】　TIGIT；Tiragolumab；cancer

T 细胞免疫受体与免疫球蛋白和 ITIM 结构域（TIGIT）是一种在活化 T 细胞和自然杀伤（NK）细胞亚群上表达的免疫球蛋白（Ig）超家族成员，并且可在许多人类癌症的肿瘤组织和肿瘤浸润免疫细胞中高度表达，通过多种机制抑制先天及后天免疫，促进肿瘤的发生发展。多项试验表明，对 TIGIT 通路的抑制可能成为肿瘤免疫治疗的新方法。

一、TIGIT 的结构与表达

TIGIT 是 IG 超家族的一个受体，在限制性获得性免疫和先天免疫中有重要作用，它由细胞外 Ig 可变区、1 型跨膜结构域和胞内区组成，胞内区含有免疫受体酪氨酸的抑制基序 ITIM 和酪氨酸尾巴样基序（ITT）[1,2,10]。TIGIT 结合两个配体 CD155 和 CD112，CD155 和 CD112 在单核细胞、树突状细胞（DCs）和许多非造血细胞包括不同组织学类型的肿瘤细胞上表达。相比于竞争受体 CD226 和 CD96，TIGIT 与 CD155 结合有更高的亲和力[1,2]。而 TIGIT 与 CD112 结合较弱，CD112R 与 CD112 结合的亲和力高于 CD226[3]。

TIGIT 在活化的 CD8$^+$ 和 CD4$^+$ T 细胞、NK 细胞、调节 T 细胞和滤泡辅助性 T 细胞上表达[1,4,5]。TIGIT 与 DNAM-1/CD226 相反，在幼稚 T 细胞中少量表达。在肿瘤中 TIGIT 与 PD-L1 在抗原特异性 CD8$^+$ T 细胞及 CD8$^+$ 肿瘤浸润淋巴细胞中共表达。它同时还与其他抑制受体，如 T 细胞免疫球蛋白和黏蛋白域含分子-3（TIM-3）和淋巴细胞活化基因 3（LAG-3），在肿瘤中的耗竭 CD8$^+$ T 细胞亚群上共表达[6,7]。此外，TIGIT 在健康人群及肿瘤患者的外周血单核细胞中通过 Tregs 高表达，并在肿瘤微环境中进一步上调[8,9]。

二、TIGIT 的作用机制

TIGIT 通过多种机制抑制先天及后天免疫。在小鼠中，TIGIT 通过与 DCs 上的 CD155 结合直接抑制 T 细胞功能。在 DCs 细胞上 TIGIT 诱导 CD155 磷酸化及触发信号级联反应，以减少 IL-12，增加 IL-10，从而促进耐受 DCs[2]。

TIGIT 表现对免疫细胞内在的直接抑制作用。激动性抗 TIGIT 抗体通过减弱 T 细胞受体（TCR）驱动的激活信号抑制 T 细胞的增殖和功能[4,10,11]。在小鼠和人 CD155 表达的肿瘤细胞中，TIGIT 抑制 NK 细胞的脱颗粒、细胞因子的产生及 NK 细胞介导的细胞毒性[1,12,13,14]。此外，TIGIT+NK 细胞与表达 CD155 的 MDSCs 相互作用，降低了 ZAP70/Syk 和 ERK1/2 的磷酸化，降低了 NK 细胞的溶细胞能力[15]。

多项证据表明，TIGIT 可抑制 CD155 介导的 CD226 的激活。CD226 是在包括 T 细胞、NK 细胞、单核细胞及血小板中广泛表达的共刺激受体[16,17]。CD226 与 LFA-1 共同促进细胞接触和触发 TCR 信号通路[18]。CD226 在 CD4+T 细胞上通过和 CD155 结合促进促炎因子的产生[19]。在人和小鼠中，CD226 直接参与 T 细胞和 NK 细胞对肿瘤的识别。CD226 缺陷小鼠的 CD8+T 细胞和 NK 细胞显示了对肿瘤的免疫缺陷[20,21]。

TIGIT 对 CD155 的亲和性高于 CD226，因此限制了 CD226 介导的激活。TIGIT 也可直接结合 CD226，扰乱它的同源二聚化以及与 CD155 的结合[7]。TIGIT/CD226 的表达平衡调节了 T 细胞及 NK 细胞的效应功能。在 TCR 激活的 CD4+T 细胞中 shRNA 抑制 TIGIT 的表达，使 T-bet 表达和 IFN-γ 的产生增加。这些在 CD226 或 CD155 被阻断时不会发生。相反，敲除 CD226 减少了 T-bet 的表达和 IFN-γ 的产生[11]。

TIGIT 在 Tregs 中发挥增强免疫抑制功能和稳定性的作用。TIGIT 在小鼠中通过一个亚群的自然 Tregs，在人类中通过绝大多数 Tregs 高表达，在 Tregs 中 TIGIT 的上调与 TIGIT 位点的低甲基化和 Foxp3 结合有关[22]。对健康受试者和黑色素瘤患者中 TIGIT+Treg 的抑制作用比 TIGIT-Treg 更强[9,23]。此外，与 TIGIT-Tregs 相比，外周和肿瘤部位的 TIGIT+Treg 上调了许多 Treg 基因信号标记，包括 Foxp3、Helios、neuropilin-1、CTLA-4、PD-1 和 LAG-3[8,9]。

TIGIT+Tregs 也能抑制促炎 Th1 和 Th17，但不能抑制 Th2 型 T 细胞反应。在 TIGIT 接连，TIGIT+Tregs 产生 IL-10 和纤维蛋白原样蛋白 2，介导 T 细胞抑制[8]。

三、TIGIT 单抗的作用

在多种肿瘤类型中，TIGIT 可与 PD-1 协同表达[2,7]。已证实 TIGIT 的基因消融或抗体阻断可在体外和体内非临床模型中增强 NK 细胞杀伤、CD4+ 和 CD8+T 细胞活化和效应子功能[1,2,4,7]。在非临床肿瘤模型中，TIGIT 以高亲和力与 CD155 相互作用。已证明 TIGIT 在 T 细胞和 NK 细胞上活化可限制增殖、效应细胞因子产生以及靶肿瘤细胞杀伤[1,2,7]。TIGIT 可对受慢性刺激的 CD8+T 细胞的效应子功能进行选择性抑制，并且 TIGIT 与 PD-L1/PD-1 协同抑制作用的有效性优效于各自单药治疗[7]。

在小鼠中，TIGIT 和 PD-1/PD-L1 抑制剂的联合协同增加了抗肿瘤 CD8+ 细胞的增殖和功能，从而使总生存期延长[24]。在黑色素瘤患者中，PD-1 与 TIGIT 的同时阻断与 PD-1 单独阻断相比，也增加了抗原特异性 CD8+T 细胞和肿瘤浸润淋巴细胞的增殖和功能[6]。

在小鼠肿瘤模型和体外试验中对 PD-1/TIGIT 同时阻断解除了对 CD226 的抑制，表明阻断 TIGIT 首先通过引导 CD155 介导的信号通路激活 CD226[6,7]。此外，PD-1 诱导 SHP2 介导的 CD226 去磷酸化，表明需要通过 PD-1/TIGIT 阻断来促进 CD226 信号转导[25]。根据这一研究结果，CD8+ TILs 下调了包括黑色素瘤在内的多种实体肿瘤中 CD226 的表达，可能是限制 PD-1/TIGIT 双重阻断在癌症患者中的作用的一个重要障碍[6,26]。通过在肿瘤微环境中的免疫细胞 CD226 的内化和降解，膜结合的 CD155 在 CD226 下调中发挥了关键作用，表明 CD155 介导免疫功能障碍的作用。除了 PD-1 抑制剂外，其他 ICBs 与 TIGIT 抑制剂也可以增强抗肿瘤免疫应答。

TIGIT 抑制剂也与一些其他免疫检查点抑制剂进行了相关试验。如在小鼠中 TIGIT 和 TIM-3 协同抑制抗肿瘤免疫应答[27]。试验表明，TIGIT 在 Tregs 中抑制抗肿瘤 CD8$^+$T 细胞应答和促进肿瘤增长。TIGIT+Treg-浸润性肿瘤上调 TIM-3，在 TIGIT-/-小鼠中阻滞 TIM-3 可进一步减小肿瘤大小和增加总生存时间[27]。因为 TIGIT 与抑制受体 CD96、CD112R 竞争性结合其配体，很多试验研究了针对 PD-1 与 TIGIT 和/或 TIGIT 网络中的其他 IRs（包括 CD96 和 CD112R）联合治疗的免疫和临床疗效。

TIGIT 与 CD96 协同抑制抗肿瘤反应，在有肺转移的荷瘤小鼠模型中，在 TIGIT-/-小鼠中 CD96 阻断后的抗肿瘤作用更高[28]。CD96 与抗 CTLA-4 或抗 PD-1 联合使用更有效，其作用依赖于 NKs、CD226 信号和 IFN-γ 的产生[29]。此外，在野生型和 CD155-/-小鼠模型中，单独使用 TIGIT 阻断或联合使用 PD-1 阻断再加上 CD96 阻断，显著降低 B16 黑色素瘤的生长。值得注意的是，CD96 作为 IR 的作用仍然存在争议，因为也有证据表明，它可以作为 CD8$^+$T 细胞的共刺激受体[30]。

小鼠和体外的多项实验研究表明，CD112R 阻断联合 TIGIT 阻断可增强抗肿瘤免疫应答。在体外试验中 CD112R 阻断剂与 TIGIT 阻断剂协同增强人 NK 细胞触发的对乳腺肿瘤细胞的抗体依赖性细胞毒性[31]。

TIGIT 是一种重要的免疫检查点，靶向作用于 TIGIT 和 PD-1/PD-L1 的联合治疗可广泛适用于不同类型的癌症。TIGIT 单抗对 TIGIT 的治疗性阻断代表了一种极具前景的癌症治疗策略，TIGIT 单抗用于单药治疗或与其他癌症免疫疗法联合治疗时，预期可增强肿瘤特异性 T 细胞应答的强度和质量，以及增强 NK 细胞介导的抗肿瘤免疫，从而提高抗肿瘤活性。通过阻断 TIGIT 也可以逆转 NK 细胞耗竭、潜在增强有关其他单克隆抗体的 NK 细胞驱动的抗体依赖性细胞介导的细胞毒作用。

一项 Ia/Ib 临床研究 CT302 评价了 Tiragolumab 在实体瘤中的疗效，共纳入 73 名患者（Ia 期 24 例，Ib 期 49 例）进行了剂量爬坡试验，没有观察到剂量限制性毒性。在 Ia 和 Ib 试验中，中位年龄为 60 岁和 54 岁，ECOG 评分 0 分占 29% 和 27%，既往接受过 3 线及以上治疗的患者占 67% 和 57%，没有观测到剂量限制性毒性。在剂量爬坡中，治疗相关不良反应发生率 Ia 期为 67%，Ib 期为 59%（大于 3 级不良反应发生率均为 4%），其中最常见的不良反应在 Ia 期中为乏力（38%），Ib 期中为贫血。Ia 期中单药 Tiragolumab 使 4/24 患者达到了大于 4 周的 SD，在 Ib 期中 Tiragolumab 联合阿替利珠单抗使 3/49 患者得到病情缓解，均为 PD-L1 表达阳性患者，包括 1 例头颈部鳞癌患者（达到 PR），2 例 NSCLC 患者（分别达到了 PR 和 CR）。Ib 期扩展队列对 PD-L1 阳性的免疫治疗初治的患者进行研究，在 14 名转移性 PD-L1 阳性的 NSCLC 患者中，ORR 为 50%，其中 1 例 CR，6 例 PR，DCR 率 79%，安全性与前期试验相当。试验数据表明，Tira 单药或联合阿替利珠单抗治疗耐受性良好，并在所有剂量中均有良好的安全性。Ib 期中 tira 联合阿替利珠单抗对包括 NSCLC 在内的未经免疫治疗的肿瘤产生了抗肿瘤活性[32]。基于以上结果，II 期 CITYSCAPE 临床试验招募了初诊的局部晚期或转移的 NSCLC 患者，患者 PD-L1 表达至少大于 1%，并且没有 EGFR 或 ALK 突变，被随机分配接受 Tiragolumab 联合阿替利珠单抗或阿替利珠单抗单药治疗。在 2020 年的 ASCO 年会上，Johnson 基于入组的 135 名患者做出报道，在 Tiragolumab 联合阿替利珠单抗治疗组，ORR 为 37%，中位 PFS 为 5.6 个月，而阿替利珠单抗组 ORR 为 21%，中位 PFS 为 3.9 个月。依据 PD-L1 的表达水平分层，在 PD-L1 表达大于 50% 的患者中联合治疗组 ORR 高达 66%，中位 PFS 尚未达到。单药组 ORR 为 24%，中位 PFS 为 4.1 个月。而在 PD-L1 低表达患者中，联合治疗组 ORR 为 16%，中位 PFS 为 4 个月，单药组 ORR 为 18%，中位 PFS 为 3.6 个月。在两组中大于 96% 的患者出现副反应，联合治疗组中 69% 的患者和单药组中 47% 的患者出现了免疫相关不良事件，最常见的是皮疹和输液相关反应[33]。

III 期 SKYSCRAPER-01 临床试验探索了 Tiragolumab 联合阿替利珠单抗在 PD-L1 表达大于 50% 的初治的 NSCLC 患者的疗效。早期试验同时也在宫颈癌、小细胞肺癌和血液肿瘤中进行了探索。此外 I 期临床试验中 Vibostolimab（MK-7684）单药或与帕博利珠单抗联合均显示出良好的耐受性及初步疗效。Vibostolimab 单药 ORR 为 7%，联合用药 ORR 为 5%，然而相应的中位反应持续时间分别为 9 个月和 13 个月[34]。

Vibostolimab 与帕博利珠单抗联合在 PD-1/PD-L1 初治的患者试验中获得了 29% 的 ORR 和 5.4 个月的中位 PFS。在 PD-L1 ≥1% 的受试者中，ORR 达到了 46%，中位 PFS 为 8.4 个月，而 PD-L1 < 1% 的受试者则 ORR 为 25%，中位 PFS 为 4.1 个月[35]。还有一些其他正在进行临床试验的抗 TIGIT 单抗，包括 BMS-986207、ASP8374、AB154、BGB-A1217 和 OMP-313M32，还有许多新药，如 COM902、IBI939 和 EOS884448，也在进行临床前或临床早期试验。

四、总结

尽管癌症免疫治疗在多种肿瘤的治疗中获得了不错的疗效，以及生存期获益，但只有少数患者对免疫检查点抑制剂产生应答反应。临床和非临床数据表明，对于大多数患者而言，单药免疫疗法不太可能诱导完全且持久的抗肿瘤缓解。恶性肿瘤细胞的宿主免疫抑制由多途径介导，可能需要采用包含两种或两种以上免疫治疗药物的联合治疗方案来充分发挥宿主免疫系统的抗肿瘤潜力。由于 TIGIT 是一种新型的免疫抑制性受体，并且在几种人类肿瘤中 TIGIT 的表达与浸润性 T 细胞上的 PD-1 表达高度相关，所以 TIGIT 通路的抑制可补充和增强其他免疫检查点抑制剂（如抗 PD-L1/PD-1）的抗肿瘤作用。通过前期临床试验，TIGIT 和 PD-L1/PD-1 通路的联合治疗阻断的有效性优效于相应单药治疗，TIGIT 和 PD-L1/PD-1 通路的联合治疗有望成为肿瘤免疫治疗的新策略。

参考文献

[1] STANIETSKY N, SIMIC H, ARAPOVIC J, et al. The interaction of TIGIT with PVR and PVRL2 inhibits human NK cell cytotoxicity[J]. Proc Natl Acad Sci U S A, 2009, 106(42): 17858-17863.

[2] YU X, HARDEN K, GONZALEZ L C, et al. The surface protein TIGIT suppresses T cell activation by promoting the generation of mature immunoregulatory dendritic cells[J]. Nat Immunol, 2009, 10(1): 48-57.

[3] ZHU Y, PANICCIA A, SCHULICK A C, et al. Identification of CD112R as a novel checkpoint for human T cells[J]. J Exp Med, 2016, 213(2): 167-176.

[4] JOLLER N, HAFLER J P, BRYNEDAL B, et al. Cutting edge: TIGIT has T cell-intrinsic inhibitory functions[J]. J Immunol, 2011, 186(3): 1338-1342.

[5] WU H, CHEN Y, LIU H, et al. Follicular regulatory T cells repress cytokine production by follicular helper T cells and optimize IgG responses in mice[J]. Eur J Immunol, 2016, 46(5): 1152-1161.

[6] CHAUVIN J-M, PAGLIANO O, FOURCADE J, et al. TIGIT and PD-1 impair tumor antigen-specific CD8$^+$ T cells in melanoma patients[J]. J Clin Invest, 2015, 125(5): 2046-2058.

[7] JOHNSTON R J, COMPS-AGRAR L, HACKNEY J, et al. The immunoreceptor TIGIT regulates antitumor and antiviral CD8$^+$ T cell effector function[J]. Cancer Cell, 2014, 26(6): 923-937.

[8] JOLLER N, LOZANO E, BURKETT P R, et al. Treg cells expressing the coinhibitory molecule TIGIT selectively inhibit proinflammatory Th1 and Th17 cell responses[J]. Immunity, 2014, 40(4): 569-581.

[9] FOURCADE J, SUN Z, CHAUVIN J-M, et al. CD226 opposes TIGIT to disrupt Tregs in melanoma[J]. JCI Insight, 2018, 3(14): e121157.

[10] LEVIN S D, TAFT D W, BRANDT C S, et al. Vstm3 is a member of the CD28 family and an important modulator of T-cell function[J]. Eur J Immunol, 2011, 41(4): 902-915.

[11] LOZANO E, DOMINGUEZ-VILLAR M, KUCHROO V, et al. The TIGIT/CD226 axis regulates human T cell function[J]. J Immunol, 2012, 188(8): 3869-3875.

[12] LIU S, ZHANG H, LI M, et al. Recruitment of Grb2 and SHIP1 by the ITT-like motif of TIGIT suppresses granule polarization and cytotoxicity of NK cells[J]. Cell Death Differ, 2013, 20(3): 456-464.

[13] LI M, XIA P Y, DU Y, et al. T-Cell immunoglobulin and ITIM domain (TIGIT) receptor/poliovirus receptor (Pvr) ligand engagement suppresses interferon-γ production of natural killer cells via β-arrestin 2-mediated negative signaling[J]. J Biol Chem, 2014, 289(25): 17647-17657.

[14] STANIETSKY N, ROVIS T L, GLASNER A, et al. Mouse TIGIT inhibits NK-cell cytotoxicity upon interaction with

PVR[J]. Eur J Immunol, 2013, 43(8): 2138-2150.

[15] SARHAN D, CICHOCKI F, ZHANG B, et al. Adaptive NK cells with low TIGIT expression are inherently resistant to myeloid-derived suppressor cells[J]. Cancer Res, 2016, 76(19): 5696-5706.

[16] SHIBUYA A, CAMPBELL D, HANNUM C, et al. DNAM-1, a novel adhesion molecule involved in the cytolytic function of T lymphocytes[J]. Immunity, 1996, 4(6): 573-581.

[17] KOJIMA H, KANADA H, SHIMIZU S, et al. CD226 mediates platelet and megakaryocytic cell adhesion to vascular endothelial cells[J]. J Biol Chem, 2003, 278(38): 36748-36753.

[18] SHIBUYA K, LANIER L L, PHILLIPS J H, et al. Physical and functional association of LFA-1 with DNAM-1 adhesion molecule[J]. Immunity, 1999, 11(5): 615-623.

[19] LOZANO E, JOLLER N, CAO Y, et al. The CD226/CD155 interaction regulates the proinflammatory (Th1/Th17)/anti-inflammatory (Th2) balance in humans[J]. J Immunol, 2013, 191(7): 3673-3680.

[20] RAMSBOTTOM K M, HAWKINS E D, SHIMONI R, et al. Cutting edge: DNAX accessory molecule 1-deficient $CD8^+$ T cells display immunological synapse defects that impair antitumor immunity[J]. J Immunol, 2014, 192(2): 553-557.

[21] KIM J S, SHIN B R, LEE H K, et al. Cd226-/-natural killer cells fail to establish stable contacts with cancer cells and show impaired control of tumor metastasis in vivo[J]. Oncoimmunology, 2017, 6(8): e1338994.

[22] ZHANG Y X, MAKSIMOVIC J, NASELLI G, et al. Genome-Wide DNA methylation analysis identifies hypomethylated genes regulated by FOXP3 in human regulatory T cells[J]. Blood, 2013, 122(16): 2823-2836.

[23] FUHRMAN C A, YEH W-I, SEAY H R, et al. Divergent phenotypes of human regulatory T cells expressing the receptors TIGIT and CD226[J]. J Immunol, 2015, 195(1): 145-155.

[24] HE W, ZHANG H, HAN F, et al. CD155T/TIGIT Signaling regulates $CD8^+$ T-cell metabolism and promotes tumor progression in human gastric cancer[J]. Cancer Res, 2017, 77(22): 6375-6388.

[25] WANG B, ZHANG W, JANKOVIC V, et al. Combination cancer immunotherapy targeting PD-1 and GITR can rescue $CD8^+$ T cell dysfunction and maintain memory phenotype[J]. Science Immunology, 2018, 3(29): eaat7061.

[26] KONG Y X, ZHU L L, SCHELL T D, et al. T-Cell immunoglobulin and ITIM domain (TIGIT) associates with $CD8^+$ T-cell exhaustion and poor clinical outcome in AML patients[J]. Clin Cancer Res, 2016, 22(12): 3057-3066.

[27] KURTULUS S, SAKUISHI K, NGIOW S-F, et al. TIGIT predominantly regulates the immune response via regulatory T cells[J]. J Clin Invest, 2015, 125(11): 4053-4062.

[28] BLAKE S J, STANNARD K, LIU J, et al. Suppression of metastases using a new lymphocyte checkpoint target for cancer immunotherapy[J]. Cancer Discov, 2016, 6(4): 446-459.

[29] LI X-Y, DAS I, LEPLETIER A, et al. CD155 loss enhances tumor suppression via combined host and tumor-intrinsic mechanisms[J]. J Clin Invest, 2018, 128(6): 2613-2625.

[30] CHIANG E Y, DE ALMEIDA P E, BOWLES K H, et al. CD96 functions as a co-stimulatory receptor to enhance $CD8^+$ T cell activation and effector responses[J]. Eur J Immunol, 2020, 50(6): 891-902.

[31] XU F, SUNDERLAND A, ZHOU Y, et al. Blockade of CD112R and TIGIT signaling sensitizes human natural killer cell functions[J]. Cancer Immunol Immunother, 2017, 66(10): 1367-1375.

[32] CATHERINE C. Tiragolumab impresses in multiple trials[J]. Cancer Discov, 2020, 10(8): 1086-1087.

[33] RODRIGUEZ-ABREU D, JOHNSON M L, HUSSEIN M A, et al. Primary analysis of a randomized, double-blind, phase Ⅱ study of the anti-TIGIT antibody tiragolumab (tira) plus atezolizumab (atezo) versus placebo plus atezo as first-line (1L) treatment in patients with PD-L1-selected NSCLC (CITYSCAPE)[J]. J CLIN ONCOL, 2020, 38(Suppl 15): 9503.

[34] AHN M J, NIU J, KIM D W, et al. Vibostolimab, an anti-TIGIT antibody, as monotherapy and in combination with pembrolizumab in anti-PD-1/PD-L1-refractory NSCLC[J]. Ann Oncol, 2020, 31(suppl 4), S887, abstract 1400P.

[35] NIU J, NAGRIAL A, VOSKOBOYNIK M, et al. Safety and efficacy of vibostolimab, an anti-TIGIT antibody, plus pembrolizumab in patients with anti-PD-1/PD-L1-naive NSCLC[J]. Ann Oncol, 2020, 31(4), 891-892, abstract 1410P.

(张晶焱 丁信园 谢林俊 孙坚彤 著，钱军 审)
(南京中医药大学附属医院 江苏省中医院，南京医科大学附属苏州医院 苏州市立医院)

老年人多重用药下潜在药物相互作用的安全性

【摘　要】　老年人罹患高血压、糖尿病、冠心病等疾病的风险增加,导致多重用药的情况不可避免,增加了药物相互作用的风险,本文讨论了老年人多重用药的安全性问题。

【关键词】　老年人;多重用药;安全性;药物相互作用

The safety of potential drug interactions in the elderly after applying multiple drugs

【Abstract】　The elderly are at increased risk of hypertension, diabetes, coronary heart disease and other diseases, leading to multiple medications and increasing the risk of drug interactions. This article discusses the safety of multiple drugs used by the elderly.

【Key words】　the elderly; multiple drugs; safety; drug interactions

世界卫生组织对老年人的定义为60周岁以上的人群。当前,中国的老龄化率约为12.0%,中国社会正逐步进入老龄化阶段,是世界上老年人最多的国家,这个数字在2035年预计将达到20.7%。

一、老年人生理功能特点

老年人的生理生化功能减退,自稳机制下降,对药物的处置和药物的反应性等发生改变,使得老年人用药的不良反应发生率明显增高。

(一) 老年人药效学

药物进入机体后产生效应的大小除与所使用的药物剂量、血药浓度等有关外,与机体组织器官对药物的敏感性亦有很大的关系,由于老年人组织器官的功能发生改变以及受体的数量、药物与受体的亲和力的改变,对药物的反应也发生相应的改变。主要表现为对药物的反应性改变、用药个体差异变大以及药物不良反应增多。老年医学机构所做的研究表明,15%~30%的入院老年患者可能是与药物不良反应有关,而在一般入院患者中仅为3%。药物不良反应的普遍发生是老年人的一个重大问题[1]。

(二) 老年人药动学

临床研究表明,除有少数药物的不良反应属于药效学方面的原因以外,大多属于药物代谢动力学方面的原因。(1) 吸收:老年人胃酸分泌减少,胃肠活动减弱,肠道血流量、肠道液体量减少,可影响药物的吸收。(2) 分布:老年人由于体内水分减少,脂肪组织增加,水溶性药物分布容积减少,血药浓度增高;老年人血浆蛋白约减少20%,但药物与血浆蛋白的结合率变化不大,因此老年人单独应用血浆蛋白结合率高的药物时,血浆蛋白含量的降低对于该药在血浆中自由药物浓度的影响并不明显,但同时应用几种药物时,由于竞争性结合,对自由药物的血浆浓度影响较大[2]。(3) 代谢:老年人的代谢功能随年龄增长而相应降低,主要是肝重量、有功能的肝细胞数减少、肝血流量下降及肝微粒体酶活性降低等因素所致,尤其以后两项因素为主。老年人药酶活性减弱也存在个体差异,药酶的活性还受营养与维生素是否缺乏等多种因素影响。(4) 排泄:多数药物及其代谢物经由肾脏排泄,随年龄增长,肾血流量减少、肾小球滤过率降低、肾小管的主动分泌功能降

·综述·

低,使老年人药物排泄能力下降,即使无肾脏疾病,主要经肾脏排泄的药物,排泄量也随年龄增长而减少,这也是老年患者易出现药物蓄积中毒的主要原因之一[3]。为此,老年人应用地高辛、头孢菌素、四环素类、阿司匹林、磺胺类、降血糖药、锂盐、甲氨蝶呤、ACEI、阿替洛尔等药物,半衰期均有相应延长,应相应减少剂量。

二、多重用药易增加药物相互作用风险

(一) 多病叠加与多药合用

我国老年患者多重用药现象普遍,因为我国老年人多病共存现象较为普遍,平均患有 6 种疾病,治疗中常多药合用,包括与其他药物相互作用风险未知的中成药合用,多重用药情况占 68.5%,34.8% 使用 9 种及以上药物[4],80 岁以上老年人多重用药甚至高达 70%,平均使用药物 (9.56±5.68) 种[5]。我国有 50% 的老年人同时服用 3 种药物,25% 同时服用 4~6 种药物[6]。多重用药会增加老年人潜在用药风险(PIM),导致药物不良反应、药物相互作用、住院次数、医疗费用增加甚至导致死亡。

(二) 药物相互作用

药物相互作用是指同时或先后服用两种以上药物时,其中一种药物使另一种药物的药理效应发生改变的现象。药物相互作用的效果可能是一种药物的效应得到了加强或减弱,也可能是两种或多种药物的效应同时得到加强或减弱。这就导致实际药效与所服药量不相对应,药效减弱则达不到治疗目的,药效加强容易导致不良反应的发生,甚至出现中毒现象。值得一提的是,当药物在体外配伍时,可能引起药物药理上或物理化学上的变化,如沉淀、变色、潮解、中和等反应,老年人服药依从性低,在使用药物时可能发生药物保存不当等情况,使药物疗效下降,甚至影响患者用药安全。所以就要求医师和药师必须要充分了解相关药物的配伍特点及知识,避免出现配伍不当所致的疗效下降甚至中毒情况的发生[7]。

三、老年人常见多重用药分类

中国老年人健康大数据显示,高血压、糖尿病、骨质疏松、冠心病等均已成为危害老年人健康的重要危险因素,围绕这些疾病所造成的多重用药比例高。

(一) 抗高血压药

按心血管风险分层:根据血压水平、心血管危险因素、靶器官损害、临床并发症和糖尿病,分为低危、中危、高危和很高危四个层次。高血压 3 级伴 1 项及以上危险因素;合并糖尿病;临床心、脑血管病或慢性肾脏疾病等并发症,属于心血管风险很高危患者。钙离子拮抗剂类药物,如硝苯地平、非洛地平、氨氯地平等主要经肝脏 CYP3A4 代谢,伊曲康唑、氟康唑、克拉霉素等 CYP3A4 强抑制剂能够显著减慢这类药物的代谢,从而增强降压效果,导致严重低血压;CYP2A4 强诱导剂,如利福平、卡马西平、苯巴比妥、苯妥英钠等能加快这类药物的代谢,会造成血压升高或剧烈波动,临床应避免或谨慎合用。

血管紧张素转换酶抑制剂(ACEI)和血管紧张素 II 受体拮抗剂(ARB)都会使使用者血钾升高,与保钾利尿药合用可导致高钾血症;与脑啡肽酶抑制剂沙库巴曲合用会增加血管神经性水肿风险;与非甾体类消炎药(NSAID)合用,可因水钠潴留而减弱降压效果,增加肾损伤风险。

普萘洛尔、美托洛尔等 β 受体阻滞剂体内主要经 CYP2D6 代谢,普罗帕酮、美托洛尔、氟西汀、帕罗西汀等属于 CYP2D6 抑制剂,可能减慢其代谢,导致严重心动过缓。

(二) 降血糖药

糖尿病需长期用药,而胰岛素必须注射给药,较为不便。口服降血糖药克服了这种缺点,使用方便,较为常用的口服降血糖药有磺酰脲类和双胍类。

二甲双胍在体内无需肝脏 CYP450 代谢,直接以原型经肾脏排泄。西咪替丁可与二甲双胍竞争

OCT 或多药及毒物外排转运体，合用能减慢二甲双胍排泄，可能造成血药浓度升高[8]。

磺脲类药物在体内主要经 CYP2C9 代谢，合并使用 CYP2C9 抑制剂，如氟康唑、胺碘酮等可能减慢其代谢，增加低血糖风险。合用 CYP2C9 诱导剂，如卡马西平、利福平、苯巴比妥可能加快磺脲类药物代谢，导致血糖升高。

作为新型降血糖药，沙格列汀主要通过 CYP3A4/5 代谢，与 CYP3A4/5 强抑制剂，如酮康唑、阿扎那韦、克拉霉素、茚地那韦、伊曲康唑、奈非那韦、利托那韦、沙奎那韦和泰利霉素合用时，能显著升高沙格列汀血浆浓度，合用时沙格列汀日剂量应≤2.5 mg。而沙格列汀与 CYP3A4/5 诱导剂，如卡马西平合用时，可通过加快沙格列汀的代谢，显著降低其降糖活性。

（三）治疗骨质疏松的药物

碳酸钙或其他钙补充剂中的钙离子能够和氟喹诺酮类药物，如莫西沙星发生络合，导致药物吸收障碍，降低血药浓度，使抗感染治疗失败，应尽量避免合用。

四、老年人合理用药原则

（一）掌握最佳的用药剂量

老年人用药剂量应根据年龄、体重和体质而定，对年龄较大、体重较轻、一般情况较差的老年人应从最小剂量开始，由于老年人的用药个体差异较年轻人更为突出，应注意用药剂量个体化。

（二）掌握最佳用药时间

有些药物要求饭前服用，如健胃药、收敛药、胃肠解痉药等，掌握用药最佳时间可以提高疗效，减少不良反应。同时应积极向老年患者宣导正确服药方法，增加用药依从性。

（三）尽量减少用药种类

老年人易同时罹患多种疾病，应针对主要疾病，在确保疗效的前提下，尽量减少用药品种，同一类药物有效时，不必使用两种药物，且优先选择相互作用较少的药物并尽量延长两种药物使用的间隔时间。

（四）注意不良反应

地高辛、普萘洛尔、巴比妥类等容易出现不良反应的药物，用药前应根据个体情况加以注意并定期检查，出现不良反应时，应及时寻求医生帮助避免滥用。

五、总结

老年人的身体机能不可避免地进行性衰退，所以老年人往往患有多种疾病，多个脏器同时有病变，且常为慢性病，这就使老年人的用药机会和药物种类明显增多，意味着由于多重用药所导致的潜在用药不当风险增加。作为医务人员，应熟练掌握老年病人相关疾病的治疗指南，个体化综合分析疾病情况，针对主要疾病，控制用药种类和剂量，从药物作用机制出发，避免多重用药所导致的不良风险，不仅要考虑药物治疗带来的获益，同时也要充分考虑药物相互作用带来的不良反应。

参考文献

[1] 吴秀艳. 老年人常见药物不良反应及合理用药临床效果观察[J]. 世界最新医学信息文摘, 2020, 20(49): 104-105.

[2] 于红玖, 孙笑林, 吕田. 老年人用药现状及评价方式[J]. 中国老年学杂志, 2017, 37(8): 2066-2069.

[3] 单海燕, 刘鹜, 何旒旎, 等. 老年人合理用药及安全性[J]. 中国全科医学, 2015, 18(35): 4362-4364.

[4] 代明彬. 基于老年综合评估的重庆地区住院老年人多重用药横断面研究[D]. 重庆: 重庆医科大学, 2016.

[5] WANG R, CHEN L, FAN L, et al. Incidence and effects of polypharmacy on clinical outcome among patients aged 80+: a five-year follow-up study [J]. PLoS One, 2015, 10 (11): e0142123.

[6] 殷立新, 张立辉. 特殊人群用药指导丛书: 老年人用药指导[M]. 北京: 人民卫生出版社, 2012.

[7] 魏蕾,李自雄,秦叔逵,等.吉西他滨单药或联合白蛋白结合型紫杉醇治疗东亚人群晚期胰腺癌临床疗效的荟萃分析[J].临床肿瘤学杂志,2019,24(2):137-144.
[8] 中国老年保健医学研究会老年内分泌与代谢病分会,中国毒理学会临床毒理专业委员会.老年人多重用药安全管理专家共识[J].中国全科医学,2018,21(29):3533-3544.

(耿磊婷)

(昆山市第二人民医院)

氟比洛芬酯的非镇痛作用

【摘　要】　氟比洛芬酯镇痛在临床应用增多，其非镇痛作用亦受到关注。本文综述氟比洛芬酯的非镇痛作用，尤其是抗炎作用、肿瘤免疫调节作用等，为围手术期管理提供参考。

【关键词】　氟比洛芬酯；非甾体抗炎药；肿瘤学

Non-analgesia effects of flurbiprofen axetil

【Abstract】　Flurbiprofen aneti analgesic has increased clinical application, and its non-analgesic effect has also attracted attention. This article reviews the non-analgesic effects of flurbiprofen esteril, especially the anti-inflammatory effects and tumor immunoregulatory effects, and provides a reference for perioperative management.

【Key words】　flurbiprofen axeti；NSAIDs；oncology

氟比洛芬酯（Flurbiprofen axeti，FA）是一种新型非甾体类靶向静脉镇痛药物。由脂微球和其包裹的氟比洛芬酯组成。脂微球对其包裹的药物具有靶向性，控制包裹药物的释放，易于跨越细胞膜促进药物的吸收。FA可选择性地聚集在手术切口和炎症部位，经过水解产生氟比洛芬，通过抑制环氧合酶而影响前列腺素（PG）的生物合成，阻碍外周以及中枢神经系统趋于敏感化。临床已广泛用于超前镇痛、术后镇痛和癌性疼痛的治疗，并可减少阿片类药物的应用[1-3]。FA具有不良反应轻、镇痛效果好的特点。随着FA应用的增多，研究者们发现了FA的一些非镇痛作用，综述如下。

一、肿瘤的免疫调节作用

手术损伤、术后疼痛或麻醉性镇痛均可导致患者出现免疫抑制或免疫功能紊乱。围手术期予以非类固醇类有效抗炎镇痛药（如NSAIDs），能保护机体免疫，维持细胞因子平衡，并且对过度应激反应产生抑制作用，可减轻术后免疫损伤以及炎症反应[4-7]。FA作为新型非甾体类靶向药物，围手术期在产生镇痛效果的同时，对机体免疫功能有一定的保护作用[4]。特别是在宫颈癌、乳腺癌、肺癌等肿瘤手术中应用研究越来越多[1-9]。

阮霞等[1]观察了氟比洛芬酯联合舒芬太尼对宫颈癌患者围术期的镇痛效果及血清肿瘤标志物的影响。发现宫颈癌患者术后PCIA用300 mg FA+50 μg舒芬太尼比100 μg舒芬太尼有更低疼痛评分；术后12 h FA+舒芬太尼组免疫功能指标血清白介素-6（IL-6）、IL-10、C反应蛋白（CRP）和血清肿瘤标志物指标糖类抗原724（CA-724）、鳞状上皮细胞癌抗原（SCC-Ag）、糖类抗原50（CA-50）与癌胚抗原（CEA）水平明显低于单纯舒芬太尼组，且两组相比较差异有统计学意义（$P<0.05$）。提示在宫颈癌患者围手术期采取氟比洛芬酯联合舒芬太尼进行镇痛，不仅能获得镇痛效果，并且可缓解免疫损伤，降低血清肿瘤标志物水平，有利于患者预后。

动物实验[3]表明，FA能抑制裸鼠宫颈癌植入肿瘤的生长，抑制宫颈癌组织中PGE2含量，尤以FA 50 mg/kg明显。该研究将50只雌性BALB/c裸鼠分为5组：对照组、肿瘤组，以及肿瘤分别加FA 10 mg/kg、FA 25 mg/kg、FA 50 mg/kg组。研究发现，肿瘤组裸鼠肿瘤生长曲线明显高于FA组（$P<0.01$）。相对肿瘤容积FA 50 mg/kg组比其他组低；肿瘤抑制率FA 10 mg/kg、FA 25 mg/kg、FA 50 mg/kg组分别为16.8%，19.6%和36%，相对肿瘤浸润率分别为85%、91%和72%。FA 50 mg/kg组PGE明显低于FA 10 mg/kg和FA 25 mg/kg组。

·综述·

血管内皮生长因子、TNF-α、IL-1β 与乳腺癌术后复发和转移相关。一项乳腺癌根治手术患者术后用 FA+芬太尼镇痛，与单一芬太尼镇痛对照，虽然镇痛效果相似，但单一芬太尼镇痛组 48 h 血管内皮生长因子（VEGF）、TNF-α、IL-1β 血浆浓度均显著高于 FA 复合芬太尼组[8]。提示 FA 复合芬太尼可降低 VEGF、TNF-α、IL-1β 血浆浓度 [VEGF：730.9 vs. 354.1 pg/mL（$P=0.003$），TNF-α：27.1 vs. 15.8 pg/mL（$P=0.005$）. IL-1β 497.5 vs. 197.7 pg/mL（$P=0.001$）]可有助于减少乳腺癌术后的复发及转移。环氧化酶抑制剂具有抗肿瘤的作用，可减弱肺肿瘤手术后残留的不良反应。FA 可阻断前列腺素 E_2 对 T 细胞和巨噬细胞的抑制作用，减少 IL-6、TNF-α、皮质醇、血栓烷 B2 和 6-酮-前列腺素水平，平衡细胞因子和抑制过度应激反应作用，缓解术后的免疫损伤和炎症反应。胡彦艳等[2]研究显示，舒芬太尼复合氟比洛芬酯 PCIA 可提高老年肺癌根治术患者术后 $CD3^+$、$CD4^+$、$CD4^+/CD8^+$ 和 NK 细胞水平，其效果优于单纯使用舒芬太尼组。

高迁移率族蛋白 B1（High mobility group box 1 protein, HMGB1）是丰富的核内蛋白，可释放到细胞外，作为促炎因子，对组织损伤起到免疫系统预警作用，还可通过多种信号分子途径参与肿瘤的发生和进展。苏喆等[9]探讨术前输注 FA 对肺癌根治术围手术期患者免疫功能及血清 HMGB1 水平的影响。结果显示，手术切皮前 10 min，静脉注射 FA 1.5 mg/kg，可明显降低血清 HMGB1 增高幅度，术后 72 h 血清 HMGB1 水平较术后 24 h 下降更多。

一项回顾性队列研究确定肺癌手术后患者长期生存的预测因子。Huang 等[10]对 588 例行非小细胞肺癌手术的患者进行研究随访。发现术后第一、第三、第五年总生存率分别为 90.8%、70%、57.1%。有限切除术和更大的肿瘤尺寸与短的生存时间有关。反之高体重指数等级、高分化肿瘤、外科纵隔淋巴结清扫术和围术期使用地塞米松（危害比 0.70，95% 置信区间，0.54~0.90，$P=0.006$）与长期生存相关。FA 的围手术期使用与长期生存无相关性（危害比 0.80，95% 置信区间 0.62~1.03，$P=0.086$）。然而，地塞米松和 FA 联合给药可延长生存期（和两个都不运用相比：调整危害比 0.57，95% 置信区间 0.38~0.84，$P=0.005$）。围手术期使用地塞米松和 FA 治疗可提高非小细胞肺癌术后患者的长期生存率。

结肠癌患者术前 10 min 静注 1.5 mg/kg FA，与接受吗啡 0.1 mg/kg 或曲马多 1.5 mg/kg 患者相比，FA 可促进术后 IL-2 分泌，抑制 IL-6，同时有更少的副作用[11]。FA 用于腹部结直肠癌手术，具有抗炎作用，联合胸部硬膜外麻醉和 PCEA 术后镇痛，可促进肠功能的恢复，术前 30 min 和切皮后 6 h 接受 1 mg/kg FA，可使首次肠蠕动时间和排气时间均明显早于对照组（87±23 vs. 105±19 h，$P=0.008$）和（63±16 vs. 75±11 h，$P=0.01$），血浆 IL-6、IL-8 低于对照组，IL-10 显著高于对照组[12]。氟比洛芬酯有效减轻骨转移癌的疼痛，能抑制黏附、聚集、激活，减少深静脉血栓的形成，抑制机体应激反应和炎性反应，且 FA 组 PCI_2 和 TXA 显著低于地佐辛组[13]。

以上研究结果提示，对肿瘤患者在围手术期给予 FA，既能加强镇痛作用，又能调节或改善免疫功能，从而有助于肿瘤患者的术后转归。但 FA 剂量、给药时机，以及对哪些肿瘤手术患者更有效等问题有待临床进一步研究。

二、预防和治疗肠系膜牵拉综合征

肠系膜牵拉综合征（mesenteric traction syndrome, MTS）经常见于腹部手术，为肠系膜牵拉引起肠系膜血管内皮细胞剪切力增加，随后引起前列环素（PGI_2）释放。临床表现为特发的心动过速、低血压和面部潮红。测定 PGI_2 稳定的代谢产物血浆 6-酮-前列腺素（6-keto-PGF1α）可间接反应 PGI_2 水平。MTS 与全身血管阻力指数密切相关，MTS 时全身血管阻力指数（systemic vascular resistance index, SVRI）下降 15.1%[14,15]。MTS 经常发生于瑞芬太尼镇痛的患者中。FA 既可以预防也可以治疗 MTS[16,17]。

行腹部手术的患者用瑞芬太尼麻醉，Fujimoto 等[16]观察预防性注射 FA 对 MTS 的效果。每组 15 例，术前注射 FA 和生理盐水，记录 BP、HR，测量切皮前、切皮后 20 min、60 min 血浆 6-keto-

$PGF1\alpha$ 浓度，来证实 MTS 诊断。对照组 80% 发生（12/15 例）MTS，而 FA 组 6.7%（1/15 例）发生 NTS。20 min 时对照组比 FA 组出现显著的低血压和快心率，血浆 6-keto-PGF1α 显著升高，FA 组血浆 6-keto-PGF1α 在整个观察期均低下。表明术前给予 FA 能降低用瑞芬太尼麻醉的腹部手术的 MTS 发生率。

一项单中心随机对照研究[17]在 40 例择期开腹手术患者出现 MTS 后，20 例接受 50 mg FA 治疗，其余为对照组。用 FloTrac® sensor 连续测量全身血管阻力指数（systemic vascular resistance index，SVRI）。FA 组 SVRI 下降小于对照组，差异有统计学意义，而且 SRVI 恢复早于对照组。提示静脉注射 FA 能防治因肠系膜牵拉导致的 MTS 血流动力学不稳。

三、减轻 ERCP 术后胰腺炎

内镜下胰胆管逆行造影（endoscopic retrograde cholangiopancreatography，ERCP）术后常发生胰腺炎，临床常用直肠给予非类固醇抗炎药（NSAIDs）预防，如双氯酚酸和吲哚美辛等，但不太方便。一项前瞻性随机对照研究[18]，观察了 FA 对胰腺炎风险评分 ≥ 1 的 ERCP 患者的效果。两组患者分为静注 50 mg FA（47 例）组和生理盐水（53 例）组，术后共发生胰腺炎 11 例（21.3%），其中 FA 组 2 例（4.3%），生理盐水组 9 例（17%）（$P=0.042$），相对危险减低 62.4%，显示在高危患者 ERCP 后静注小剂量 FA 能减少胰腺炎的发生率。

四、减轻脑缺血再灌注损伤

脑缺血再灌注损伤中的炎症反应是导致脑损伤的重要机制。有研究[19]显示，静脉注射 FA 5、10、20 mg/kg 可改善大鼠缺血再灌注损伤 24~72 h 神经缺失评分，显著减少平均脑梗容积百分比，可减轻 SD 大鼠缺血再灌注损伤，治疗的时间窗可持续到损伤后 12~24 h。Wu 等[20]研究双侧颈总动脉阻塞伴低血压 20 min 全脑缺血大鼠，再灌注 72 h 后相关神经学改变和细胞因子的变化，发现预先用 5 或 10 mg/kg FA 处理，其神经学缺失评分、海马细胞凋亡、水通道蛋白 4 和 9、细胞间黏附分子 1、核因子 kB、TNF-α、IL-1β、血栓素 B2 和 6-keto-PGI1α 都可以改变。提示 FA 通过减轻炎症反应和脑水肿，在缺血再灌注损伤中发挥脑保护作用。

五、减轻肺损伤

静脉注射 FA 后，FA 可被血液中的酯酶迅速水解成活性代谢产物氟比洛芬，到达炎症部位后通过抑制 COX 合成，抑制花生四烯酸代谢为 PGs，减轻肺损伤。动物研究中行 FA 静脉注射后，大鼠肺组织炎性因子水平得到显著降低，病理学损伤减轻，提示 FA 可有效减轻大鼠机械通气所导致的肺损伤[21]。

洪广辉等[22]进行了 FA 与肺癌手术麻醉后肺损伤因素的相关性分析，FA 试验组诱导前和术毕时均静注 FA 2 mg/kg，FA 组血清 IL-6、TNF-α 的水平均明显低于对照组，抗炎因子 IL-10 的水平明显高于对照组，差异具有统计学意义。FA 组超氧化物歧化酶（SOD）活性明显高于对照组，血清丙二醛（MDA）明显低于对照组，差异具有统计学意义。提示 FA 静注后，机体抗氧化能力增强，可抑制氧自由基的产生和脂质过氧化，在一定程度上减轻了肺损伤。

Chai 等[23]研究认为，切皮前 15 min 静注 FA，可减少肺内分流比率，提高单肺通气期间的氧分压，减少的低氧血症的发生，机制可能是由于上调了 TXB2/6-K-PGF1α 比率。

综上所述，FA 在提供良好镇痛作用的基础上，术前预处理能降低机体的应激反应，在围手术期对机体免疫功能有一定的保护作用。FA 还有预防和治疗肠系膜牵拉综合征、减轻 ERCP 术后胰腺炎、减轻脑缺血再灌注损伤、减轻肺损伤等作用，值得在临床上进一步研究。

参考文献

[1] 阮霞,刘珏,彭皓.氟比洛芬酯复合舒芬太尼对宫颈癌患者围术期的镇痛效果及血清肿瘤标志物的影响[J].医学临床研究,2018,35(5):934-935.

[2] 胡彦艳,秦丹丹,叶凤青,等.舒芬太尼复合氟比洛芬酯PCIA对老年肺癌根治术患者细胞免疫功能的影响[J].临床麻醉学杂志,2013,29(10):962-964.

[3] LU J, WANG S, CHEN G, et al. The investigation of effect of flurbiprofen axetil on the tissue growth and the content of PGE_2 incervical cancer[J]. Acta Pol Pharm,2016,73(6):1649-1652.

[4] 高翔,林传涛,陈小琳.氟比洛芬酯超前镇痛对宫颈癌手术患者细胞免疫功能的影响[J].福建医药杂志,2014,36(1):78-80.

[5] CHOI J E, VILLARREAL J, LASALA J, et al. Perioperative neutrophil:lymphocyte ratio and postoperative NSAID use as predictors of survival after lung cancer surgery:a retrospective study[J]. Cancer Med,2015,4(6):825-833.

[6] SHEN J C, SUN H L, ZHANG M Q, et al. Flurbiprofen improves dysfunction of T-lymphocyte subsets and natural killer cells in cancer patients receiving postoperative morphine analgesia[J]. Int J Clin Pharmacol Ther, 2014, 52(8):669-675.

[7] NARAHARA H, KADOI Y, HINOHARA H, et al. Comparative effects of flurbiprofen and fentanyl on natural killer cell cytotoxicity, lymphocyte subsets and cytokine concentrations in post-surgical intensive care unit patients:prospective, randomized study[J]. J Anesth,2013,27(5):676-683.

[8] WEN Y, WANG M, YANG J, et al. A comparison of fentanyl and flurbiprofen axetil on serum vegf-c, tnf-α, and il-1β concentrations in women undergoing surgery for breast cancer[j]. pain pract, 2015, 15(6):530-537.

[9] 苏喆,张光明.术前输注氟比洛芬酯对肺癌根治术患者围术期免疫功能及血清β-EP、HMGB1水平的影响[J].实用药物与临床,2017,20(3):268-271.

[10] HUANG W W, ZHU W Z, MU D L, et al. Perioperative management may improve long-term survival in patients after lung cancer surgery:a retrospective cohort study[J]. Anesth Analg, 2018,126(5):1666-1674.

[11] JIANG W W, WANG Q H, PENG P,et al. Effects of flurbiprofen axetil on postoperative serum IL-2 and IL-6 levels in patients with colorectal cancer[J]. Genet Mol Res, 2015, 14(4):16469-16475.

[12] XU Y, TAN Z, CHEN J, et al. Intravenous flurbiprofen axetil accelerates restoration of bowel function after colorectal surgery[J]. Can J Anaesth, 2008, 55(7):414-422.

[13] YIN Y, YI Y, YU J, et al. Effects of flurbiprofen on serum level of interleukin-6, prostacyclin and corticosteroid A2 in patients with bone metastases of cancer[J]. Oncol Lett, 2018, 5(2):1545-1548.

[14] TAKAHASHI H, SHIDA D, TAGAWA K, et al. Hemodynamics of mesenteric traction syndrome measured by FloTrac sensor[J]. Clin Anesth, 2016, 30:46-50.

[15] TAKADA M, TARUISHI C, SUDANI T, et al. Intravenous flurbiprofen axetil can stabilize the hemodynamic instability due to mesenteric traction syndrome-evaluation with continuous measurement of the systemic vascular resistance index using a FloTrac sensor[J]. J Cardiothorac Vasc Anesth,2013,27(4):696-702.

[16] FUJIMOTO Y, NOMURA Y, HIRAKAWA K, et al.Flurbiprofen axetil provides a prophylactic benefit against mesenteric traction syndrome associated with remifentanil infusion during laparotomy[J]. J Anesth, 2012, 26(4):490-495.

[17] TAKAHASHI H, SHIDA D, TAGAW K, et al. Therapeutic effects of flurbiprofen axetil on mesenteric traction syndrome:randomized clinical trial[J]. BMC Surgery, 2017, 17:90.

[18] FUJITA Y, HASEGAWA S, KATO Y, et al. Intravenous injection of low-dose flurbiprofen axetil for preventing post-ERCP pancreatitis in high-risk patients:An interim analysis of the trial[J]. Endosc Int Open,2016,4(10):1078-1082.

[19] WANG C, LIU J L, SANG H F, et al. Therapeutic time window of flurbiprofen axetil's neuroprotective effect in a rat model of transient focal cerebral ischemia[J]. Chin Med J, 2008, 121(24):2572-2577.

[20] WU H, TANG C, TAI L W, et al. Flurbiprofen axetil attenuates cerebral ischemia/reperfusion injury by reducing inflammation in a rat model of transient global cerebral ischemia/reperfusion[J]. Biosci Rep, 2018, 38(4):BSR20171562.

[21] 周文贤,吴静波,佟亚娟,等.试析氟比洛芬酯保护心肺转流术后急性肺损伤的机制研究[J].黑龙江医学,2015,38(5):871-872.

[22] 洪广辉,李轶聪,宋艳,等.氟比洛芬酯与肺癌手术麻醉后肺损伤因素的相关性分析[J].中国实验诊断学,2015,19(2):302-304.

[23] CHAI X Q, MA J, XIE Y H, et al. Flurbiprofen axetil increases arterial oxygen partial pressure by decreasing intrapulmonary shunt in patients undergoing one-lung ventilation[J]. J Anesth, 2015, 29(6): 881-886.

(杨成亮 著,沈通桃 审)

(扬州大学附属医院)

智能麻醉药房的建设与管理

【摘 要】 目的：阐述本院麻醉科使用智能麻醉药房后的体会，为其他医院建立智能麻醉药房作为参考。方法：在麻醉科建立麻醉药房，引进自动化设备，制定合理的管理制度和麻醉药房工作流程，医院配备专职药师管理药品。结果：与传统麻醉科药品管理模式相比，智能麻醉药房管理药品更加规范有序，简化了麻醉医生的用药流程，提升了药品收费准确率。结论：麻醉科使用智能麻醉药房提高了管理效率，减少了麻醉医护人员的工作量，从而提高了医疗服务质量。

【关键词】 智能；麻醉药房；建设；管理

Construction and discussion on management of the intelligent anesthetic pharmacy

【Abstract】 Objective: To demonstrate the experience of the department of anesthesiology on intelligent anesthetic pharmacy, thus to provide reference for other hospitals to construct the intelligent anesthetic pharmacy. Methods: Constructing an anesthetic pharmacy at the department of anesthesiology, introducing automation equipment, establishing a rational management system and an operation procedure for the anesthetic pharmacy and assigning full-time pharmacists to manage the drugs. Results: Intelligent anesthetic pharmacy has achieved more standard and orderly management for narcotic drugs compared to the traditional management model of narcotic drugs, thus to simplify the medication flow for the anesthesiologist and improve the accuracy rate of drug charge. Conclusion: The adoption of intelligent anesthetic pharmacy at the department of anesthesiology may increase the management efficiency, reduce the workload of the anesthetic staff and improve the quality of medical service.

【Key words】 intelligence; anesthetic pharmacy; construction; management

苏州科技城医院是一所新建的三级综合性医院，目前开放手术间有8间，日均手术量30例左右。麻醉科的工作场所包括手术间、SICU、内镜中心、计划生育门诊、麻醉门诊、疼痛门诊及产房等。工作地点分布广泛，对麻醉药品的管理也带来了一定的挑战。2016年8月，本院建立了智能麻醉药房，由医院配备专职药师在麻醉科，改变了由麻醉科护士管理药品的传统模式[1]。与传统的麻醉科药品管理模式相比，智能麻醉药房管理是否具有优势值得探讨。

一、材料与方法

（一）仪器设备

本院2016年8月引进艾信套餐柜和药品柜，是为智能麻醉药房。配有药箱套餐柜、智能取药药柜、带锁医用冰箱和麻醉药品保险柜。麻醉医生的密码和指纹录入药箱套餐柜和智能取药药柜，必须输入正确的密码或指纹方可取药。取药流程见图1。工作日由专人保管药房钥匙，晚上及节假日由麻醉科值班医师保管。药房内设有监控设备，实施24h监控。智能麻醉药房与医院信息系统（Hospital Information System，HIS）连接，可根据HIS系统信息进行实时取药、补药和发药。

（二）管理模式

采用专职药师的管理模式[2]，经麻醉科与药学部协商，药学部配备 2 名经验丰富的主管药师负责麻醉药房的日常工作。药师定期检查药箱内药品有效期，将 3 个月和 6 个月以内的药品做好标识；有新效期药品领入时，药师在近效期药品上贴上"先用"，以防药品过期。麻醉医生归还药箱后，药师清点使用过的药箱、空安瓿及麻醉处方，填写《麻醉药品使用登记本》。药师根据 HIS 系统收费情况与安瓿数量和麻醉处方进行核对，确保处方填写正确，药品使用合理，账物相符。核对无误后，进行药品入库和出库专册登记，并及时补充药箱。若有账物不符或处方填写有误者，联系领取该药箱的麻醉医师及时更改。

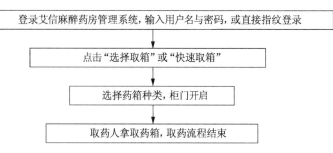

图 1 艾信套餐柜取药流程图

（三）麻醉药箱的管理

根据开放手术间数量和特殊需要制定药箱数量和种类[3]，每种药箱用于相应的工作地点[4]，见表 1。麻醉科质量控制委员会成员讨论并确定每种药箱内药品种类和数量。具体药箱内药品种类及数量，见表 2。每种药箱的药品数量及放置位置均固定，并有定位标识，形成"套餐"模式，方便麻醉医师能及时、熟练地拿取[5]。另外，还配有值班局麻备药盒，值班期间有局麻手术时，由手术室护士使用。

表 1 药箱种类及数量情况

种类	手术间药箱	无痛人流药箱	无痛胃肠镜药箱	无痛分娩药箱	疼痛门诊药箱	PACU 药箱	癌性疼痛药箱	抢救药箱
数量	16	1	2	2	1	1	2	1

表 2 手术间药箱内药品名称及数量情况

药品名称	数量/支	药品名称	数量/支	药品名称	数量/支
枸橼酸芬太尼注射液	1	注射用盐酸芬太尼	3	枸橼酸芬太尼注射液	10
盐酸氯胺酮注射液	2	盐酸吗啡注射液	3	盐酸氢吗啡酮注射液	2
盐酸麻黄碱注射液	5	酒石酸布托啡诺注射液	20	地佐辛注射液	3
盐酸曲马多注射液	1	咪达唑仑注射液	2	丙泊酚/长链脂肪乳	10
氟马西尼注射液	1	盐酸托烷司琼注射液	10	丙泊酚注射液	2
氟比洛芬酯注射液	5	盐酸纳洛酮注射液	1	氯化琥珀胆碱注射液	1
依托咪酯注射液	3	盐酸右美托咪啶注射液	3	盐酸戊乙奎醚注射液	2

（四）优化后的药品管理模式

每间手术间麻醉车都是固定的，麻醉车上面三层存放常用的血管活性药及局麻药品，具体药品名称和基数如表 3。每种药品都固定在同一位置，并做好标识，方便麻醉医师日常使用。工作日下班之前，临床药师根据基数进行补充，记录所补充的药品和数量，并与该手术间当日所收取的费用进行核对，保证药品使用和收费一致。下班之前结束手术的手术间，临床药师对麻醉车进行上锁，第二天早上统一开锁，下班后钥匙由值班医生保管。麻醉开始前，麻醉医师取出麻醉药箱，并核对箱内的药品数量。使用麻醉和精神药品后，及时开具麻醉处方，并留取麻醉药品安瓿；手术结束后，麻醉医师将麻醉处方、空安瓿及收费单放在药箱内，并归还药箱于药箱套餐柜内。当日，药师将前一日麻醉和精神药品的消耗情况、空安瓿和麻醉处方与中心药房人员进行核对。本院规定，单支剂量未使用完时，开具麻醉处方注明使用剂量，在下方注明"弃去"，并在该处方背面签字[6]；手术结束后，与另一麻醉医生一起将剩余药液倒入水槽。

表3 手术间麻醉车内药品名称及基数

药品名称	基数	药品名称	基数	药品名称	基数
盐酸布比卡因注射液	10	盐酸利多卡因注射液	15	盐酸罗哌卡因注射液	8
盐酸艾司洛尔注射液	2	盐酸尼卡地平注射液	1	盐酸乌拉地尔注射液	2
去甲肾上腺素注射液	6	盐酸肾上腺素注射液	8	异丙肾上腺素注射液	1
重酒石酸间羟胺注射液	1	去甲肾上腺素注射液	2	氨茶碱注射液	1
地塞米松磷酸钠注射液	5	甲泼尼龙琥珀酸钠	1	呋塞米注射液	2
甲硫酸新斯的明注射液	10	硫酸阿托品注射液	10	葡萄糖酸钙注射液	2
去乙酰毛花甙注射液	1	硝酸甘油注射液	2	盐酸多巴胺注射液	5
氯化钠注射液	20	沙丁胺醇气雾剂	1	复方利多卡因乳膏	1

所有处方由专职麻醉护士去医务处统一领取、备案。每天手术开始前进行麻醉处方发放，麻醉医生和护士共同确认处方的数目、完整性，并在处方使用登记本上签字。手术结束后，药师根据麻醉处方，登记患者姓名、身份证号、性别、年龄、疾病名称、药品名称、用药数量、批号、安瓿回收情况等[7]。书写有误的处方，麻醉医生在该处方背面签字，并将处方号和日期登记于废处方回收登记本。每月底，专职麻醉护士与医务处人员共同核对处方使用登记本、废处方和废处方回收登记本，确保每张处方对应到人。

二、讨论

智能麻醉药房运行以来，更好地遵守了各项管理规章制度，提高了麻醉科药品管理质量。"专人专箱"实现了药品流通过程可追溯，药品管理出错率大大降低，药箱分类明确，专科手术或治疗的药品保障更加充分，也不易发生药品挤压的情况；药品使用与收费达到完全一致，如果仅由护士收费时核对，不能保证药品使用与收费相符；药箱滚动使用，用量少的药品单独管理，一定程度上减少了药品的积压问题；药师深入到麻醉科，加强麻醉医师与护士之间的互动，增加了临床用药的安全性，提高了医疗服务质量[8]。

总之，麻醉科使用智能麻醉药房提高了科室药品管理效率和质量，减少了麻醉医护人员的工作量，从而提高了医疗服务质量。麻醉科用药与其他科室用药不同，具有很强的特殊性：药品种类多、消耗量大，需要特殊管理的药品比较多[9]。麻醉和精神药品是麻醉科不可缺少的药品，如管理不当，将会危害社会[10]。具有医师以上专业技术资格，并取得《麻醉精神药品处方资格证》的麻醉医师，才有权使用麻醉、精神药品[11]。以护士为主体的麻醉药品管理模式是国内大多数医院采用的药品管理模式，而作为麻醉护士，毒麻药品的管理和监控是其重要职责之一。由于麻醉科用药的特殊性，每日出入库数量庞大，变化频繁，因此该项工作通常会指定数名麻醉护士共同完成。传统管理模式下，护士承担所有药品的领用、保管、发放及收费，工作量大，程序烦琐，易出现失误。在《麻醉药品精神药品管理条例》《医疗机构药事管理规定》等法律法规上，也不符合要求[12]。不能保证急诊手术或临时更改麻醉方式时的药品供应。由于临时药箱是根据特定手术间的手术量和麻醉方式发放的，若手术中临时更改麻醉方式时，还需要重新申领；临时药箱也无法准确满足急诊手术麻醉需求。临时药箱的管理模式比较粗放，领用人员随意性大、领取次数多，易造成药品发放混乱或丢失现象。

目前，各医院麻醉药房管理模式不同，还未形成规范统一的管理[13]。本院智能麻醉药房尚处于初级阶段，麻醉科仍需与药学部之间不断沟通，更好地为手术患者提供医疗服务。在以后的工作发展中,逐渐完善信息化建设,增加电子麻醉处方,以减少麻醉医师工作量的同时增加处方的准确性;拟将每支药品的有效期制作成二维码,方便加强药师对药品效期的把握,增强药品智能化管理。同时,在药品流通过程中,增加称重技术,完成收费自动化功能,做到"用即收",完全做到收费与使用一致,减少麻醉医师的工作量,让麻醉医师将更多的时间投入到病人身上,为患者提供更好的服务。

参考文献

[1] 唐树霞,郁静,霍炎,等. 手术室药房管理模式的思索与实践[J]. 中国药事,2014,28(3):309-312.

[2] 李文静,徐进,彭霄霞. 手术用药品管理模式探讨[J]. 药学与临床研究,2017,25(4):366-368.

[3] 张丽,李秀丽,邵丽. JCI标准下手术室高危药品及化学危险品的流程改进与管理[J]. 全科护理,2016,14(9):947-948.

[4] 蒋永春,成勤,胡燕. 麻醉科药房业务流程设计与运行管理[J]. 中国药事,2016,30(3):252-256.

[5] 唐树霞,郁静,王军. 手术室药房管理之我见[J]. 药学服务与研究,2013,13(4):269,295,303.

[6] 余利君. 新加坡医院手术室麻醉药品的管理特点[J]. 中国实用护理杂志,2007,23(5):67.

[7] 朱永红. 麻醉科麻醉药品的安全管理[J]. 中国病案,2012,13(5):75,79.

[8] 吴伟波,陈才铭. 手术室药房管理模式的探讨与实践[J]. 医院管理论坛,2015,32(8):58-60,64.

[9] 葛秀玲. 手术室药品管理体会[J]. 中国现代药物应用,2010,4(16):248-249.

[10] 中华人民共和国国家卫生健康委员会. 麻醉药品临床应用指导原则[S]. 2007-01-25.

[11] 王达妹,王春晖,吕迁洲,等. 浅谈开设手术药房规范手术药品管理的体会[J]. 中国药房,2010,21(37):3494-3495.

[12] 刁春妍,李兰茹,张皓. 麻醉药房管理流程优化[J]. 解放军医院管理杂志,2017,24(6):598-600.

[13] 陈芳,杨智慧. 麻醉科麻醉药品和一类精神药品管理模式的探讨[J]. 中国现代药物应用,2013,7(24):258-259.

(黄秋瑞 张方明 杨哲 邵鑫燚 著)
(苏州科技城医院)

· 药学科普 ·

孕妈妈，您的用药安全吗？

每一个孕妈妈都希望自己能生下一个健康漂亮的宝宝，可是在怀孕的 9 个多月中，孕妈妈们有可能会生病，有时候不可避免地会使用一些药物。孕妈妈用药安全吗？

一、孕妈妈能用药吗？

生活中有许多孕妈妈生病了却不敢用药导致病情加重的案例，如孕妇脚气，不敢用药，最后导致皮肤感染溃烂；如孕妇感冒，不敢用药，最后发展成肺炎。究其原因，多是担心药物致畸，不敢用药。

其实有些药物孕妈妈是可以使用的，如抗菌药物：青霉素类、头孢菌素类等；解热镇痛药：对乙酰氨基酚等；抗过敏药：马来酸氯苯那敏等；维生素及微量元素：推荐的每日摄入量；中成药：板蓝根、蓝芩口服液等。但需注意用药前还是要咨询医生或药师，在医师指导下合理用药。

二、怀孕前后用药对宝宝的影响

医院现有药品中，大约只有 10% 的药物孕妈妈可以安全使用，90% 的药物不完全明了药物的安全性或已知会对胎儿有损伤。要让孕妈妈记住哪些药物可安全使用，哪些安全使用有困难。如何做到孕期的安全用药呢？药师总结出了安全用药 3A 法则。只要记住了 3A 法则——建立预防意识 Advance、避免盲目决定 Avoid、获得专业咨询 Acquire，就可以做到孕期安全用药。

孕前有些药物也不能随意使用。如利巴韦林能抗病毒，有些人感冒了爱用这个药；如异维 A 酸，年轻的女性脸上长痘痘会使用这个药物进行治疗。已知这些药物有严重的致畸作用，使用后在三个月内应避免怀孕。因此，孕妈妈们在孕前就应该建立安全用药的预防意识。

有的孕妈妈在孕早期不知道已怀孕的时候使用了一些药物，有些孕妈妈没有来医院询问，直接选择了终止妊娠，这种做法是不恰当的。孕早期可分为两个阶段：0~2 周和 3 周~3 个月。

胎儿发育期间各器官对致畸因子的高度敏感期　用 ■ 表示

	第1周	第2周	第3周	第4周	第5周	第6周	第7周	第8周	第9周	第10周
神经系统	一般对致畸因子不敏感		■	■	■	■	■			
心脏			■	■	■	■				
臂			■	■	■	■				
眼睛			■	■	■	■	■	■		
腿			■	■	■	■				
牙					■	■	■	■		
腭						■	■	■		
性器官						■	■	■	■	
耳			■	■	■	■	■	■	■	

0~2 周时药物对胚胎的影响不敏感，是一个相对安全期。如果在这段时间使用了药物，大多数情况下不会对胎儿产生影响，因此建议孕妈妈不要轻易地终止妊娠。

妊娠3周至3个月是胎儿发育的关键时期，也是致畸的高敏阶段，很多药物都会对胎儿产生影响，因此建议这段时期的孕妈妈不能随意用药，一定要咨询专业人士。

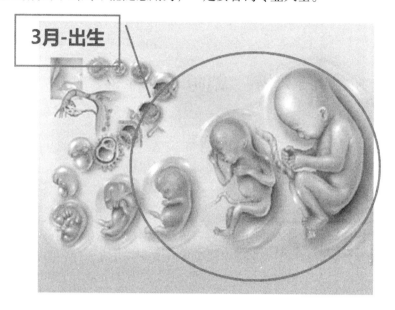

3个月至出生是胎儿功能完善阶段，上图圆圈中为3个月至出生时的胎儿发育形态，用药对胎儿仍然有影响，孕妈妈应在医生或药师的指导下用药。

这就是孕期安全用药的3A法则，孕前期必须要做好药物使用的防护工作，提前建立好安全用药预防的意识；怀孕0~2周属于药物不敏感期，要避免盲目地去做终止妊娠的决定；3周至3个月以及孕中、晚期应该主动去医生或药师那里获得药物方面的专业咨询。

孕期安全用药的3A法则——建立预防意识Advance、避免盲目决定Avoid、获得专业咨询Acquire，只要孕妈妈们能够掌握，就能在孕期做到合理安全的使用药物。

（虞燕霞）
（南京医科大学附属苏州医院 苏州市立医院）

服用优甲乐的注意事项

左甲状腺素钠片又叫优甲乐（图1），服用的人不在少数，用于治疗甲状腺功能减退患者，还有预防甲状腺切除术后的甲状腺肿的复发。对于成人甲减、儿童甲减及甲状腺功能亢进具有辅助治疗作用。

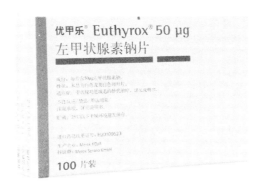

图1 优甲乐又名左甲状腺素钠片

服用优甲乐时要注意什么呢？

1. 对合并老年性及绝经后骨质疏松的患者来说，服用优甲乐应该注意补充钙、维生素 D，还要注意检测骨密度。

2. 优甲乐的保存要求为在 25℃ 以下、比较干燥的环境、避免光线的照射，夏季温度较高，一定要把它放在冷藏室；优甲乐药效在一年半到两年，开封以后最好不要存放超过三个月，因为会影响疗效。

3. 优甲乐的服用时间最好是早上起床后，用白开水送服，吃了药以后半个小时最好不要进食早餐。

以下 5 类人群，在服用优甲乐等甲状腺素类药物时，或在调整药物剂量时，要格外小心。

1. 服用抗凝药的患者：有房颤、肺栓塞、下肢深静脉血栓的人，可能会用到抗凝药物。这类人群如果需要同时使用甲状腺素类药物，一定要密切监测凝血指标的变化。因为甲状腺素可以增强抗凝药物的疗效，引发出血。一旦发现凝血指标异常，要及时调整抗凝药物的剂量。

2. 心脏病患者：指冠心病、动脉粥样硬化、高血压、心功能不全、心动过速等。当甲状腺素类药物剂量过大时，会导致心跳加快、血压升高，从而增加心脏和血管的负担。所以心脏病患者在服药期间，要定期复查甲状腺功能，以防药物过量。

3. 绝经后女性：绝经后的女性本就容易发生骨质疏松，大剂量的甲状腺素可谓雪上加霜。所以，绝经后女性在服药期间，应该定期复查甲状腺功能，以防药物过量。有些甲状腺癌患者，手术后不得不服用大剂量的甲状腺素类药物，使身体处于亚临床甲亢的状态，以防甲状腺癌复发和转移。这种情况，建议服药前先评估血钙、骨密度等有无异常，并在医生的指导下服用钙片、维生素 D 等，预防骨质疏松的出现和加重。

4. 糖尿病患者：甲状腺素类药物可能会降低降糖药的疗效。所以，糖尿病患者如果需要服用甲状腺素，在刚开始服药或调整剂量时，要增加测血糖的频率，观察血糖有没有升高。必要时，还要在医生的指导下，增加降糖药的剂量。

5. 老年人：老年人和甲减长期未治疗的人，对甲状腺素格外敏感。较小的药物剂量，就会产生较为明显的药效。所以这类人群在服用甲状腺素类药物时，要从小剂量开始吃，并缓缓加量。比如普通人可以从每天 50 μg 吃起，而老年人则可以从每天 25 μg 甚至是 12.5 μg 吃起。

虽然上述几类人服用优甲乐等甲状腺素类药物存在一定的风险,但也不要过度担心。在医生的指导下用药、调整剂量,并按照医嘱定期复查,一般都是安全的。

最后提醒大家,出现以下症状时,提示优甲乐剂量可能过大了,应该及时去医院复查、调整药量:

(1)心慌,心率大于100次/min;(2)腹泻;(3)怕热、多汗;(4)体重锐减;(5)失眠、无缘无故的焦虑、过度兴奋、手抖。

(肿瘤外科护理组)

(上海肿瘤医院苏州科技城肿瘤中心)

自行停服降压药后果很严重

30岁的宏女士有一天因为情绪激动后出现头痛，呕吐了2~3次，来院就诊测量血压时发现血压高达180/129 mmHg，于是医生开具了降压药物，嘱咐她按时服药，定期复诊。过了2天，宏女士又因为头痛就诊，血压180/140 mmHg，接诊医生询问后发现，宏女士没有按时服用降压药！至于为什么不吃药，宏女士说怕降压药有副作用，而且自己还年轻，一旦吃了就得终身服药。

高血压是个老生常谈的话题，但是大部分人对高血压的认知可能仅限于年纪大的人才会得高血压、血压超过140/90 mmHg叫高血压、高血压一旦吃上药就不能停等。

中国高血压调查的最新数据显示，2012—2015年我国成人高血压患病率为27.9%，也就是说约每3位成人中就有1例高血压患者，同时患病率趋势总体还在逐渐增高。最新的调查还发现，农村地区患病率首次超越了城市地区，藏族、满族和蒙古族人群高血压患病率比汉族高，从南方到北方高血压患病率呈现递增趋势。

六类人群是高血压的高发人群

1. 有家族史的人群：研究发现，如果父母无高血压，子女患高血压的概率只有3.1%，父母一方有高血压，子女患高血压的概率就增加到28%，如果父母均有高血压，子女患高血压的概率将增加到46%。在临床工作中我们也发现，高血压患者中超过60%的患者有高血压家族史。

2. 情绪易激动的人群：因交感神经兴奋导致肾上腺素水平上升会引起血压升高。

3. "重口味"的人群：指摄入盐量偏高的人群。盐的主要成分为氯化钠，进入机体后，会分解出钠离子和氯离子。正常情况下，钠离子是身体维持运转不能缺少的元素，但是如果平时摄钠过多，超过了肾脏的代谢上限后，就可发展为水钠潴留、血浆渗透压失衡，血压因此迅速升高！

4. 嗜酒人群：酒精因交感神经兴奋、出血量增加等原因导致血压上升，长期饮酒的人自身可能存在不良生活习惯等，也与高血压的发生有关。

5. 工作或生活压力大的人群：压力大、精神紧张，会造成交感神经兴奋、血管收缩，导致血压升高。

6. 肥胖的人群：肥胖导致体内代谢紊乱、脂肪堆积、血管硬化，从而导致血压升高。

根据血压升高的水平，可将高血压分为高血压1级（轻度）、2级（中度）、3级（重度）。1级高血压血压值为（140~159）/（90~99）mmHg；2级高血压血压值为（160~179）/（100~109）mmHg；3级高血压血压值高于180/110 mmHg。

高血压的典型症状包括头痛、疲倦或不安、心律失常、心悸耳鸣等，若已达高血压危象（≥180/120 mmHg），患者可发生卒中、视物模糊、意识丧失、失忆、心肌梗死、肾功能损害、主动脉夹层、心绞痛、肺水肿以及子痫。

高血压患者大多没有典型症状，很容易被忽视而没有及时就医。提示高危人群要了解高血压的一般症状，一旦有相关不适感，应尽快就诊检查。

对于普通人群，在任何看病或体检过程中一旦提示有血压升高的情况，应引起重视，定期复查，让专业医生对血压升高的情况进行判断。

高血压需要长期服药，目前降压药物主要有5种：（1）利尿药；（2）β受体阻滞剂；（3）钙通道阻滞剂；（4）血管紧张素转换酶抑制剂；（5）血管紧张素Ⅱ受体阻滞剂。医生会根据患者情况开具药物，临床上医生经常会遇到"不听话"的患者不好好吃药，患者会自己增减药量，甚至有些像宏女士一样，因害怕终身服药而不吃药！

市面上用的降压药大多是比较安全的，服药过程中出现轻微的副作用是正常的，不用太过担心。但如果副作用很严重，需要向医生咨询是否需要调整用药。

相比起吃药的轻微副作用，不吃药的后果更严重！如果不服降压药导致血压升高，血液压力不断地增大，血管就会受到刺激，会加快血管硬化，血管变硬之后，血液循环也就会受到影响。

心脏和大脑两大器官对血液的需求量比较大，供血不充足后就会引发相关问题，心和脑出现了问题，生命健康会被威胁。除了对心脏和大脑有影响，供血不足对肾脏的损伤也不小，肾血流灌注不够，营养不足，肾脏也就会一步步地被击垮。肾脏在受到严重损伤的时候，让人担心的严重问题也就会找上门，不想肾衰竭，就要控制好血压。

血压高到失控的时候，还会影响到血糖，会对眼部造成损害，眼睛周围的神经以及血管，都会受到不良刺激，使得眼睛血管扩张，视力受到影响，出现视物模糊，或者引发眼部相关问题。

不管哪一种，都不是不利健康的。高血压是一种可防可控的疾病，对血压(130~139)/(85~89)mmHg的正常高值阶段、超重/肥胖、长期高盐饮食、过量饮酒者应进行重点干预，定期健康体检，积极控制危险因素。

高血压患者应遵医嘱，按时定量服药，定期随访和测量血压，尤其注意清晨血压的管理，积极治疗高血压（药物治疗与生活方式干预并举），减缓靶器官损害，预防心脑肾并发症的发生，降低致残率及死亡率。

（徐盛开）
（苏州科技城医院）

好吃又进补的药食同源秋季养生食谱

秋季干燥，余热未消，是人体阳消阴长的过渡时期，从中医角度来说，此时人体津液未完全恢复平衡，病邪易从口鼻侵入，初起就易有津气干燥的症状，如鼻咽干燥、干咳少痰、皮肤干燥等。

都说药补不如食补，中医也有"药食同源"的说法。秋天的进补，归根结底在滋阴，比如百合、银耳、莲子、菊花、枸杞、山药等，既是很好的药材，也是平时常见的食材。秋季如何使用这些常见的食材，给自己和家人进补呢？

百合具有养阴润肺，清心安神之功效。常用于阴虚燥咳，劳嗽咳血，虚烦惊悸，失眠多梦，精神恍惚。

推荐食谱：

（1）百合大枣糯米粥，配方：百合50 g，大枣25 g，糯米75 g。做法：将糯米、大枣洗净，根据个人喜好加适量水，百合在粥煮成之后加入煮熟即可。这样外观色泽较好，也不影响口感。功效：润肺止咳，益胃生津。

（2）百合罗汉果银耳羹，配方：百合200 g，罗汉果10枚，银耳20 g，冰糖20 g，蜂蜜20 g，水1 000 mL。做法：罗汉果去皮，银耳泡发，剪去根部，与罗汉果共煮20 min；百合洗净，掰开投入锅中，加冰糖、蜂蜜煮5 min。功效：清肺止咳，润肠通便。

莲子具有补脾止泻，涩精止带，益肾，养心安神之功效。常用于脾虚泄泻，带下，遗精，心悸，失眠。

推荐食谱：

（1）鲜莲子银耳汤，配方：干银耳10 g，鲜莲子30 g，鸡汤1 500 mL，料酒、精盐、白糖、味精各适量。做法：银耳泡发，加入鸡汤1 500 mL，蒸1 h左右，待银耳完全蒸透时取出；鲜莲子捅去莲心，余水后，加入料酒、精盐、味精、白糖、银耳鸡汤，煮沸即可。功效：滋阴润肺，补脾安神。

菊花散风清热，平肝明目，清热解毒。

推荐食谱：

（1）菊花鸡片，配方：鸡脯肉600 g，鲜菊花瓣1 000 g，鸡蛋3个，鸡汤、盐、白糖、黄酒、胡椒粉、麻油、葱、姜、生粉、玉米粉适量。做法：鸡脯肉切片，加鸡蛋清、盐、黄酒、味精、胡椒粉、玉米粉调匀上浆；菊花用凉开水漂净；葱、姜切片；另将鸡汤、白糖、胡椒粉、味精、盐、水生粉、麻油用小碗调成芡。锅内放1 000 g猪油，待烧至五成热时，投入鸡片，划散盛起。留余油50 g，加入葱、姜稍煸，下鸡片，烹黄酒、勾芡，翻炒几下，将菊花倒入，炒匀，佐餐服食。功效：补养五脏，祛风明目，益血润容。

枸杞滋肾，润肺，补肝，明目。

推荐食谱：

（1）枸杞猪脑汤，配方：猪脑2副，枸杞20 g，葱、姜、盐、料酒、胡椒粉各适量。做法：枸杞去蒂和杂质，挑去猪脑表面的红丝并洗净。将枸杞、猪脑放入砂锅内，加入适量姜、葱、料酒、盐和水，先用大火烧开，再用文火熬1 h，最后加入胡椒粉。功效：滋补肝肾，健脑明目。

（2）枸杞肉丝，配方：枸杞100 g，瘦猪肉500 g，竹笋100 g，猪油、食盐、白糖、料酒、麻油、味精、酱油各适量。做法：瘦猪肉切丝，竹笋切丝，枸杞洗净待用；炒锅加猪油烧热，肉丝、笋丝同时下锅，烹入料酒，加入白糖、酱油、盐、味精，投入枸杞，翻炒淋入麻油起锅。功效：滋阴补肾，健身明目。

山药补脾胃亏损，治气虚衰弱。

推荐食谱：

（1）山药瘦肉羹，配方：山药 100 g，牛奶 250 mL，猪瘦肉 500 g，盐、姜各适量。做法：猪瘦肉切丝放入锅内，加生姜和水适量，小火炖熟。再放入生山药片，熬煮至熟烂。再加入牛奶、盐烧沸。功效：健脾补肺，固肾益精。

（2）山药蛋黄粥，配方：山药 30 g，蛋黄 2 个，粳米 150 g。做法：鸡蛋去蛋清留蛋黄，搅散山药切片，将山药、粳米放入锅内，加水适量，大火烧开改用小火熬熟，最后将蛋黄倒入粥里，拌匀烧开。功效：滋阴润燥，养血息风。

（周辰杰）

（苏州科技城医院）